Babyschlaf

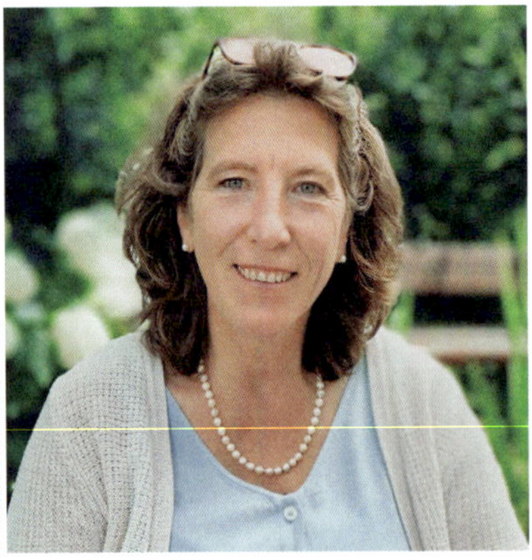
© Kathrin Murrins

Dr. med. Daniela Dotzauer ist praktizierende Ärztin, Eltern-Säuglings-/Kleinkindberaterin und seit 30 Jahren mit der Kinderheilkunde befasst. Sie arbeitete am Kinderzentrum München in der „Münchner Sprechstunde für Schreibabys". Dieses „Münchner Modell" ist die Basis für ihre Beratungspraxis. Daniela Dotzauer ist zudem als Dozentin für viele Themen rund um die frühe Kindheit und auch in der Hebammenfortbildung für den Bayerischen Hebammenverband tätig. http://dr-dotzauer.de/

Dr. med. Daniela Dotzauer

Babyschlaf

Fundiertes Wissen und konkrete Handlungsvorschläge aus der Beratungspraxis

Mabuse-Verlag
Frankfurt am Main

Bibliografische Information der Deutschen Nationalbibliothek

Die Deutsche Nationalbibliothek verzeichnet diese Publikation in der Deutschen Nationalbibliografie; detaillierte bibliografische Angaben sind im Internet unter http://dnb.d-nb.de abrufbar.

Informationen zu unserem gesamten Programm, unseren AutorInnen und zum Verlag finden Sie unter: www.mabuse-verlag.de.

Wenn Sie unseren Newsletter zu aktuellen Neuerscheinungen und anderen Neuigkeiten abonnieren möchten, schicken Sie einfach eine E-Mail mit dem Vermerk „Newsletter“ an: online@mabuse-verlag.de.

3., überarbeitete Auflage 2024

Kasseler Str. 1 a
60486 Frankfurt am Main
Tel.: 069 – 70 79 96-22
Fax: 069 – 70 41 52
vertrieb@mabuse-verlag.de
www.mabuse-verlag.de
www.facebook.com/mabuseverlag

Lektorat: Birgit Laue, Spalt, und Bettina Salis, Hamburg
Satz und Gestaltung: Björn Bordon/MetaLexis, Niedernhausen
Umschlaggestaltung: Franziska Brugger, Frankfurt am Main
Umschlagabbildung: © istockphoto.com/FamVeld

Druck: Stückle Druck und Verlag, Ettenheim
ISBN: 978-3-86321-548-4
Printed in Germany

Inhaltsverzeichnis

Vorwort

Einschlafen ist manchmal schwer und geht nur über Entspannung! Wie genau ein Mensch einschläft, ist eine sehr individuelle Angelegenheit. Jeder einzelne Mensch hat seine Gewohnheiten und nicht selten wurzeln diese in der Kindheit: ob hell oder dunkel, Ablenkung bis zum Schluss oder Wiedereinschlafen per Getränk – ganz gleich, welche äußeren Bedingungen wir uns schaffen, wir alle müssen zum Einschlafen ruhig werden und die Augen schließen. Beides ist manchmal sehr schwer, insbesondere wenn man klein ist und noch nicht viel von der Welt kennt.

Hebammen und Kinderärzt:innen werden in der Eltern-Kind-Begleitung schon früh mit Nachfragen zum zeitlos brisanten Thema Babyschlaf konfrontiert; sie nehmen eine präventive Schlüsselrolle ein. Die im ersten Lebensjahr rasant voranschreitende Entwicklung des Kindes fordert nicht nur die Eltern, sondern auch die Beratenden müssen Schritt halten und ihre Empfehlungen präzise am jeweiligen Alter und Entwicklungsstand orientieren. Mit diesem Buch möchte ich allen Beratenden (insbesondere Hebammen) und Interessierten Zugang zu wissenschaftlich anerkannten Informationen geben. Vor allem möchte ich sie teilhaben lassen an konkretem praxisbezogenem Fachwissen, das nicht nur ihnen Sicherheit gibt, sondern in der Folge auch den Eltern und deren Kindern.

Der erste Teil des Buches beschäftigt sich mit den Grundlagen der frühkindlichen Regulation, den spezifischen Eigenheiten des Babyschlafs und der Eltern-Kind-Dynamik. Im zweiten Teil werden diese Grundlagen, in Verbindung mit jahrelangem Praxiswissen, auf die verschiedenen Altersgruppen im ersten Lebensjahr angewandt. Auf dieser Grundlage entsteht eine bindungs- und entwicklungsorientierte Beratung mit dem Fokus auf der Eltern-Kind-Interaktion, welche die Bedürfnisse des Babys und seiner Eltern berücksichtigt. Leicht verständliche Erklärungen, logische Schlüsse und vor allem konkrete, kindgerechte und altersgemäße Handlungsempfehlungen werden zum Rüstzeug der Beratenden. Oft zeigen schon kleine, unscheinbare Veränderungen eine große Wirkung. Lassen Sie sich überraschen.

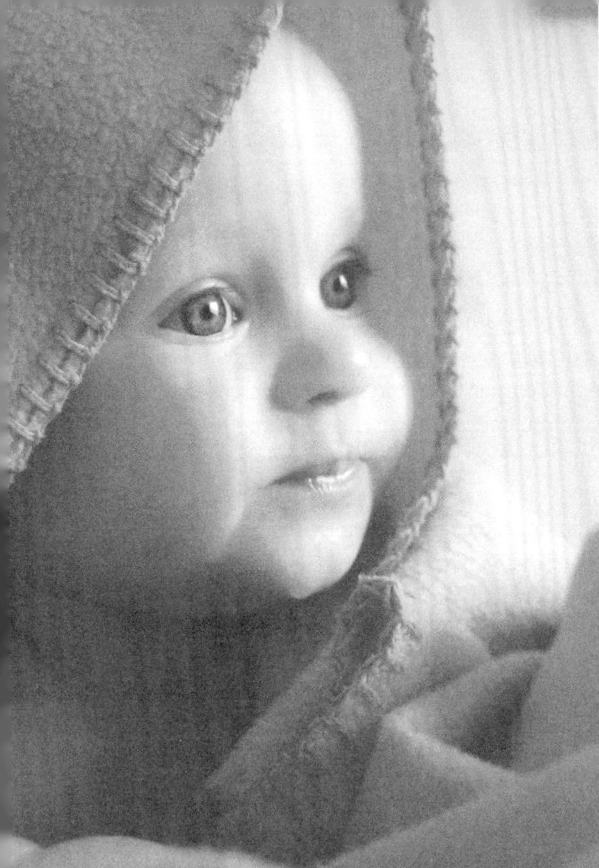
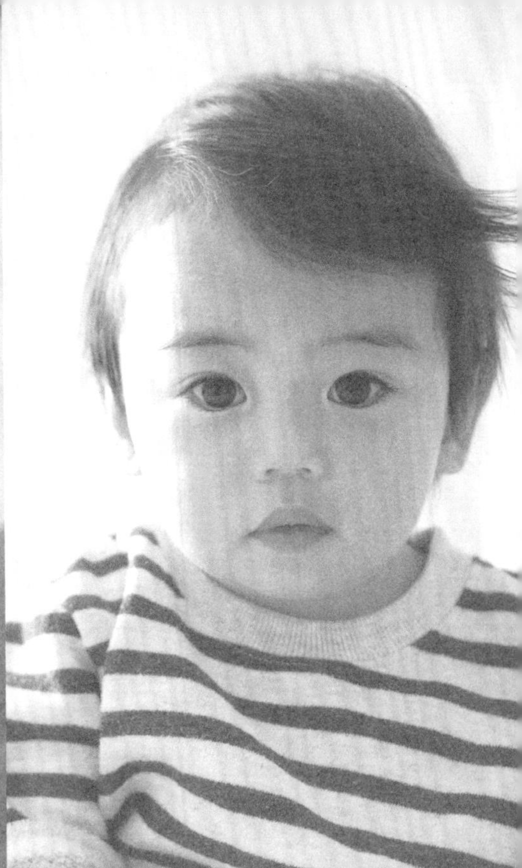
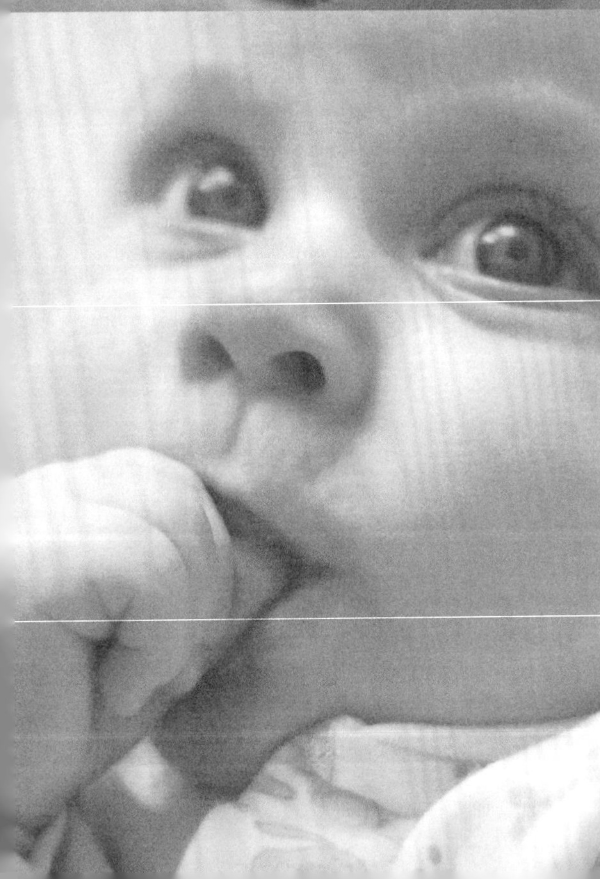
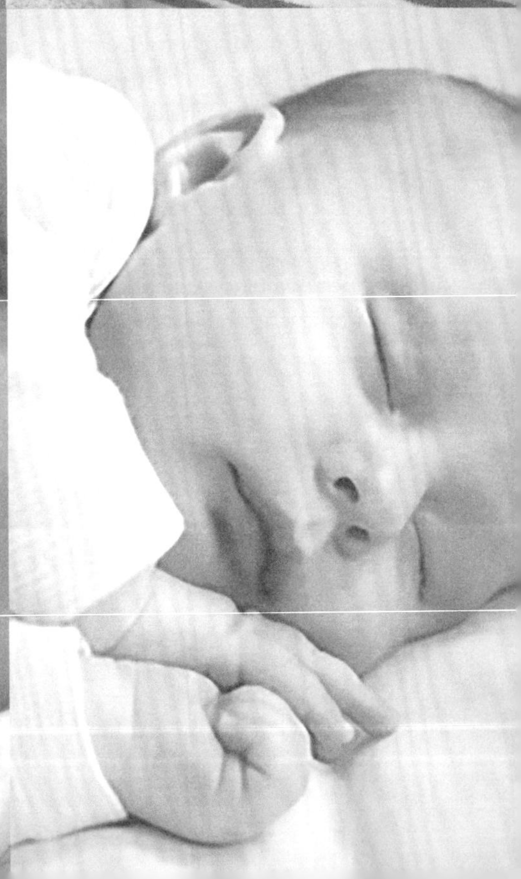

Teil 1
GRUNDLAGEN

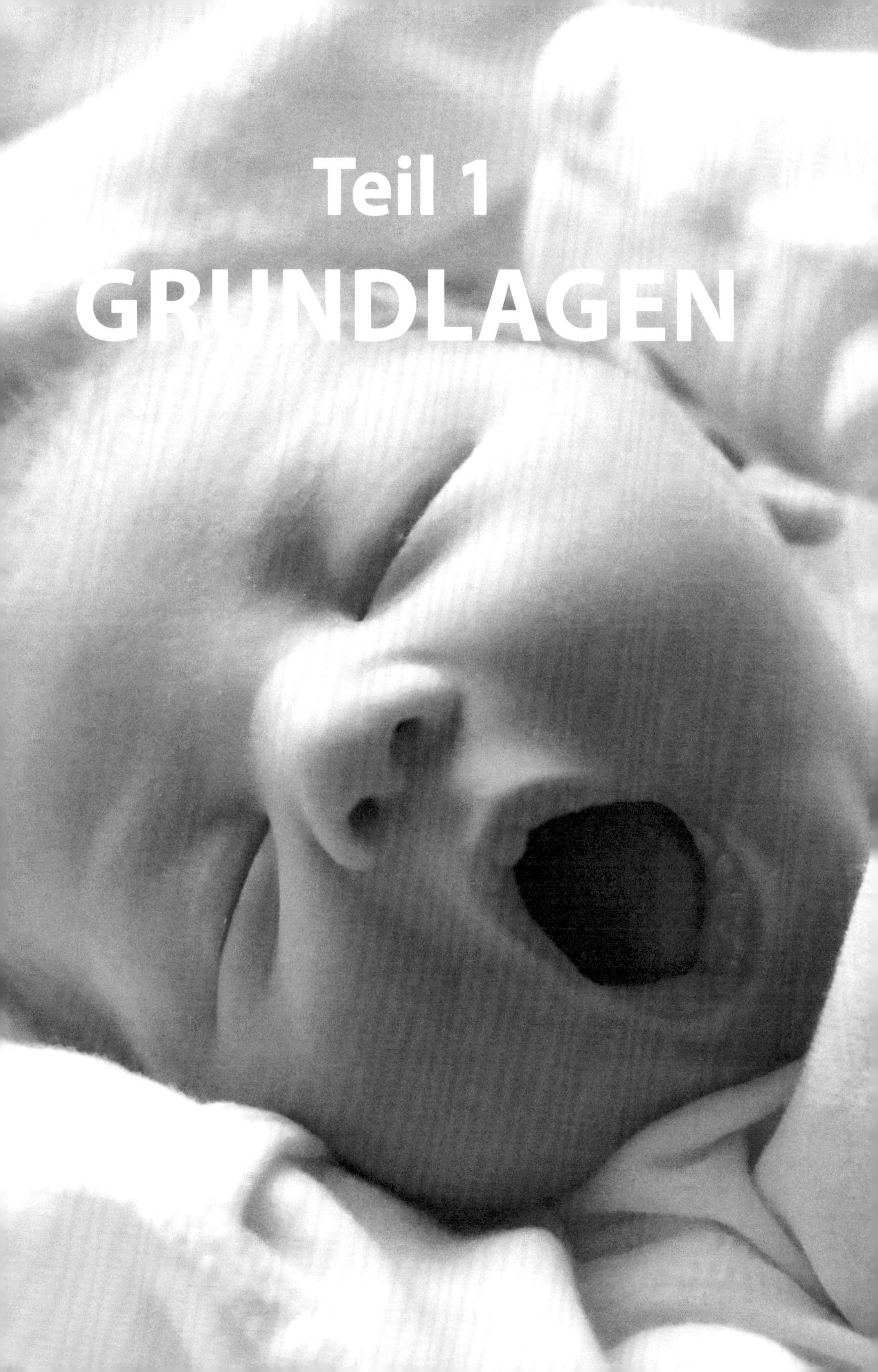

Eltern wollen und geben das Beste für ihr Kind. Aber was ist das Beste? Ist es das, womit sich Beratende oder die Eltern oder das Kind gut fühlen?

Optimalerweise sind es altersentsprechende, individuell auf die jeweiligen Eltern und ihr Kind abgestimmte Empfehlungen, mit denen sich alle Beteiligten wohlfühlen. Dies ist keine leichte Aufgabe, denn jeder Mensch hat eigene Vorstellungen vom Wie.

Für eine gesunde Entwicklung ist es notwendig, dass die körperlichen und psychischen Bedürfnisse eines Kindes erfüllt werden. Ein Baby soll sich wohl, geborgen, satt und ausgeschlafen fühlen. Dass dazu körperliche Nähe und gefühlvolle Zuwendung gehört, ist den meisten Eltern klar. Der Weg dahin jedoch mag den Unerfahrenen einfach erscheinen, ist in der Realität aber oft sehr holprig. Denn sich gegenseitig zu erreichen und sich zu verstehen ist ein vielschichtiger Prozess.

1 Frühkindliche Regulation – Was Kind und Eltern mitbringen

So wie manche Säuglinge ein spezielles Temperament mitbringen und schwer zu lesen sind, gibt es auch Eltern, die aufgrund ihrer eigenen Geschichte, Vorstellungen und Erwartungen unsicher sind. Deshalb sollten Beratende über die frühen Entwicklungsaufgaben, die kindliche Regulation und die Eltern-Kind-Beziehung Bescheid wissen und auch über die Fallstricke, über die Eltern und Beratende immer wieder stolpern.

Grundlegende Fragen treiben junge Eltern um, wie „Wie gelingt es, ein aufgeregtes Kind zu beruhigen?“, „Wie kann dem Baby das Einschlafen erleichtert werden?“, „Wird es satt?“, „Hat es genug Nähe?“, „Fühlt es sich geborgen und zufrieden?“, „Welches Bett ist das Richtige?“ Mit all diesen Fragen suchen sie im Zweifel bei ihrer ersten Instanz Hilfe – bei der Hebamme oder in der kinderärztlichen Praxis. Den Eltern hilft es dann wenig, wenn diese Fragen global und orientiert an dem gerade herrschenden Mainstream beantwortet werden, denn es kommt auf die richtige Haltung an. Diese müssen Eltern mit jedem neuen Baby jedes Mal neu für sich entdecken und sich aneignen. Und genau dabei hilft eine unterstützende Orientierung durch eine Fachkraft. Durch fundiertes Hintergrundwissen lässt sich Babyverhalten leichter verstehen und einordnen – und es hilft den interessierten Eltern. Wenn sie wissen, was sie tun können, erleben sie sich in ihrer Erziehungskompetenz selbstwirksam.

Diese Sicherheit erleichtert es nicht nur ihnen selbst, sondern auch dem Kind, sich in der neuen Welt zurechtzufinden. Eine Welt, in der es nicht um das korrekte, konsequente und ehrgeizige Umsetzen von Handlungsempfehlungen oder Schlafprogrammen geht, sondern um ein Sich-Einfühlen und Bezug-Nehmen, ein Sich-leiten-Lassen vom Kind, dessen Bedürfnissen und von der eigenen Intuition.

Diese frühen Entwicklungsaufgaben gemeinsam zu lösen, stärkt die Entwicklung der Eltern-Kind-Beziehung beträchtlich, und das begleitende und beratende Umfeld hat es in der Hand, daran mitzuwirken.

Um diese gemeinsame Aufgabe besser zu verstehen, erscheint es sinnvoll, die Fähigkeiten des neugeborenen Kindes sowie auch die unterstützende Rolle der Eltern genauer zu betrachten.

1.1 Entwicklungsaufgaben für das Neugeborene und seine Eltern

Das Neugeborene kommt mit einem genetisch vorbestimmten und physiologisch unreifen Gehirn auf die Welt. Wird das Kind älter und macht es wiederkehrende Erfahrungen reift sein Gehirn und verändert sich in Struktur und Funktion; es passt sich also an und entwickelt sich.

Neben Genetik, Temperament, Familie und Umwelt spielt die kindliche Selbstregulationsfähigkeit (wie es in der Fachsprache heißt) eine zentrale Rolle. Mindestens ebenso wichtig ist dabei die elterliche Co-Regulation, beides verdient ein besonderes Augenmerk.

„So bieten Eltern ihrem Baby in den Interaktionen und Zwiegesprächen des Alltags einen Rahmen, in dem es seine heranreifenden Fähigkeiten zur Selbstwirksamkeit und Selbstregulation erproben und einüben kann" (Papoušek 2001). Nur durch seine Bezugspersonen lernt das Baby sich selbst kennen und seine inneren Zustände einzusortieren. Es wird vertraut im Umgang mit sich und seiner Umwelt, und es lernt durch seine Eltern, sich in der Welt zurechtzufinden.

Mit ihrem „Kreis der Sicherheit" beschreiben der Familientherapeut Bert Powell und seine Kolleg:innen den Wunsch eines Kindes an seine Eltern: „Denke immer daran: Durch die Art, wie du mich behandelst, lerne ich etwas über mich. Deshalb lehre mich, indem du größer, stärker, weiser und gütig bist" (Powell 2015).

Beratende können den Eltern helfen, größer, stärker, weiser und gütig zu sein.

1.2 Intuitive elterliche Kompetenzen

Bei dieser anspruchsvollen Aufgabe helfen allen Eltern angeborene Verhaltensbereitschaften, also die Fähigkeit, die Bedürfnislage eines Säuglings zu erkennen und adäquat zu reagieren. Mechthild Papoušek, eine Koryphäe bezüglich der frühen Eltern-Kind-Beziehung, etablierte den Begriff der „intuitiven elterlichen Kompetenzen", welche Eltern befähigen, ihr Verhalten im Austausch mit dem Baby intuitiv auf dessen Bedürfnisse abzustimmen (Papoušek 2004).

So veranlasst dieses biologisch angelegte, nicht bewusst gesteuerte Verhalten die Eltern dazu, in Ammensprache mit ihrem Baby zu sprechen, und sie wenden intuitiv ihr Gesicht den kindlichen Augen zu, in genau dem Abstand, indem Neugeborene scharf sehen können; oder sie öffnen beim Löffelfüttern des Kindes gleichzeitig den eigenen Mund als ideales Modell zum Nachahmen.

Damit diese Kompetenzen zum Tragen kommen, müssen Eltern bereit und in der Lage sein, sich mit ungeteilter Aufmerksamkeit auf das Baby einzulassen, sich also emotional verfügbar und affektiv schwingungsfähig (gefühlsbetont) von seinen Signalen leiten zu lassen (Papoušek 2004).

EXKURS: ENGELSKREIS UND TEUFELSKREIS

Konkret heißt das zum Beispiel, dass das Schreien eines Säuglings die Eltern in Alarmbereitschaft versetzt und intuitive Beruhigungshilfen auslöst, die dem Baby helfen, sich anzuschmiegen und zu beruhigen. Dies wiederum bringt die Eltern zur Ruhe und bestärkt sie in ihrem Vertrauen auf ihre eigenen Fähigkeiten und intuitiven Kompetenzen. So entsteht der von Mechthild Papoušek beschriebene „Engelskreis positiver Gegenseitigkeit" (Papoušek 2004).

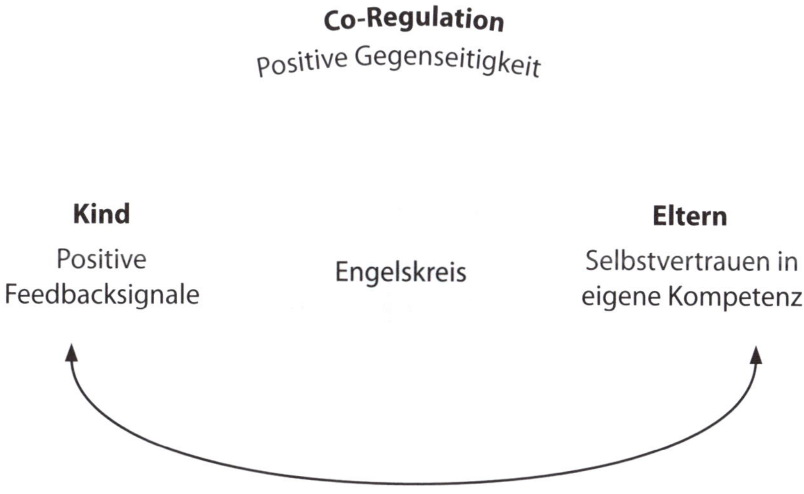

Grundsätzlich verfügen alle Eltern über diese intuitiven Kompetenzen. Sie können aber unter bestimmten Umständen abgeschwächt, gehemmt oder blockiert werden – und dann vertrauen die Eltern ihrer eigenen Intuition nicht mehr und verlieren den Zugang beziehungsweise das Vertrauen zu ihrem Bauchgefühl. Zum Beispiel bei lange bestehenden Ausnahmesituationen wie Schlafentzug, Erschöpfung, Wochenbettdepression, traumatischem Geburtserleben oder Verlusterlebnissen. Oder eben auch wenn ein Baby in den ersten drei Monaten exzessiv und scheinbar untröstlich schreit.

Zwar löst das unstillbare Schreien zunächst Alarmierung und intuitive Beruhigungshilfen aus, wenn ein Baby diese aber mit taktiler Abwehr und verstärktem Schreien beantwortet, dann reagieren viele Eltern mit Versagensgefühlen, sie steigern die Beruhigungsversuche, worauf das Baby noch mehr außer sich gerät und noch exzessiver schreit – bis die Eltern schließlich dekompensieren. Das kann so weit gehen, dass Eltern ihr Baby anschreien oder im Extremfall sogar schütteln.

So entsteht ein „Teufelskreis eskalierender Erregung und negativer Gegenseitigkeit" (Papoušek 1995).

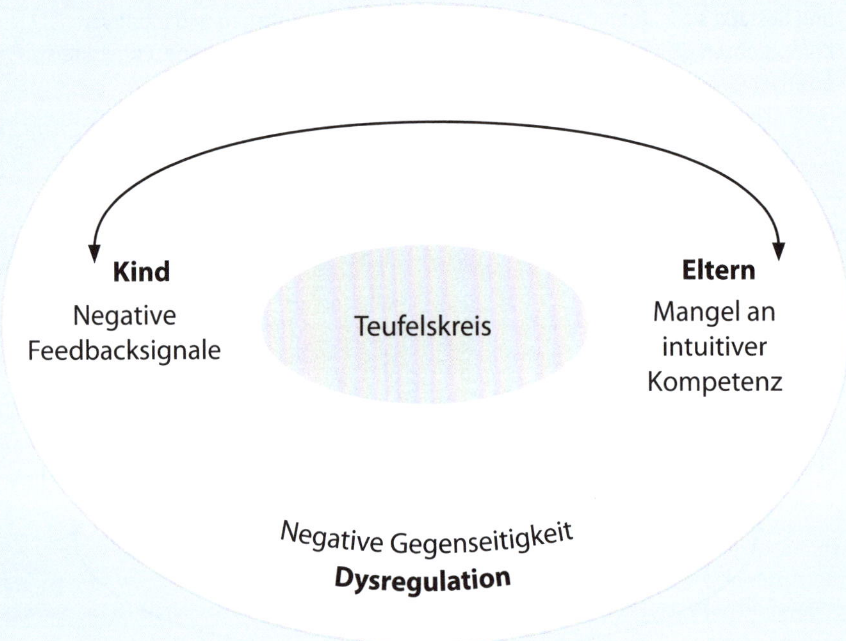

Langandauernde Ausnahmesituationen (wie exzessives Schreien) können elterliche Intuition blockieren.

Wenn Teufelskreise zur Normalität werden und vielleicht noch lange Zeit andauern, gefährdet dies nicht nur die Entwicklung des Kindes, sondern es kommt auch zu einer Belastung der Eltern-Kind-Beziehung mit negativen Auswirkungen auf die Bindungsentwicklung.

Im Alltag ist es völlig normal, dass die Kommunikation zwischen Eltern und Kind nicht immer störungsfrei abläuft und es immer wieder zu Missverständnissen kommt, aber wenn die positiven Erfahrungen mit regelmäßig gelingenden Interaktionen überwiegen, können gelegentliche Missverständnisse leicht verkraftet werden (Benz 2015).

1.3 Eltern-Kind-Kommunikation

„Feinfühligkeit bedeutet, die Signale eines Kindes wahrzunehmen, richtig zu interpretieren und entwicklungs- und situationsangemessen sowie prompt zu reagieren" (Ainsworth 1977). „Dies zeigt sich in täglichen Interaktionen: beispielsweise wenn Eltern – geleitet durch Signale ihres Kindes – ihr Baby beruhigen, wenn es noch nicht in der Lage ist, es selbst zu tun. Oder sie seine Bedürfnisse nach Nähe und Rückversicherung erkennen und adäquat beantworten. Auf diese Weise kompensieren die Eltern das, was das Kind noch nicht allein schafft. Es lernt, dass es sich auf die Unterstützung seiner Eltern verlassen kann, und erlebt mögliche Antworten auf innere Zustände. Ein hohes Maß an Feinfühligkeit vonseiten der Bezugsperson führt zu emotionaler Sicherheit des Kindes" (Benz 2015).

> Je feinfühliger die Bezugsperson agiert, desto größer die emotionale Sicherheit des Kindes.

Babys können also von Anfang an mit ihren Eltern durch unterschiedliche Signale in Kontakt treten. Dabei hilft ihnen nicht nur die Stimme (zum Beispiel das Schreien), sondern sie haben ein ganzes Repertoire an Möglichkeiten: Durch Bewegungen, Körperhaltung und -spannung sowie Mimik und Blickverhalten verraten sie den Eltern ihre entsprechende Befindlichkeit und Bedürfnislage. Im besten Fall verstehen die Eltern diese Signale intuitiv und können ihren Kindern helfen, diese Gefühle einzuordnen, denn die Babys haben von vielen dieser Befindlichkeiten noch gar keine Ahnung. Interpretieren die Eltern die Signale falsch, kann es dazu führen, dass ein müdes Baby sein Unwohlsein mit unpassenderen Antworten (zum Beispiel Aktivität oder Essen) verbindet.

EXKURS: EIN KLEINES BABY WEISS NOCH NICHT, WAS „MÜDE" IST (BENZ 2015)

Wenn ein sattes, schon länger waches Baby den Blick abwendet, unruhig wird und strampelt, fühlt es sich zunächst „diffus unwohl" (zum Beispiel müde). Wie das Kind dieses Gefühl einordnet, daran haben die Eltern entscheidenden Anteil. Sie können dem Baby passende Erfahrungen ermöglichen und damit die Selbstregulation im Laufe der Zeit unterstützen.

Version 1: Das Baby lernt, seine Gefühle einzuordnen
Wird dieses Gefühl („diffus unwohl") von der Bezugsperson als Müdigkeit interpretiert und werden entsprechend Maßnahmen eingeleitet, die den Schlaf unterstützen, ermöglicht dies dem Baby im Laufe der Zeit, seinem „diffus unwohl"-Gefühl die Quali-

tät „müde“ zuzuordnen. Und zu verinnerlichen, dass „Schlafen“ die passende Antwort auf dieses Gefühl ist.

Bedürfnisse kleiner Babys: müssen sie erst kennenlernen. Eltern sollten sie sehen, richtig interpretieren und prompt und angemessen reagieren.

Version 1: Die Eltern erleben einen Engelskreis

Der Elternteil, welcher bei dem Beispielbaby die Müdigkeitszeichen rechtzeitig erkennt und entsprechend Einschlafunterstützung anbietet, fühlt sich beim prompten Einschlafen des Babys in seiner elterlichen Kompetenz gestärkt. Das elterliche Selbstvertrauen und die Sicherheit im Umgang mit dem Baby steigen – das Kind erlebt sichere Eltern, die wissen, was zu tun ist.

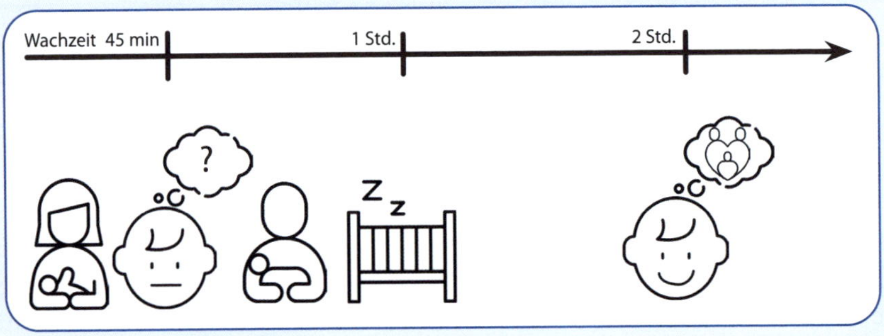

Abb. 1: Passende Unterstützung

Passende Angebote geben Sicherheit – Eltern und Kind!

„Machen Eltern die Erfahrung, passende Unterstützungsangebote für ihr Kind zur Verfügung zu haben, entwickeln sie zunehmend Vertrauen in dessen wachsende Fähigkeiten. Sie können differenzieren, ob und wie viele Regulationshilfen ihr Kind benötigt und welche Situationen es möglicherweise schon allein bewältigen kann. Kinder, die feinfühlig in der Regulation von Verhaltenszuständen unterstützt werden, können so das Erfahrene zunehmend selbstständig umsetzen und Situationen selbstwirksam meistern. Die Eltern erhalten dadurch das Signal, dass sie ihre Hilfen mehr und mehr zurücknehmen können“ (Benz 2015).

Version 2: Das Baby kann sein unklares Gefühl nicht richtig einordnen

Natürlich kann die Unruhe des strampelnden Babys in diesem Beispiel auch anders, zum Beispiel als Langeweile interpretiert werden. Bekommt das Baby dann ein Unterhaltungsangebot, wird es sich gerne ablenken lassen. Doch mit voranschreitender Zeit und Müdigkeit wird sich schnell eine noch größere Unruhe einstellen. Darauf bieten viele Eltern verschiedenste Beruhigungsangebote – mit zunehmender Bewegungsintensität. Häufig kehrt erst durch ein Nahrungsangebot (Stillen/Flasche) **kurzfristig** Ruhe ein. Das Baby bekommt Nahrung und natürlich Zuwendung – und mit Glück schläft es dabei ein. Was aber, wenn nicht?

In jedem Fall fehlt dem Baby die Verknüpfung des ursprünglichen Gefühls mit der richtigen Antwort. Das primär diffuse Gefühl (müde) wurde erst mit Unterhaltung, Ablenkung, dann mit verschiedenen Beruhigungsstrategien (Bewegung) und schließlich mit Nahrung (Essen) „beantwortet". Das Baby kann keinen Zusammenhang herstellen zwischen dem Gefühl „müde" und der Lösung „schlafen". Denn die elterlichen Antworten wechselten und die Lösung des Problems erfolgte eher zufällig – und ist deshalb für das Baby nicht einzuordnen (Benz 2015).

In diesem Fall wurde das Baby wenig in seinen selbstregulatorischen Fähigkeiten unterstützt, und die intuitiven elterlichen Kompetenzen werden in Mitleidenschaft gezogen (Papoušek 1995).

Version 2: Die Eltern erleben einen Teufelskreis

Zwar erkennen diese Eltern den Handlungsbedarf beim unruhigen Kind, aber sie liegen mit der Interpretation seiner Befindlichkeit daneben. Sie vermuten Langeweile. Diese Interpretation wird gestärkt, da das Baby auf neue Reize mit einer Orientierungsreaktion antwortet: Anschauen und Innehalten. Es wird also minimal ruhiger.

Dementsprechend wird das eigentlich müde Baby weiter stimuliert, unterhalten und abgelenkt. Es versucht, sich optisch stabil zu halten, schaut und wirkt interessiert, aber auf einem hohen Erregungslevel, der noch mehr steigt. Die Eltern verleitet dieses immerwährende Interesse zu noch mehr Stimulation, welche das Baby von seiner Müdigkeit kurzfristig ablenkt, seine Überreizung jedoch verstärkt. Plötzlich kippt die Situation, denn die Müdigkeit nimmt im Verlauf der Zeit weiter zu. Das Kind schreit nun, wirkt aufgelöst und muss beruhigt werden. Die sich nun steigernden Beruhigungsstrategien (wie Federwiege, Pezziball) enden oft in beruhigendem Saugen beim Stillen oder an der Flasche – ganz gleich, ob Hunger besteht oder nicht.

An dieser Stelle ist erneut Raum für Fehlinterpretationen und Unsicherheit. Hatte das Baby Hunger oder konnte es durch das beruhigende Saugen und Nuckeln getröstet werden (Benz 2015)?

Das beim Trinken einschlafende Baby wacht oft beim Ablegeversuch wieder auf. Es schreit erneut, ist immer noch unausgeschlafen, nun aber auf einem noch höheren Erregungsniveau, aus dem heraus ein friedliches Einschlafen undenkbar ist.

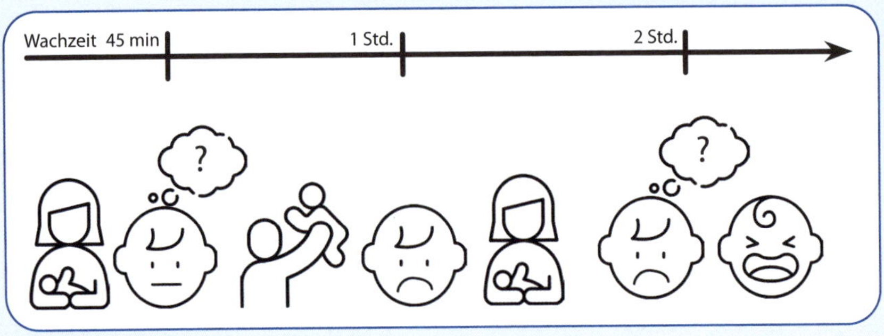

Abb. 2: Unpassende Unterstützung

Die Eltern sind verunsichert in ihrem Selbstvertrauen, verzweifelt und ihre Hilflosigkeit steigt. Damit liegt ein typischer „Teufelskreis" vor, mit wechselseitiger eskalierender Erregung (Papoušek 1995).

Wenn ein kleiner Säugling seine Eltern also fragt: „Mama/Papa, warum fühle ich mich so komisch?", ist es gut, wenn die Mutter oder der Vater darauf die passende Antwort weiß (zum Beispiel **müde**) und zur Lösung (**schlafen**) verhelfen kann. Denn nur dann kann das Baby diesem „komischen Gefühl" im Laufe der Zeit einen Zustand (**müde**) zuschreiben, auf den es irgendwann die Lösung (**schlafen**) selbst kennt und diese künftig auch eigenständig herbeiführen kann.

Braucht es die perfekten Eltern?

Eindeutig nicht! Darauf wies der 1886 geborene Psychoanalytiker Donald Winnicott hin. Er zeigte, dass die Mütter, die anfangs prompt und zügig ihr Kind zufriedenstellten, sich beim heranwachsenden Baby mehr Zeit ließen. Sie tolerierten deren Quengeln und Unzufriedenheit in dem gleichen Maße, in dem die Babys lernten, sich selbst zu regulieren. Babys können so lernen, mit negativen Gefühlen umzugehen. Genau dies ist der Antrieb für die kindliche Weiterentwicklung und Erfahrung der eigenen Selbstwirksamkeit. So ist nach Winnicott die „good-enough-mother" (gut-genug-Mutter, hinreichend gute Mutter) der „too-good-mother" (zu gute Mutter) vorzuziehen. Die „good enough-Eltern" kümmern sich auch um negative Gefühle und deren Einordnung. Hingegen möchte die „too-good-mother" alle negativen Gefühle von ihrem Kind fernhalten und nimmt ihm damit unbeabsichtigt die Möglichkeit, den Umgang damit zu erlernen.

Zum Trost für alle Eltern: Eltern sollen gar nicht perfekt sein – hinreichend gute Eltern sind das Beste, was einem Kind passieren kann (Winnicott 1990).

Das Streben nach Perfektionismus (stringent, konsequent und mit eiserner Disziplin ein Ziel verfolgen) mag in der modernen Arbeitswelt für den Einzelnen förderlich sein, beim Elternwerden ist es hinderlich. Beim Übergang zur Elternschaft sind permanente Abstimmungsprozesse notwendig, ein Sich-Einlassen auf das Kind, ein Hinfühlen und flexibles Agieren in Abhängigkeit von der kindlichen Befindlichkeit. Da sind viele Kurskorrekturen und Kompromisse nötig, denn weder das Schwarz noch das Weiß der entsprechenden Wunschvorstellungen, sondern nur die gesamte Farbpalette mit allen Bunt- und Graustufen sowie die kleinen Schritte führen die Eltern ans Ziel.

Beratende können Eltern ermutigen …

… auf ihre Intuition zu vertrauen,

… die kindlichen Bedürfnisse wahrzunehmen und zu versuchen, diese feinfühlig zu beantworten,

… die eigenen elterlichen Bedürfnisse ernst zu nehmen,

… den Kindern wachsende selbstregulative Fähigkeiten zuzutrauen,

… nicht nach Perfektion zu streben, sondern die Begleitung, den Weg und die kleinen Schritte zu feiern.

Dann können sich Eltern als hinreichend gute Eltern wohlfühlen!

1.4 Elterliche Co-Regulation

Eltern und Kind bewältigen gemeinsam – im Sinne einer Co-Regulation – die Herausforderungen der frühen Kindheit. Voraussetzung dafür ist eine gelingende Verständigung von Eltern und Kind (vorsprachliche Kommunikation). Dies wird im alltäglichen Miteinander, beim Beruhigen, Schlafenlegen, Füttern, Wickeln, Zwiegespräch und Spiel eingeübt (Papoušek 2004).

Das beinhaltet den Aufbau einer sicheren Bindung, die Grunderfahrung einer positiv-belohnenden Eltern-Kind-Bezogenheit, frühe Integration von Erfahrungen und die Sprachentwicklung (Papoušek 2002).

Das Ehepaar Papoušek hat die frühen Lern- und Integrationsprozesse intensiv erforscht und das Modell der basalen adaptiven Verhaltensregulation entwickelt, das die Anpassung an die Umwelt durch das ausbalancierte Zusammenspiel aktivierend-erregender und hemmend-beruhigender Prozesse beschreibt (Papoušek 2009), so zum Beispiel:

- Wachheit – Schläfrigkeit
- Erregung – Beruhigung
- Zuwendung – Abwendung
- selbstständiges Erkunden – Rückversicherung bei sicherer Basis
- Autonomiebestrebungen – Hilfesuche

Bei einem Missverhältnis von Aktivierung und Hemmung kann es zu Fehlanpassungen kommen: Auf der einen Seite zu einem erhöhten Erregungsniveau wie exzessivem

Schreien, Ablenkbarkeit, Überreiztheit, ängstlicher Abwehr, Schlafstörung, Trotz und aggressivem Verhalten. Oder andererseits zur Blockierung der Reaktivität wie allgemeiner Unzugänglichkeit, Blickvermeidung, sozialem Rückzug und Vermeidungsstrategien, exzessivem Klammern, Hemmung der Explorationsbereitschaft, Unselbstständigkeit und raschem Aufgeben bei Misserfolg (Papoušek 2004).

In den alltäglichen Eltern-Kind-Interaktionen wirken die Initiativen und Kompetenzen von Kind und Eltern im Sinne einer Co-Regulation und einer „affektiven Abstimmung" zusammen (Stern 1985, Papoušek 1999, Papoušek 2002).

1.5 Kindliche Selbstregulation

Selbstregulation beschreibt die Fähigkeit eines Kindes, das eigene Verhalten entsprechend den kognitiven, emotionalen und sozialen Anforderungen in einer bestimmten Situation zu steuern (Posner 2000).

Ein kleiner Säugling muss seine Gefühle und Bedürfnisse, seine inneren Zustände erst kennenlernen und einen Zusammenhang mit deren Befriedigung erfahren, bevor er lernen kann, sich zu regulieren.

Dies geschieht im täglichen Miteinander in unterschiedlichsten Alltagssituationen. Die Eltern unterstützen die Entwicklung selbstregulatorischer Fähigkeiten, indem sie ihr Kind dort, wo es notwendig ist, co-regulatorisch unterstützen. Diese Unterstützung sollte aber im weiteren Verlauf rechtzeitig und kleinschrittig wieder reduziert werden, und zwar in dem Maße, wie das weiterentwickelte Kind schon selbst versucht, alleine zurechtzukommen.

Dabei braucht jedes einzelne Kind seine eigene Co-Regulation – und die wiederum unterscheidet sich je nach Kontext. Hat ein Kind Probleme, sich selbst zu regulieren (Regulationsschwierigkeiten), müssen die Beteiligten (mithilfe von Beratenden) herausfinden, wo es bei der elterlichen Co-Regulation hapert.

Inwieweit ein Kind lernt, sich selbst zu regulieren, hängt einerseits von der elterlichen Interaktion und andererseits von der elterlichen Erziehungshaltung ab.

Für gelingende Co-Regulation sind feinfühlige Eltern notwendig, welche ihrem Kind wiederkehrend positive, kontingente Erfahrungen ermöglichen, es in seiner Regulation unterstützen, spiegeln und ein passendes Modell anbieten. Ebenso wichtig ist es, dass die Eltern ihre Bemühungen rechtzeitig wieder zurücknehmen, wenn das bereits weiter entwickelte Kind versucht, sich selbstständig zu regulieren (Kapitel 6.1).

Beispiel: Einschlafroutine – elterliches Verhalten

Ein Beispiel dafür ist die **Einschlafroutine**, welche Eltern etablieren können, um ihrem Kind den Weg zur Entspannung und zum Einschlafen zu zeigen. Diese positiv besetzte Verhaltenskette signalisiert dem Kind beim inneren Gefühl der Müdigkeit: „Jetzt geht es um Ruhigwerden und Schlafen.“ Wenn das Kind damit regelmäßig positive Erfahrungen macht, wird es eine **Schlaferwartungshaltung** aufbauen, das heißt, es trägt selbstständig etwas zu seiner eigenen Beruhigung bei und überlässt sich dem Schlaf. Das Kind macht mit und lernt im Laufe der Zeit: **Einschlafen geht ganz leicht.** Dann besteht seitens der Eltern keine Notwendigkeit mehr, den Einschlafprozess dauerhaft zu begleiten, denn das Kind hat bereits eine positive Verknüpfung und weiß längst, wie Einschlafen geht. Genau das wäre der Zeitpunkt des Vertrauens in die kindliche (Selbst-)Regulation und es sollte eine Welt erschaffen werden, in der es völlig normal ist, sich selbstständig und vertrauensvoll dem Schlaf zu überlassen.

Gewöhnen die Eltern das heranwachsende Kind dauerhaft an spezielle Bedingungen, zum Beispiel ausschließlich mit oder auf den Eltern, beim Trinken oder nur mit Bewegung einzuschlafen, wird dies für das Kind zur Normalität. In dieser Welt gelingt das Einschlafen dann nur in der gewohnten Konstellation. Eine Hilfe, welche im kleinen Babyalter durchaus nötig und sinnvoll war, wird der Einfachheit halber oft beibehalten und ist dann essenzieller Bestandteil des Einschlafprozesses – tagsüber, abends und vor allem auch nachts! Unter Umständen bleibt dies über Jahre unverändert, manchmal bis ins Erwachsenenalter hinein.

2 Entwicklungsaufgaben gemeinsam bewältigen

Je nach Alter unterscheiden sich die Aufgaben, die sich Eltern und Kind stellen.

2.1 Die Anfangszeit: Säuglinge von null bis drei Monaten

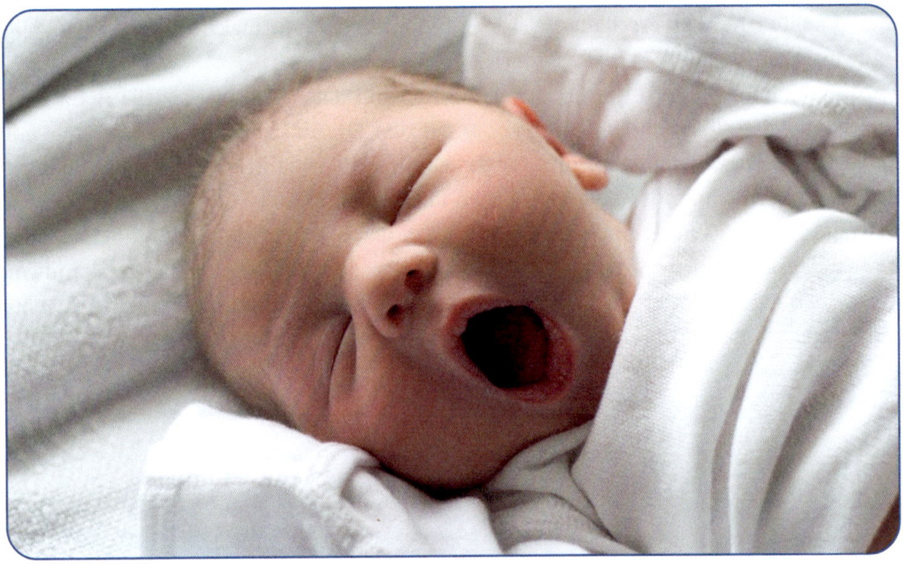

Abb. 3: 0–3 Monate

In den ersten Monaten stehen neben den psycho-emotionalen Aspekten physiologische Anpassungsprozesse im Vordergrund. Das Baby erlebt ganz Neues, wie Nahrung und Verdauung, Tag- und Nachtrhythmus oder auch Schlafen und Wachen, Aufregung und Beruhigung, Energiehaushalt, Thermoregulation oder die Schwerkraft. Das sind grundlegende – auch körperliche – Erfahrungen. Mithilfe seiner Eltern kann sich das Kind an all diese Faktoren anpassen und durch wiederkehrende Erfahrungen Zusammenhänge verinnerlichen.

Wesentlich dabei ist, dass das Kind mit Hilfe seiner Eltern lernt, seine Verhaltenszustände zu regulieren, z. B. das Wachsein, das Schlafen sowie den Übergang zwischen beidem (Schlaf-Wach-Organisation).

Im Alltag junger Familien zeigt sich allerdings, dass die ersten Monate oft gar nicht so leicht sind und positive Erfahrungen zwar angestrebt, aber manchmal nur schwer erreicht werden. Die tägliche Versorgung, das Einfinden in die neuen Rollen, das Erkennen von Bedürfnissen und deren Befriedigung sind große Herausforderungen. Und bei allem soll das Paar nicht auf der Strecke bleiben.

Für etliche Paare prägt Frust diese Zeit, Eltern lesen Ratgeber, um besser zu verstehen, das Baby reagiert mit häufigen Schreiattacken und am Ende steht die Erkenntnis, dass die Wunschvorstellung aus der Schwangerschaft mit der erlebten Realität wenig zu tun hat.

2.2 Erster bio-sozialer Reifungsschub um den dritten Lebensmonat

Älterwerden ist zwar ein kontinuierlicher Prozess, Entwicklung und Reifung geschehen allerdings in Stufen, in sogenannten Reifungsschüben. So ist es dem ersten bio-sozialen Reifungsschub um den dritten Lebensmonat zu verdanken, dass sich die manchmal sehr schwierige Anfangszeit zum Guten verändert. Die kindliche Lernfähigkeit nimmt zu und es entstehen neue Fähigkeiten zur Selbstberuhigung. Das Kind entwickelt seine Kommunikationsfähigkeiten weiter, es beginnt gezielt zu lächeln und zu lautieren, hält länger Blickkontakt, imitiert und richtet Gestik und Mimik nun zunehmend auf bestimmte Personen. Der Kinderpsychiater Emde beschrieb 1984 diese Phase der gerichteten sozialen Verhaltensbereitschaften als das Erwachen der sozialen Kommunikation („awakening of sociability“) (Emde 1984).

Die Kinder können nun ihre Bedürfnisse zielgerichteter äußern, die Eltern sie besser verstehen und zufriedenstellen. Zudem haben viele Eltern sich besser in ihr neues Leben und in ihre neuen Rollen eingefunden.

Die Schreiattacken, die aufgrund der beschriebenen Reifungsprozesse oft nach den ersten drei Monaten spurlos verschwinden, werden bis heute teilweise immer noch „Dreimonatskoliken“ genannt – obwohl sich die Idee der Koliken, also des „unklaren Bauchwehs“ und damit das unstillbare Schreien, als Folge dieses Bauchwehs, mittlerweile nicht mehr halten lässt (Kapitel 3.2).

2.3 Das halbe Jahr: Säuglinge von vier bis sieben Monaten

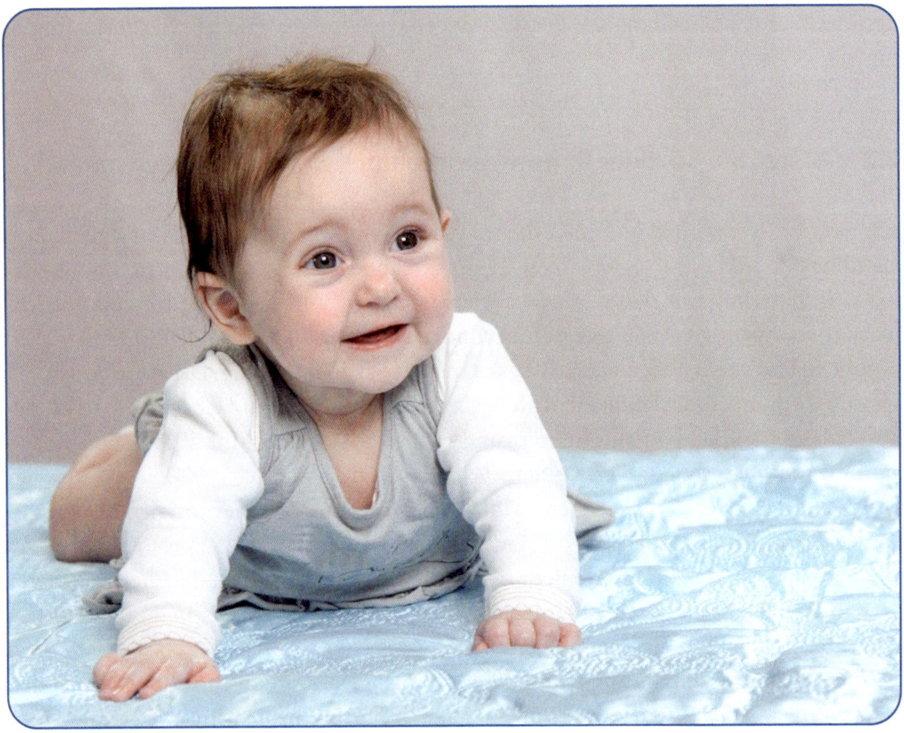

Abb. 4: 4–7 Monate

Mit circa sechs Monaten interessieren sich Kinder für alles und sind daher leicht ablenkbar, andererseits können sie auch schon ausdauernd Blickkontakt halten, zeigen prompt ihr soziales Lächeln und lautieren mit den Bezugspersonen. Zudem kommt es zur Reorganisation des Schlafs, die Lernfähigkeit nimmt zu und damit auch die Fähigkeit zur Selbstberuhigung. In dieser Phase der vorsprachlichen Kommunikation üben die Eltern mit dem Kind im Zwiegespräch und beim Spiel die gemeinsame Regulation von Aufmerksamkeit und positiver Erregung (Papoušek 1987). Das Kind erlebt sich zunehmend selbstwirksam – vor allem beim selbstgesteuerten Erkunden seiner Umwelt mit Mund, Hand und Augen (Largo 2014).

Im Zusammenhang mit dem Schlafenlegen ist es Aufgabe der Eltern, ihr Kind zu erreichen und ihm Entspannung und Wohlgefühl zu vermitteln. So zeigen sie ihm beim gemeinsamen Ruhigwerden den Weg zur Entspannung.

Auch beim Schlafen kommt es durch die voranschreitende Reifung und die Ausbildung der Schlafphasen und Schlafzyklen zu Veränderungen (Kapitel 5.2). Das Einschlafen am Tag gelingt jetzt leichter, aber die Nächte werden jetzt wieder unruhiger.

Eltern können nun die Selbstberuhigung des Säuglings unterstützen, indem sie berücksichtigen, dass ihr Kind sich zunehmend selbst regulieren kann. Sie sollten also ihr Kind befähigen, sich selbst zu helfen. Das heißt zum Beispiel, dass sie ihr Kind nicht ausschließlich beim Trinken einschlafen lassen, sondern ihm einen anderen Weg zur Entspannung zu zeigen.

2.4 Zweiter bio-sozialer Reifungsschub um den neunten Monat

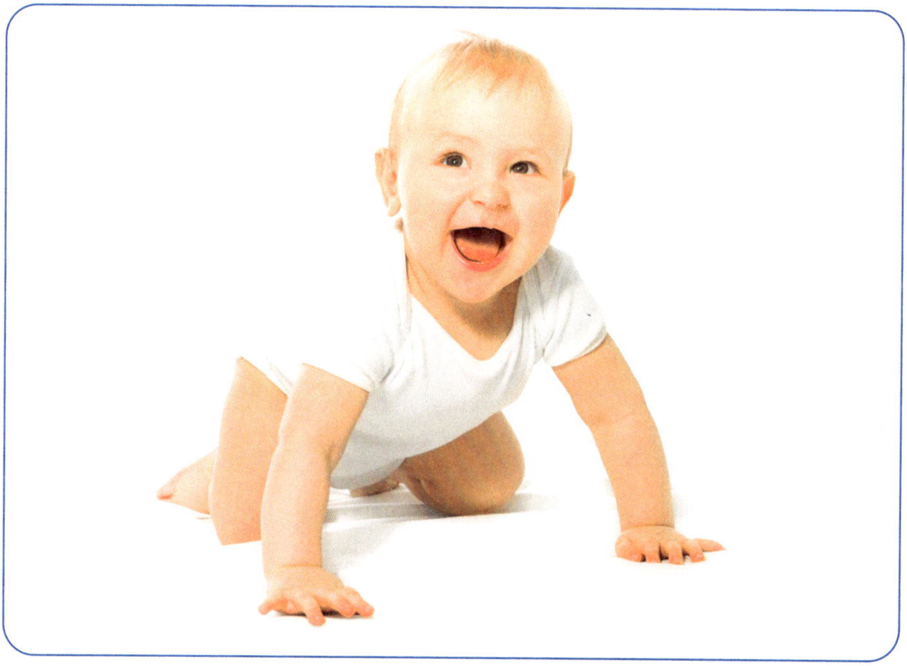

Abb. 5: 8–13 Monate

Der zweite bio-soziale Reifungsschub findet etwa um den neunten Monat statt: Jetzt entwickeln sich Silbenplappern, Objektpermanenz, eigene Absichten und – ganz wichtig – die selbstständige Fortbewegung sowie das Fremdeln. All dies bringt die unterschiedlichsten neuen Aspekte in das Leben der Familie. Einerseits ist das Kind nun in der Lage, seine Eltern selbstständig aufzusuchen, andererseits realisiert es auch deren Abwesenheit und kann diese eindeutig empfinden.

Diese Trennungs- und Fremdangst ist Ausdruck der beginnenden personenspezifischen Bindung. Die Natur hat dies dem gesteigerten Erkundungsbedürfnis und den neuen motorischen Fähigkeiten entgegengesetzt, sodass das Kind „in der Welt nicht so leicht verloren geht".

Auch der Schlaf ist ein „Sich-Verabschieden von dieser Welt“ und stellt eine Trennung dar. Eltern, die ein Verständnis für diese Zusammenhänge entwickeln, werden gerade in dieser Phase nicht versuchen, ihr schlecht schlafendes Kind aus dem Schlafzimmer auszuquartieren.

2.5 Die Einjährigen: Säuglinge von acht bis dreizehn Monaten

Mit zunehmendem Alter entwickeln sich motorische und psychische Fähigkeiten weiter, und die Eltern eines einjährigen Kindes stellen fest: Ihr Kind, das vor Kurzem noch im Bett lag und sich beschwerte, steht nun dort und wirft den Schnuller raus. Jetzt ist es wichtig, mit solchen Situationen klug umzugehen und Folgendes zu verstehen: Es besteht ein intra- und interpsychisches Spannungsfeld zwischen Selbstwirksamkeit (alleine machen) und gesteigertem Nähebedürfnis (bei den Eltern zu sein und sich deren Nähe zu versichern). Dieses Spannungsfeld zwischen „Was kann ich dem Kind an Selbstregulation zutrauen? und „Wie viel Nähe braucht es?“ beherrscht die Entwicklungsdynamik. Die Eltern darauf vorzubereiten und ihnen diese Dynamik nahezubringen ist eine zentrale Aufgabe für das beratende Umfeld. Eltern können ihre Kinder darin unterstützen, die Balance zwischen Nähe und Hilfe zur Selbsthilfe zu finden. So kann das einjährige Kind zum Beispiel lernen, seinen Schnuller oder sein Kuscheltuch selbst zu finden und zu benutzen. Das funktioniert allerdings nur bei Eltern, die das Problem für ihr Kind nicht schneller, besser und treffsicherer lösen wollen.

Das Zur-Ruhe-Finden und sich aus der Entspannung heraus dem Schlaf überlassen ist eine zentrale Regulationsaufgabe, welche Eltern und Kind nur gemeinsam lösen können.

2.6 Das Wichtigste in Kürze: frühkindliche Regulation und Entwicklungsaufgaben

- Alle Eltern haben intuitive elterliche Kompetenzen. In über lange Zeit anhaltenden Ausnahmesituationen können diese allerdings blockiert sein.
- Je feinfühliger eine Bezugsperson interagiert, desto stärker bindet sich das Kind an diese.
- Feinfühlige Eltern ermöglichen durch ihre angepasste Co-Regulation die kindliche Selbstregulation.
- Elternhilfe kann Eigenhilfe blockieren.
- Eltern können ihre Kinder darin unterstützen, die Balance zwischen Nähe und Hilfe zur Selbsthilfe zu finden.

3 Frühkindliche Regulationsstörung – Exzessives Schreien

Wenn die gemeinsame Bewältigung der Entwicklungsaufgaben, also das Zusammenspiel von elterlicher kompensatorischer Unterstützung und kindlicher Selbstregulation nicht gelingt, führt das zu Regulationsstörungen mit ihren phasentypischen Symptomen.

Alter	Entwicklungsaufgabe	Phasentypische Probleme
0–3 Monate	Regulation der Verhaltenszustände Schlaf-Wach – ruhige Aufmerksamkeit immun. Aufgaben/ Temperatur/ Regulation von Nahrungsmittelaufnahme, Verdauung	Probleme mit Schlaf-Wach-Organisation, motorische Unruhe exzessives Schreien Fütterstörungen
4–7 Monate	Nahrung: Zufüttern Nachtschlaf-Konsolidierung Regulation von Aufmerksamkeit, Affekt Beginn der Selbstregulation Erfahrungsintegration im Spiel/ Zwiegespräch	Fütterstörungen Schlafstörungen motorische Unruhe, Dysphorie Spielunlust
Ab 7.–9. Monat	Eigenständige Fortbewegung personenspezifische Bindung Bindungssicherheit – Exploration Umgang mit dem Fremden Nahrungsaufnahme: Abstillen Schlaf: Reorganisation d. Nachtschlafs	Trennungsangst, Ängstlichkeit, exzessives Klammern gehemmte Exploration übermäßige Fremdangst, soz. Fütterstörungen Schlafstörungen

Tab. 1: Phasentypische Probleme (nach Papoušek 2004, S. 102)

Symptomtrias

Das Neue an dieser Diagnose ist, dass nicht eine Person Träger dieser Störung ist, sondern dass unter dieser Diagnose das Zusammenspiel der drei beteiligten Faktoren Kind, Eltern und die Eltern-Kind-Interaktion verstanden wird.

„Es wurde damit ein neuartiger Patient geschaffen: die Eltern-Kind-Beziehung“ (Papoušek 2004).

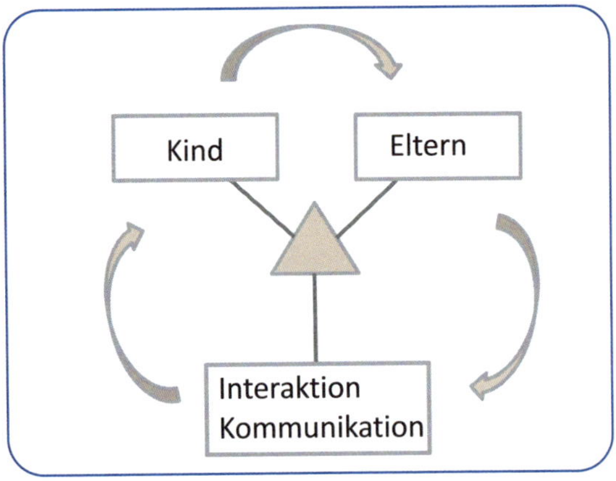

Abb. 6: Symptomtrias (nach Mechthild Papoušek)

„Frühkindliche Regulationsstörungen sind so etwas wie extreme Varianten bei der Bewältigung alterstypischer Krisen und unterscheiden sich von normalen Entwicklungskrisen dadurch, dass sie über längere Zeit andauern und sich auf weitere Entwicklungsbereiche ausweiten können.

Die gemeinsame Bewältigung der anstehenden Entwicklungsaufgaben gelingt unter diesen Umständen nicht. Dadurch kommt es fast regelmäßig zu Beeinträchtigungen der kindlichen Selbstregulation und der Eltern-Kind-Beziehungen" (Benz 2015).

Zu den frühkindlichen Regulationsstörungen gehören alterstypisch folgende Störungsbilder:

- exzessives Schreien
- Schlafstörungen
- Fütterstörungen
- persistierende Unruhe
- Dysphorie mit Spielunlust (Gefühl von körperlichem oder sozialem Unwohlsein)
- exzessives Klammern
- soziale Ängstlichkeit
- persistierende Trennungsängste
- exzessives Trotzen
- provokativ-oppositionelles und aggressives Verhalten

Je nach Alter stehen also verschiedene Störungsbilder im Vordergrund.

Zu Beginn des Lebens äußert sich die frühkindliche Regulationsstörung durch exzessive Schreiattacken, welche regelmäßig mit Schlafschwierigkeiten einhergehen. Auch wenn das exzessive Schreien nach dem dritten Lebensmonat häufig sistiert, bleiben die Schlafschwierigkeiten meist bestehen und können sich im weiteren Verlauf zu hartnäckigen Schlafstörungen entwickeln, welche unter Umständen lange fortbestehen. Um dem vorzubeugen, ist es wichtig, diese Zusammenhänge zu verstehen, und deshalb wird an dieser Stelle ausführlich das exzessive Schreien behandelt.

Exzessives Schreien

Alle gesunden Babys teilen sich mit, sie lautieren, quengeln, weinen und schreien. Dies gehört zum angeborenen natürlichen Ausdrucksverhalten eines Säuglings und beschreibt seine Befindlichkeit. Das physiologische Schreien ist ein Signal, ein biologisch sinnvoller Appell an die Umwelt. Es ist anfangs noch ungerichtet und Ausdruck der kindlichen Erregung und seiner Bedürfnisse.

Dem starken Aufforderungscharakter eines schreienden Babys kann man sich kaum entziehen. Dies ist von der Natur so vorgesehen, quasi als kindlicher Schutz gegen Vernachlässigung, und versetzt als Alarmsignal gesunde Eltern in sofortige Reaktionsbereitschaft (messbare Stressreaktion) und löst ein beruhigendes, intuitives Fürsorgeverhalten aus. „Damit gehören Schreien und Trösten zu den biologisch angelegten Grunderfahrungen der frühen Eltern-Kind-Kommunikation" (Papoušek 2009).

Das Symptom „schreien" ruft die Eltern auf den Plan, und in der Regel gelingt es ihnen, dank ihrer intuitiven Fähigkeiten ihr Baby wieder zu beruhigen.

„Eltern mit guten Ressourcen und Entlastungsmöglichkeiten werden auch durch das unstillbare Schreien verunsichert, können aber das Schlafdefizit kompensieren und die Überreiztheit ihres Kindes aushalten.

Bei multipel belasteten Eltern mit geringen Ressourcen hingegen kann das Schreiproblem schon früh in eine umfassende Regulationsstörung mit exzessivem und persistierendem Schreien umschlagen.

Das schreiende Baby reagiert nicht auf die Regulationshilfen der Eltern und gerät außer sich vor Erregung. Und mit ihm die alarmierten Eltern, die in ihren vergeblichen Beruhigungsversuchen immer heftiger reagieren und das Baby in einem ‚Teufelskreis wechselseitig eskalierender Erregung' im schlimmsten Fall anschreien oder sogar schütteln, um es irgendwie zu erreichen" (Papoušek 2009, Barr 2006).

Immerhin: Jedes fünfte exzessiv schreiende Kind lässt sich mit normalen Beruhigungsstrategien nicht erreichen. Je länger sein Erregungszustand anhält, desto mehr entgleist das Kind.

Als exzessives Schreien im Säuglingsalter wird das Verhalten eines Säuglings bezeichnet, der an unstillbaren, dauerhaften Schrei- und Unruheattacken leidet. Die deutsche Kinder- und Jugendpsychiatrie versteht es als Leitsymptom für frühkindliche Regulationsstörungen (Deutsche Gesellschaft für Kinder- und Jugendpsychiatrie und Psychotherapie 2007).

> **Exzessives Schreien im Säuglingsalter:** Leitsymptom frühkindlicher Regulationsstörungen

Es handelt sich um langanhaltendes, über das normale Maß hinausgehendes Schreiverhalten. Zur Definition wird häufig die sogenannte „Dreier-Regel" nach Wessel (Wessel 1954) herangezogen, danach schreit ein Kind exzessiv, wenn es das mehr als drei Stunden am Tag, an mindestens drei Tagen in der Woche und über drei Wochen hinweg tut. Eine Definition, welche ausschließlich die Schreidauer beschreibt, ist höchstens für die Vergleichbarkeit bei wissenschaftlichen Studien nützlich, greift in der Praxis zu kurz.

3.1 Definition

Heute hat sich die Definition des Kinderarztes Nikolaus von Hofacker und seiner Kollegen durchgesetzt (Hofacker 2007):

- Episoden von Unruhe/Quengeln mit scheinbar grundlosem, anfallsartigem Schreien
- fehlendes Ansprechen auf Beruhigungshilfen
- Beginn dieser Symptomatik meist in der zweiten Lebenswoche, mit Schreigipfel in der sechsten Lebenswoche, abfallend bis zum Ende des dritten Lebensmonats – zeitweise Persistenz bis zum sechsten Lebensmonat
- gehäuftes Auftreten in den frühen Abendstunden
- kumulative Überreizung/Übermüdung bei bestehender Unfähigkeit abzuschalten
- beeinträchtigte Schlaf-Wach-Regulation mit ausgeprägten Einschlafproblemen, kurzen Tagesschlafphasen
- und vermindertem Gesamtschlaf

Mit zunehmender Reifung des Kindes verschwindet diese Symptomatik bei 60 Prozent aller Kinder, und es bleiben keine nachhaltigen Folgen für seine weitere Entwicklung und die Beziehung der Eltern zu ihrem Baby (Wurmser 2009).

3.2 Prävalenz

Von exzessivem Schreien ist jedes fünfte Kind betroffen, Studien weisen eine Spannbreite von 16 bis 29 Prozent aus (Lehtonen 1994).

Exzessives Schreien tritt in vielen Fällen gemeinsam oder zeitlich nacheinander mit Schlaf- und/oder Fütterstörungen auf. Dazu untersuchte von Hofacker (1999) den Zusammenhang mit diesen Regulationsbereichen (siehe Tabelle):

Exzessives Schreien und mehrere Regulationsbereiche	81 Prozent
Schlafstörungen	76 Prozent
Fütterstörungen	33 Prozent

Tab. 2: Exzessives Schreien und Schlaf-/Fütterstörungen (nach Hofacker 1999)

Bolten et al. fanden bei 23 Prozent einen Zusammenhang zwischen exzessivem Schreien und Schlaf- und Fütterstörungen (Bolten 2013).

EXKURS: DREIMONATSKOLIKEN

Das exzessive Schreien eines Babys in den ersten Monaten bedeutet eine extrem hohe Belastung für die ganze Familie, es besteht oft schiere Verzweiflung und ein drängender Veränderungswunsch. Mit dieser Dringlichkeit suchen die Eltern Rat. Und genau hier greift der Verweis auf Blähungen, Verdauungsprobleme, welche sich „auswachsen", zu kurz.

Denn in den seltensten Fällen handelt es sich tatsächlich um Blähungen oder Verdauungsprobleme. Vielmehr ist gut nachgewiesen, dass infolge des unstillbaren, exzessiven Schreiens viel Luft geschluckt wird, dadurch der Darmgasgehalt erhöht ist und Blähungen auftreten.

Mangelnde Regulation führt zu Schreien. Dies führt zu Blähungen – seltener umgekehrt.

Aufgrund des anfallsartigen Charakters und des geblähten Abdomens wurden lange Zeit gastrointestinale Beschwerden, sprich Koliken vermutet, die bevorzugt in den ersten drei Monaten zu beobachten waren. Daher stammen die inzwischen als überholt geltenden Begriffe: Dreimonatskoliken, Nabelkoliken etc.

In verschiedenen Studien konnte gezeigt werden, dass gastrointestinale Ursachen bei maximal fünf Prozent als alleinige Ursache für exzessives Schreien verantwortlich waren (Gormally 2001) und dass darüber hinaus der erhöhte Darmgasgehalt (Blähbauch) nicht vor, sondern nach einer Schreiepisode entsteht (Sferra 1996).

Interventionen, die den Darmgasgehalt verringern, haben keinen Einfluss auf das kindliche Schreiverhalten: Der Wirkstoff Simethicon (wie Sab Simplex®; Lefax®) zur Reduktion von Blähungen zeigte gegenüber Placebo keinen signifikanten Effekt auf das kindliche Schreien und gilt daher in Metaanalysen und Reviews als unwirksam (Garrison 2000). Auch die Zugabe von Ballaststoffen zur Nahrung zeigte keinen Effekt auf das kindliche Schreiverhalten. „Das exzessive Säuglingsschreien sollte demnach nicht länger auf eine primäre Störung des Darmtraktes zurückgeführt und die Bezeichnung als „‚Dreimonatskolik' aufgegeben werden" (Thiel-Bonney 2015).

Man spricht inzwischen von frühkindlicher Regulationsstörung mit exzessivem Schreien.

3.3 Persistierendes Schreien

Bleibt die Symptomatik über den dritten Monat hinaus bestehen, spricht man von persistierendem exzessivem Schreien (Papoušek 1995).

Bei 40 Prozent der betroffenen Eltern-Kind-Paare bleibt die Symptomatik über die ersten drei Monate hinaus bestehen. Wir sprechen dann von einem persistierenden exzessiven Schreien, bei dem es meist zu einem Übergreifen auf andere Bereiche der Verhaltensregulation kommt (je nach Alter: Schlafen, Füttern, Autonomie). Insbesondere bei Familien mit wenig eigenen Ressourcen und hohen psychosozialen Belastungen besteht ein erhöhtes Risiko für entsprechende Folgen auf die kindliche Entwicklung sowie die Eltern-Kind-Beziehung (Ziegler 2004).

3.4 Diagnostik

Entsprechend den Leitlinien zur Diagnostik und Therapie psychischer Störungen im Säuglings- und Kleinkindalter (von Hofacker et al. 2007) handelt es sich um eine frühkindliche Regulationsstörung, wenn die Symptome mindestens einen Monat bestehen – mit folgender Symptomtrias:

- „Störung der kindlichen Verhaltensregulation mit für das Alter und den Entwicklungsstand des Kindes außergewöhnlichen Schwierigkeiten, seine Befindlichkeit und sein Verhalten angemessen zu regulieren und einen ruhigen, aufmerksamen oder affektiv positiven Zustand zu organisieren.
- Dysfunktionale oder entgleiste Interaktionsmuster zwischen Säugling/Kleinkind und seinen primären Bezugspersonen in unterschiedlichen Interaktionskontexten.
- Assoziierte elterliche physische und psychische Belastung, häufig in Verbindung mit einem aktuellen oder chronischen Überforderungssyndrom."

„Eine diagnostische Zuordnung des exzessiven Schreiens und der frühkindlichen Regulationsstörung nach der ICD-10 (Dilling 1992) ist bisher nicht möglich. Aufgrund der ätiologischen Nähe des Störungsbildes zu frühkindlichen Anpassungs- und Reifungsprozessen sollte am ehesten eine Klassifikation als ‚Anpassungsstörung' (F 43.2) im Sinne einer ‚frühkindlichen Regulationsstörung mit exzessivem Schreien' erfolgen" (Thiel-Bonney 2015).

Nikolaus von Hofacker empfiehlt zur diagnostischen Einschätzung ausführliche Anamnesegespräche, die kindbezogene, interaktionsbezogene, elternbezogene und paar-/familienbezogene Aspekte erfragen. Dafür ist es notwendig, stark betroffene Familien mit hohem Leidensdruck frühzeitig an entsprechende Spezialambulanzen weiterzuverweisen (s. Anhang).

Erscheinungsbild (übernommen von Ziegler 2004)

Frühkindliche Regulationsstörungen mit exzessivem Schreien zeigen sich …

beim Kind durch:

- unstillbares Schreien,
- motorische Unruhe, Unzufriedenheit/Quengeln,
- Irritabilität, sensorische Übererregbarkeit,
- Drang in die Vertikale, Ablehnung horizontaler Körperpositionen,
- Weit aufgerissene Augen, die trotz Übermüdung nicht zufallen,
- Bedürfnis umher getragen zu werden,
- Ablenkung durch akustische, optische Reize, Stimulation durch die Schwerkraft (Federwiege oder Pezziball),
- Pseudostabilität durch Ablenkung/neue Reize,
- paradoxen Reizhunger,
- Unfähigkeit bei Ermüdung „abzuschalten", zur Selbstberuhigung und einzuschlafen,
- kumulatives Schlafdefizit mit extrem kurzen Schlafphasen am Tag,
- Übermüdung und Überreiztheit mit Schreigipfel in den Abendstunden,
- Mangel an ruhig-aufmerksamen Wachphasen.

bei den Eltern durch:

- hochgradige Erschöpfung, Anspannung, Überforderung,
- Depressivität, Hilflosigkeit, Versagensgefühle,
- Verletzbarkeit, Wut und das Gefühl, abgelehnt zu werden,
- Hemmung der intuitiven elterlichen Kompetenzen,
- Vernachlässigung eigener Bedürfnisse,
- angespannte Paarbeziehung.

in der Eltern-Kind-Interaktion durch:

- Teufelskreise eskalierender beiderseitiger Anspannung und Erregung,
- seltenen Engelskreisen mit intuitiv abgestimmten Zwiegesprächen bei geglückter Beruhigung oder im Zustand des ruhig-aufmerksamen Wachens.

und im Einzelnen durch:

- erschwertes Handling bei motorischer Unruhe und elterlicher Verunsicherung,
- Unterbrechbarkeit der Unruhephasen durch Herumtragen und ständig wechselndes Reizangebot,
- Unwirksamkeit normaler Beruhigungshilfen beim Schreien,
- Unterbrechbarkeit der Schreizustände durch intensive akustische Reize (weißes Rauschen, Motorengeräusche etc.) oder durch Stimulation durch die Schwerkraft (Federwiege, Pezziball),

- dysfunktionales Beruhigen und Schlafenlegen: häufiger Wechsel intensiver, teilweise bizarrer Beruhigungshilfen,
- Nachlassen der Stimulation löst erneutes Schreien aus, welches durch intensivierte Stimulation beantwortet wird,
- Kampf gegen und um das Einschlafen auf dem Arm (motorische Unruhe und Überstreckung).

Belastungs- und Einflussfaktoren

Pädiatrische, neuropädiatrische Störungen oder Erkrankungen können unstillbares Schreien verursachen, sind jedoch selten allein für die frühkindliche Schreisymptomatik verantwortlich. Meist sind diese in multiple prä-, peri- und postnatale organische und psychosoziale Belastungsfaktoren eingebettet (Gormally 2001, Lehtonen 2000).

Unabhängige Faktoren

Verschiedene Studien bestätigten, dass folgende Faktoren keinen Einfluss auf das Auftreten von exzessivem Schreien haben:

- Geschlecht des Kindes
- Frühgeburtlichkeit
- Unerfahrenheit der Eltern
- mangelnde Sensitivität der Mutter
- geringes Einkommen der Eltern

Mütterliche Faktoren

Es bestehen Zusammenhänge zwischen dem Auftreten exzessiven Schreiens und mütterlicher Belastungsfaktoren: zum Beispiel Rauchen in der Schwangerschaft (Canivet 2008), Tokolyse bei vorzeitiger Wehentätigkeit (Wurmser 2006), traumatisch erlebte Geburt (Rautava 1993), niedriges Geburtsgewicht (Sondergaard 2000).

Folgende Punkte verdienen ein besonderes Augenmerk:

Multiple psychosoziale Belastungen in der Schwangerschaft (wie langanhaltender Stress und/oder ausgeprägte Ängste oder manifeste Depressionen, Konflikte mit dem Partner oder der Herkunftsfamilie, unerwünschte Schwangerschaft, Zukunftsängste etc.) (Wurmser 2006, Wurmser 2004, Mulder 2002).

Pränataler Stress kann die körperliche und konstitutionelle Entwicklung des Fötus über die stressinduzierte Aktivierung des autonomen Nervensystems und der Hypothalamus-Hypophysen-Nebennierenrinden-(HPA-)Achse beeinträchtigen (Kinsella 2009).

Auch Belastungsfaktoren nach der Geburt wie Konflikte, sozioökonomische Probleme, geringe Unterstützung, soziale Isolation und Zukunftsängste können Regulationsstörungen begünstigen.

Beratende sollten die Wechselwirkung zwischen psychosozialen Belastungsfaktoren und unruhigen Kindern kennen und im Hinterkopf haben. Denn es ist weder das anhaltende Schreien des Babys alleine oder die Belastung der Eltern, die das Problem verursachen, es ist der sich aufschaukelnde Kreislauf kindlicher und elterlicher Faktoren in der Interaktion, der die Situation so dramatisch werden lässt (Thiel-Bonney 2015).

Kindliche Faktoren

Für etwa fünf bis zehn Prozent der Fälle sind medizinische Faktoren verantwortlich (Barr 1998, Freedman 2009, Wurmser 2004, Roberts 2004).
Im Wesentlichen spielen dabei Infektionen, gastrointestinale Störungen, funktionelle Störungen der Wirbelsäule beziehungsweise muskuläre Imbalancen, Atopien, Verletzungen und neuropädiatrische Erkrankungen eine Rolle (Savino 2007, Roberts 2004).

Selbstverständlich muss diesen organischen Ursachen differenzialdiagnostisch nachgegangen und sie müssen gegebenenfalls behandelt werden. Bei erfolgreicher Therapie sistiert in der Regel auch die Schreisymptomatik – die Ursache für das Schreien wurde ja behoben. Dieses symptombezogene Schreien unterliegt nicht dem typischen Muster des primär exzessiven Schreiens der Regulationsstörung.

Gastrointestinale Störungen sind nur in maximal fünf Prozent der Fälle als alleinige Ursache für exzessives Schreien verantwortlich (Gormally 2001, Lehtonen 2000, Miller 1991).

Laktoseintoleranz entsteht durch Lactasemangel – dabei werden Kohlenhydrate nicht resorbiert und es kommt zu osmotischen Durchfällen und sauren Stühlen. Nur bei dieser Konstellation kann eine laktosefreie Ernährung die Symptome und das Schreiverhalten verbessern.

Kuhmilchproteinintoleranz oder auch eine Kuhmilchproteinallergie ist nur ausgesprochen selten für die Schreizustände verantwortlich. Diese Krankheit zeigt sich durch Erbrechen, blutig-schleimige Durchfälle, geringe Gewichtszunahme, Atopiezeichen, ekzematöse Hautveränderungen und Bronchitiden. Auch bei gestillten Kindern kann es bei bestehender Kuhmilchintoreanz zu blutigen Stühlen und geringer Gewichtszunahme kommen.

Eine Diät der Mutter beziehungsweise hydrolysierte, aminosäurenbasierte Nahrung kann – bei entsprechender Indikation durch einen Kinderarzt/eine Kinderärztin – die Symptomatik verbessern. Jedoch ist die Umgewöhnung wegen des bitteren Geschmacks der hochhydrolysierten Nahrungen nicht immer einfach. Es besteht kein ursächlicher Zusammenhang zwischen kuhmilchproteinhaltiger Ernährung und exzessivem Schreien (Ziegler 2004).

Gastroösophagealer Reflux mit Refluxösophagitis geht mit häufigem atonischem Erbrechen (vor allem im Liegen und nachts) sowie eventuellen Atemproblemen einher und kann exzessives Schreien mitbedingen. Wird der Reflux nicht behandelt, kann es zu Fütter- und Gedeihstörungen kommen. Als Therapie hilft die Hochlagerung des Oberkörpers, die Nahrung anzudicken und in mehreren kleineren Mahlzeiten zu füttern. In ausgeprägten Fällen kommt eine kinderärztlich verordnete säuresupprimierende medikamentöse Behandlung in Betracht.

Funktionelle Störung der Wirbelsäule oder auch KISS-Syndrom (kopfgelenkinduzierte Symmetriestörung) genannt, wird als Ursache für das exzessive Schreien bei circa drei bis sechs Prozent der Säuglinge diskutiert. Anzeichen sind eine Blockierung oder Fehlfunktion der beiden oberen Halswirbel, eine hohe Tastempfindlichkeit des Nackens, eine eingeschränkte Kopfbeweglichkeit/Kopfschiefhaltung, eine Asymmetrie der (Extremitäten-)Bewegung und vermehrtes kindliches Überstrecken. Der Chirurg und Chirotherapeut Heiner Biedermann beschreibt die manualtherapeutische KISS-Behandlung bei diesen vermehrt schreienden Säuglingen nach korrekter Vordiagnostik und enger Indikationsstellung in 60 Prozent aller Fälle als erfolgreich (Biedermann 2001).

Eine englische Studie (Hayden 2006) konnte eine positive Wirkung der kranialosteopathischen Behandlung im Hinblick auf die Minderung der Schreidauer und die Erhöhung der Schlafdauer bei exzessiv schreienden Babys aufzeigen.

Osteopathische Behandlungen: als flankierende Maßnahme durchaus sinnvoll.

Unreife: Im ersten Trimenon nach der Geburt. Da befindet sich der Säugling in seiner neuromotorischen Entwicklung in einer Phase relativer physiologischer Unreife (Prechtl 1984). Für das regulatorische Gleichgewicht braucht es eine Balance von aktivierenden und hemmenden Prozessen. Besteht diesbezüglich ein Missverhältnis, kommt zu Entgleisungen oder Fehlanpassungen, mit erhöhtem Erregungsniveau, irritablen und sensorisch übererregbaren Kindern mit mangelnder Tröstbarkeit. Dies erschwert sowohl die Regulation der Wachzustände und des Schlafes als auch die der Übergänge zwischen Wachen und Schlafen (Papoušek 1984, White 2000).

> Beratende sollten Eltern auf die Unreife des Neugeborenen einstimmen und den feinfühligen Umgang modellhaft zeigen. Die Nervenleitgeschwindigkeit ist unreifebedingt sehr langsam – daher langsames, ruhiges und gleichförmiges Handling. Merkhilfe: „Kleine Babys haben eine lange Leitung."

Das Temperament wird immer wieder als mögliche Ursache diskutiert, sein Einfluss wird jedoch unterschiedlich beurteilt. Die Tatsache, dass das exzessive Schreien nach dem Reifungsschub im dritten oder vierten Monat häufig sistiert, spricht gegen die Vermutung, dass ein bestimmtes Temperament allein ursächlich für das Schreiverhalten ist. Jedoch zeigen Säuglinge mit exzessivem Schreien übereinstimmend Auffälligkeiten in den Verhaltensmerkmalen wie Tröstbarkeit, Unruhe/Schwierigkeit, Voraussagbarkeit, Anpassungsfähigkeit, Reaktivität und Selbstberuhigung.

In der Wissenschaft kursieren unterschiedliche Temperamentskonstrukte, ein besonderes Merkmal ist die Reaktivität und die Regulationsfähigkeit, die man auch als Antwortbereitschaften auf Stimuli sehen kann.

Kinder mit exzessivem Schreien zeigen zum einen eine erhöhte kindliche Reaktivität und lassen promptere und intensivere Reaktionen auf einen Außenreiz erkennen. Zum anderen weisen sie eine geringere Regulationsfähigkeit auf: Sie brauchen länger, um sich zu beruhigen oder es benötigt viel Aufwand dazu. Diese erhöhte Reaktivität und geringere Regulationsfähigkeit ist typisch bei Kindern, die scheinbar untröstlich und exzessiv schreien. Treffen diese kindlichen Temperamentsmerkmale zum Beispiel auf Eltern, die aufgrund psychosozialer Belastungen oder eingeschränkter Feinfühligkeit ungünstig interagieren, kann das Kind in seinen eigenregulativen Fähigkeiten im Extremfall blockiert werden. So könnte das Regulationsproblem im Weiteren aufrechterhalten bleiben oder sich verstärken.

Probleme mit der Selbstregulation, die Teil der primären biologischen Grundausstattung eines Säuglings sind. Die Fähigkeit, sich selbst zu regulieren, differenziert sich schrittweise weiter aus – im Wechselspiel von Reifung und Lernerfahrungen in Interaktion mit seinen primären Bezugspersonen (Holodynski 2006).

Probleme der Schlaf-Wach-Organisation sind Teil der Regulationsstörungen mit exzessivem Schreien. Die Daten der klinischen Stichprobe der Münchner Schreibaby-Sprechstunde (Ziegler et al. 2004) zeigten deutlich, dass das Ausmaß der kindlichen Unruhe (exzessives Schreien) und die Länge der Schreiphasen mit dem Ausmaß des relativen Schlafdefizits zusammenhängen.

3.5 Schlafauffälligkeiten exzessiv schreiender Kinder

Das unstillbare Schreien beeinträchtigt den Schlaf der Kinder in hohem Maße, das heißt im Einzelnen:

- Sie schlafen insgesamt weniger – etwa 90 Minuten.
- Sie brauchen länger zum Einschlafen – etwa 20 Minuten, am Abend auch manchmal mehrere Stunden.
- Sie wachen nachts häufig auf – zum Teil doppelt so oft.
- Sie sind nachts oft länger wach – im Durchschnitt eine Stunde.
- Aufgrund eines erhöhten Anteils des (störanfälligen) REM-Schlafs (nur rund 20 Minuten) sind ihre Schlafphasen am Tag verkürzt. Sie erwachen bei Veränderung der Schlaftiefe.
- Dafür sind sie tagsüber lange Zeit wach – mehrere Stunden.
- Sie schreien und quengeln häufiger – mit einem Höhepunkt in den frühen Abendstunden.
- Bei den Kindern mit persistierendem Schreien im dritten und vierten Monat verschieben sich die Schlafprobleme in die zweite Nachthälfte. Dafür gibt es verschiedene Erklärungsmodelle:
  - Reifungsverzögerung der Neurotransmitter- und Synapsenfunktion, funktionelle Unreifezeichen (von Hofacker 1999),
  - verzögerte Entwicklung der Schlafhomöostase und der zirkadianen Prozesse (Jenni 2009) (Kapitel 5.1),
  - eine Reifungsverzögerung im zirkadianen Rhythmus der Hypothalamus-Hypophysen-Nebennierenrinden-Achse mit einem noch erhöhten abendlichen Kortisolspiegel und einer Auswirkung auf die Schlaf- Wach-Aktivität und das Schreiverhalten (White 2000).

Die frühkindliche Regulationsstörung mit exzessivem Schreien ist ein komplexes Geschehen, denn der exzessiv schreiende Säugling befindet sich aufgrund mangelnder Eigenregulation, Überreizung und kumulativen Schlafdefizits in einem Ausnahmezustand der Erregung. In diesem Erregungszustand gefangen, ist das Baby schwer bis gar nicht erreichbar. Die Eltern dieser Kinder sind häufig überfordert, durch Schlafmangel erschöpft und verlieren das Vertrauen in ihre elterlichen Kompetenzen. Sie vernachlässigen ihre eigenen Bedürfnisse, und häufig kommt es zur Belastung der Paarbeziehung. (Ziegler 2004).

Sind die Eltern aufgrund der vergeblichen Beruhigungsversuche permanent überlastet, ist die Wahrscheinlichkeit von Impulsdurchbrüchen erhöht. Dies stellt ein Risiko für physische und psychische Misshandlungen des Säuglings dar.

Um dieser Komplexität gerecht zu werden, ist es sinnvoll, einen kombinierten Behandlungsansatz zu wählen, bei dem die Eltern zum einen entlastet, informiert und aufgeklärt werden und zum anderen verhaltens-, familien- und systemisch entwicklungsdynamische psychotherapeutische Ansätze kombiniert werden.

Daraus resultiert ein sehr differenziertes und an die individuellen Belastungen und Bedürfnisse der betroffenen Familien angepasstes Beratungs- und Behandlungsangebot.

Es wird dabei das elterliche Zutrauen in ihre eigenen Kompetenzen gestärkt und biografisch bedingte Blockaden in der Beziehung zum Kind können aufgelöst werden (Sarimski 2004).

3.6 Konzept der „Münchner Sprechstunde für Schreibabys"

Prof. Dr. med. Mechthild Papoušek, Fachärztin für Psychiatrie und Neurologie, Säuglings- und Kleinkindforscherin und Entwicklungspsychologin gründete 1991 die erste „Münchner Sprechstunde für Schreibabys". Sie entwickelte ein Beratungs- und Behandlungskonzept (Münchner Modell) mit einem integrativen Behandlungsansatz. „Es werden verhaltenstherapeutische Interventionen mit einer Entwicklungsberatung, entlastenden Hilfen für die Eltern zur Bewältigung der besonderen Herausforderungen sowie einer psychotherapeutischen Beratung kombiniert, die ‚Integrative Eltern-Säuglings-/Kleinkind-Beratung und Psychotherapie'." Zahlreiche Schreibabyambulanzen arbeiten inzwischen in ganz Deutschland nach diesem Konzept. Auch Hebammen können sich daran orientieren, sich diesbezüglich weiterbilden und diese Beratung anbieten. „Die Beratung und Therapie fokussiert auf die Eltern-Kind-Kommunikation und -Interaktion beim Beruhigen und Schlafenlegen unter Einbeziehung von organischen und psychosozialen Risikofaktoren auf elterlicher und kindlicher Seite" (Ziegler 2004, Papoušek 2004).

Das Modell fußt auf vier Säulen und integriert verschiedene therapeutische Konzepte:

Säule 1: Psychische und physische Entlastung der Eltern

Dieser Aspekt beinhaltet ausführliche Information, Entlastung von Schuldgefühlen und gemeinsame Suche nach Ressourcen innerhalb und außerhalb der Familie (Familienmitglieder, Haushaltshilfe, Babysitter).

Wichtig ist es, die Eltern zu entlasten, indem das unmittelbare soziale Umfeld mobilisiert wird. Hier werden Partner ebenso einbezogen wie andere stabilisierende Personen. Außerdem werden bei starker Überlastung Auszeiten (Time-out-Phasen) für die primäre Bezugsperson organisiert beziehungsweise empfohlen.

Säule 2: Entwicklungsberatung

Es erfolgt eine ausführliche Entwicklungsberatung unter Zuhilfenahme von 24-Stunden-Schlafprotokollen. Daraus ergeben sich konkrete Handlungsempfehlungen, welche die kindlichen Bedürfnisse und insbesondere die altersgemäßen Schlaf- und Wachzeiten berücksichtigen. Die Kenntnis hinsichtlich der Besonderheiten des Säuglingsschlafes sind genauso wichtig wie die Gestaltung eines altersgemäßen Tagesablaufs mit regelmäßigen Mahlzeiten, Tagesschläfchen und sinnvollen Routinen. Auch das Vorgehen in der Nacht wird besprochen. Das Führen eines Schlafprotokolls (Kapitel 4.1) zeigt objektiv den Verlauf der Erlebnisrealität der Familie und ist ein sehr nützlicher Baustein zur Eltern-Säuglings-Beratung.

Säule 3: Kommunikationstherapie

Bei Regulationsproblemen ist es wichtig, die Eltern für die kindlichen Bedürfnisse zu sensibilisieren und das gegenseitige Verständnis zu erleichtern. Dazu gehören angeleitete Beruhigungs- und Einschlafsituationen, aber auch das gemeinsame Zwiegespräch sowie spielerische Interaktionen, in denen die Säuglingssignale übersetzt, eingeordnet und angemessen beantwortet werden. Im Idealfall erleben Eltern und Kind dabei kurze Phasen positiver Gegenseitigkeit als ersten Schritt zur Veränderung.

Säule 4: Eltern-Säuglings-Psychotherapie

„Werden durch den alarmierenden Charakter des exzessiven Schreiens bei den Eltern immer wieder Gefühle und episodische Erinnerungen aus ihrer eigenen Beziehungsvorgeschichte aktiviert, kann dadurch die Wahrnehmung des realen Säuglings verzerrt werden“ (Ziegler 2004). Dem Baby werden Absichten oder Gefühlslagen zugeschrieben, die weniger mit dem Kind als vielmehr mit der eigenen Erlebniswelt zu tun haben. Das Schreien wird zum Beispiel als „aggressiver Akt oder als absichtliches Anschreien erlebt“ (Ziegler 2004). Dies kann zu einer verzerrten Wahrnehmung und einer Fehlinterpretation der kindlichen Signale führen und damit eine entwicklungsgemäße Unterstützung des Kindes beeinträchtigen (Thiel-Bonney 2009).

„Eingefahrene belastende Beziehungsmuster der eigenen Kindheit können schicksalhaft wiederbelebt und mit dem eigenen Baby reinszeniert werden“ (Fraiberg 1975).

„Ziel der psychotherapeutischen Arbeit ist es, den Eltern eine unverzerrte Wahrnehmung des Säuglings und seiner Bedürfnisse zu ermöglichen. Hier fokussiert die Therapie auf die Sensibilisierung der Eltern in Bezug auf die angemessene Interpretation der kindlichen Signale sowie eine Bewusstmachung der eigenen zugrunde liegenden Erfahrungen, die zur verzerrten Wahrnehmung ihres Säuglings führen“ (Ziegler 2004).

Ziel der Elternberatung bei frühkindlichen Regulationsstörungen:

- ein Beziehungsangebot machen (emphatisch, wertschätzend, Sicherheit gebend),
- entwicklungsorientierte Beratung anbieten,
- Eltern in ihren intuitiven Kompetenzen stärken,
- Eltern-Kind-Kommunikation unterstützen und Feinfühligkeit fördern,
- Zutrauen in die kindlichen Kompetenzen intensivieren,

- Hilfen zur Entlastung der Familie aufzeigen oder ausfindig machen (wie familiäre Ressourcen oder Haushaltshilfe),
- Störung erkennen und bei Bedarf rechtzeitig an Spezialambulanzen (zum Beispiel Sozialpädiatrische Zentren, s. Anhang) weitervermitteln (Papoušek 2006).

Es geht nicht darum, das Kind oder die Eltern zu „reparieren". Es geht vielmehr darum, die komplexe Gesamtsituation zu verstehen und Lösungsansätze zu entwickeln, sodass alle Familienmitglieder entlastet werden und die Eltern-Kind-Beziehung gestärkt wird.

3.7 Das Wichtigste in Kürze: exzessives Schreien

- Exzessives Schreien im Säuglingsalter muss ernst genommen werden, in 40 Prozent der Fälle persistiert die Symptomatik über die ersten drei Monate hinaus.
- Jedes fünfte Kind ist betroffen.
- Es ist wichtig, welche Antworten ein Säugling auf seine Befindlichkeiten bekommt.
- Die Symptomtrias bezieht sich auf das Kind, die Eltern und beider Interaktion.
- Teufelskreise eskalierender beiderseitiger Erregung können rasch entstehen.
- Es kann zu Kindesmisshandlung kommen (Schütteltrauma): Notfallplan ansprechen!
- Vielfältige Ursachen beim Kind, den Eltern und deren Interaktion.
- Entwicklungsberatung mit konkreten Handlungsempfehlungen für die Schlaf- und Wachzeit.
- Frühzeitige Weiterleitung in entsprechende Spezialambulanzen (s. Anhang).

4 Konkrete Empfehlungen für die Eltern-Säuglings-Beratung bei exzessivem Schreien

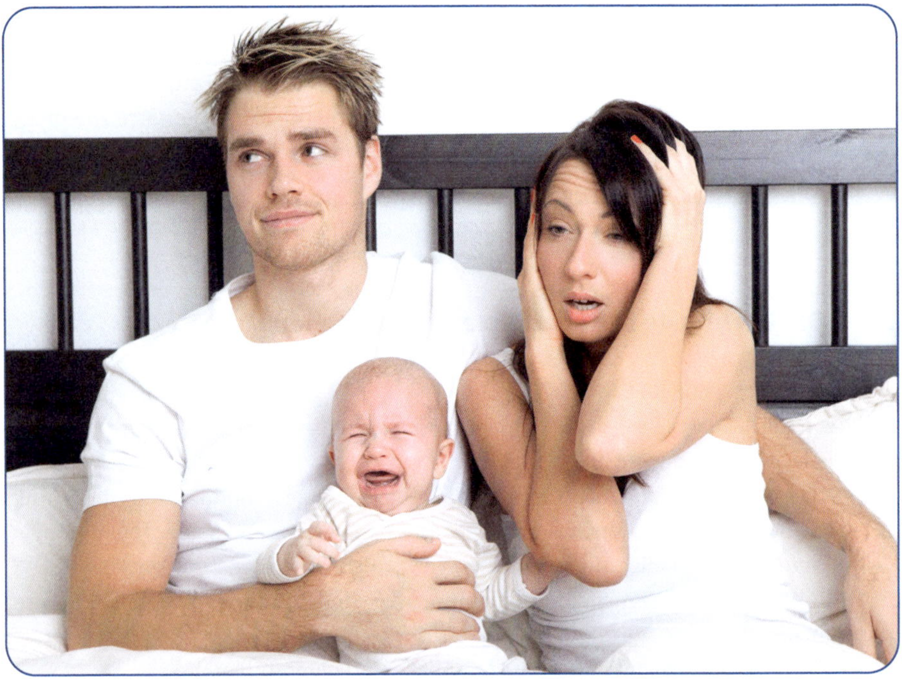

Abb. 7: Eltern und Schreibaby

Kinder, die viel oder auch exzessiv schreien, haben große Schwierigkeiten, in den Schlaf zu finden. Viele Eltern verlieren ihr Gefühl dafür, ob oder wann und wie lange ihr Kind eigentlich schläft. Das betrifft vor allem die kleinen Säuglinge in den ersten drei Monaten. Deshalb wenden sich Eltern hilfesuchend an Hebammen oder andere Berater:innen.

Zu Beginn einer Beratung stehen Informationen zu frühkindlicher Regulationsstörung, Babyentwicklung und Babyschlaf, so können Eltern die Zusammenhänge verstehen und einordnen, sie werden entlastet und profitieren durch konkrete Empfehlungen. Darüber hinaus ist es wichtig, den Eltern, gegebenenfalls je nach Verlauf und Schwere der Symptomatik, frühzeitig eine Weiterempfehlung für eine Behandlung in den entsprechenden Spezialambulanzen oder sozialpädiatrischen Zentren zu geben und flankierende Maßnahmen wie frühe Hilfen, Entlastung durch Haushaltshilfen oder Familienmitglieder oder auch ehrenamtliche Hilfsangebote wie wellcome einzuleiten (s. Anhang).

Entgleist die Situation, besteht das Risiko, dass Eltern ihr Kind schütteln oder misshandeln, auch darüber müssen Eltern aufgeklärt werden (s. Kapitel 4.6).

Nachdem pädiatrisch körperliche Ursachen für das exzessive Schreien ausgeschlossen wurden und gewährleistet ist, dass es sich um ein gesundes, sattes Kind handelt, ist davon auszugehen, dass das exzessive Schreien Ausdruck einer entgleisten Schlaf-Wach-Organisation mit Überreiztheit und kumulativem Schlafdefizit ist. Dann ist es zunächst wichtig, dass Eltern und Berater:innen einen Überblick über den Tages- und Nachtverlauf bekommen.

4.1 Schlafprotokoll

Damit Eltern (und Berater:innen) nachvollziehen können, wie sich das Leben des Kindes gestaltet, ist es hilfreich, wenn die Eltern ein Schlafprotokoll führen. Dabei zeichnen sie über 24 Stunden die Schlafens-, Wach-, Schrei- und Fütterphasen auf. So können sie besser den zyklischen Wechsel von Schlafen – Füttern – Wachsein – Schlafen verfolgen und gewinnen mehr Überblick über den Tages- und den Nachtverlauf und die bestehenden Unruhe- oder Schreiepisoden.

Das Protokoll hilft allen Beteiligten, relativ objektiv zu sehen, was das Baby erlebt – dabei gibt es ja durchaus unterschiedliche Wahrnehmungen und es ist nicht immer leicht zu beurteilen, ob das Kind wach ist, trinkt, nuckelt oder schläft. Für das Zufriedensein des Kindes ist es aber entscheidend, dass die anfangs häufig bestehenden Mischzustände (zu müde zum Trinken und zu hungrig zum Schlafen) sich verändern, in ein altersentsprechendes Muster, welches der Bedürfnislage des Kindes entspricht und das die Eltern unterstützen können.

> **Schlafprotokoll:** sinnvoll für objektive Beurteilung der Erlebniswelt des Säuglings.

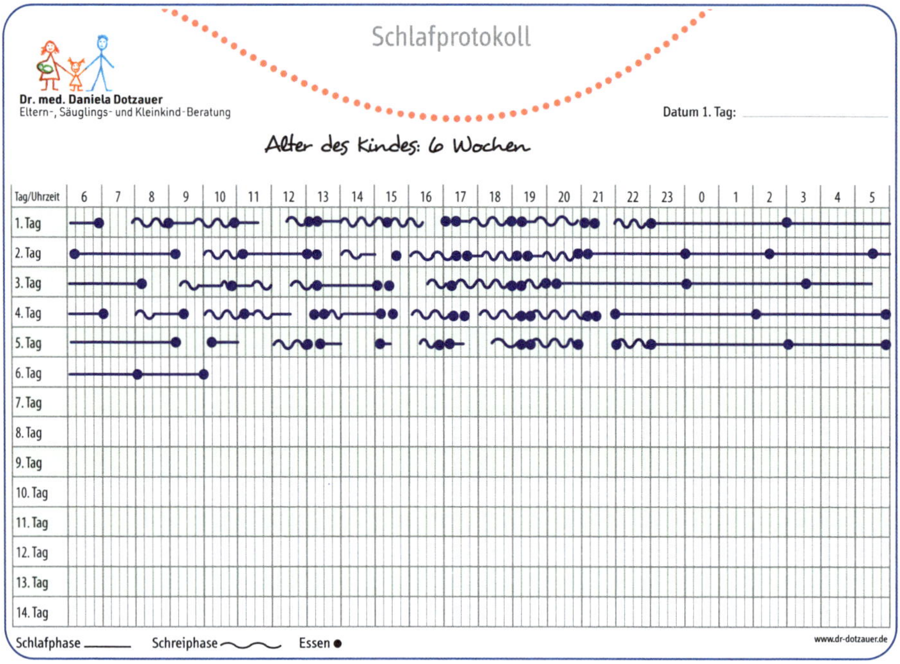

Abb. 8: (teilweise ausgefülltes) Schlafprotokoll

Es zeigen sich im Tagesverlauf immer wieder lange Wachzeiten mit ausgeprägten Unruhe- und Schreiepisoden insbesondere in den Abendstunden, zu wenige häufig unterbrochene und zu kurze Schlafphasen und der Nachtschlaf beginnt meist zu spät.

Dies wird durch das Schlafprotokoll offenbart und das häufig vorliegende kumulative Schlafdefizit mit den Eltern besprochen. Sie werden über das altersentsprechende Schlafverhalten informiert und erhalten konkrete Empfehlungen, wie sie ihr Kind dabei unterstützen können (s. u.).

!

KUMULATIVES SCHLAFDEFIZIT

1. Schlafprotokoll führen und altersgemäße Tagesstruktur anstreben.
2. Kurze Wachphasen (etwa eine Stunde).
3. Mehrere Tagschläfchen, vor allem auch am Vorabend.
4. Bei Zwischenerwachen zum Weiterschlafen bringen.
5. Abendroutine früher beginnen.

4.2 Unterstützung für kleine Säuglinge

Altersgemäßes Schlafen – Tagesstruktur

Der zyklische Wechsel von Schlafen – Füttern – Wachsein – Schlafen wird mehrfach am Tag durchlaufen. „Die Regelmäßigkeit der Tagesstruktur hat als sozialer Zeitgeber einen wesentlichen Einfluss auf die innere Uhr des Kindes und seine Synchronisation des Schlaf-Wach-Verhaltens mit dem Tag-Nacht-Wechsel" (Jenni 2009).

Besonders für Kinder mit Regulationsschwierigkeiten ist es enorm wichtig, dass der Tagesablauf strukturiert wird – inklusive regelmäßiger und altersentsprechender Schlaf- und Wachphasen.

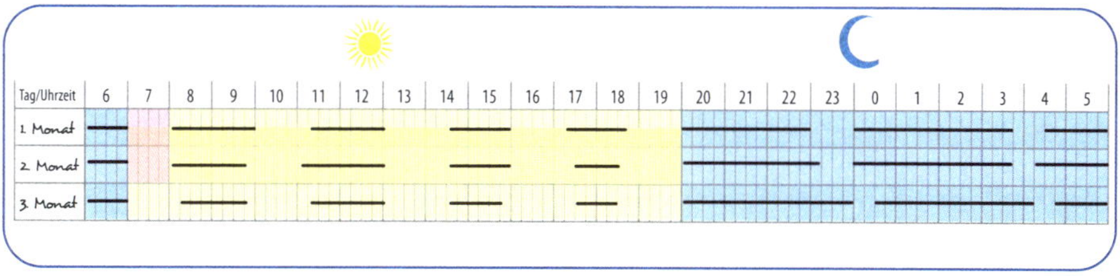

Abb. 9: Altersgemäßes Schlafen

Übermüdung und Überreizung vermeiden – auf Wachzeiten achten!

Es ist es wichtig, Übermüdung zu vermeiden, also kleine Babys nicht wach zu halten und die Wachzeit anfangs auf circa eine Stunde am Stück zu begrenzen. Damit dies gelingt, ist es erforderlich, dem Erregungszustand zuvorzukommen. So kann vermieden werden, dass das Kind überreizt, und es ermöglicht ihm, aus der Ruhe heraus einzuschlafen.

Einschlafen gelingt leichter, wenn das Kind nicht zu müde, also nicht zu aufgeregt ist.

- Frühzeitig schlafhinführende Maßnahmen einleiten (wenn das Baby noch nicht schreit).
- Wachzeit begrenzen beim kleinen Baby (< 3 Monate): Eine Stunde reicht! (1–1,5 Std.).
- Wachhalten ist kontraindiziert! Kinder unter drei Monaten können noch keinen Schlafdruck aufbauen.

Eine Überreizung durch ständig wechselnde Beruhigungsstrategien und zunehmend heftigere Bewegungsimpulse sollte vermieden werden. Das heißt möglichst bei einer Strategie bleiben und der Erregung durch Reizreduktion (wie Abdunkeln) entgegenzuwirken.

Je müder das Kind, desto ruhiger/langweiliger sollte die Umwelt werden und nicht umgekehrt!

Typisch ist die „Reizoffenheit", die Empfänglichkeit dieser Babys für visuelle, akustische und auch schwerkraftbedingte Reize, wie das Auf- und Abfedern auf dem Arm, in der Federwiege oder auf dem Pezziball. Diese Beruhigungsmethoden sind kritisch zu beurteilen, weil sie leicht zu einem „Immer öfter, immer heftiger und ohne Ende" (Reizschwellenerhöhung) werden können. Im Extremfall kann ein Pezziball oder eine mechanische Federwiege durchaus hilfreich sein. So können die Eltern auch einmal sitzen und ausruhen – oder Zwillinge gleichzeitig zum Schlafen bringen. Beratende sollten dabei auf eine sanfte Nutzung hinweisen. Das heftige Auf und Ab soll nicht zur Normalität für das Kind werden, denn dies würde unweigerlich zu einer weiteren Reizschwellenerhöhung führen, wie das auch bei elektrischen Federwiegen der Fall ist. (Reizschwellenerhöhung, automatisierte und nicht befindlichkeitsangepasste Beruhigungsstrategie ohne Rückkopplungsmöglichkeit.)

Pezziball oder Federwiege: auf sanfte Nutzung hinweisen.

Blickverhalten von Säuglingen

Diese reizoffenen, wachen Kinder bevorzugen die Vertikale. Sie wollen immer etwas sehen, möchten nach vorne gewandt getragen werden und nehmen ihre Umgebung mit weit aufgerissenen Augen wahr. Sie „saugen" alle Reize auf und können den Blick trotz Ermüdung nicht abwenden und ihre Augen nicht schließen.

Das selbstständige Augenschließen ist in diesem Alter schwer, die Kinder sollten dabei unterstützt werden, denn Fokussieren ist anstrengend und hält wach.

Es ist sinnvoll in der Beratung, den Eltern das Blickverhalten von Säuglingen zu erläutern und sie dafür zu sensibilisieren: Bei Blickzuwendung des wachen Babys, im Sinne sozialer Rückversicherung, sollte der Blickkontakt natürlich erwidert, aber beim Einschlafen nicht aufrechterhalten werden.

Wenn Babys gezielt den Blick von erregenden Situationen abwenden, ist das ein kindlicher Schutz vor Überreizung, quasi ein „Überhitzungsschutz des Gehirns". Das sollten Eltern nicht als Ablehnung interpretieren, sondern ihre Stimulation zurückfahren. Diese Blickabwendung fällt den exzessiv schreienden Kindern jedoch schwer und sie sollten darin unterstützt werden, beim Einschlafen die Augen zu schließen. Das heißt, die Eltern bieten ihrem müden Kind keinen Blickkontakt, sondern drehen ihr Kind in die Ellenbeuge, schatten die Augen ab, streicheln diese zu und tragen das Kind zu sich gewandt.

Blickkontakt: müden Kindern nicht anbieten. Wer schaut, schläft nicht!

Den Weg zur Entspannung zeigen

Einschlafen geht nur über Entspannung, doch wie kann sich ein Baby entspannen? Wie können Eltern ihre Babys erreichen? Das ist eine der wichtigsten Fragen und eine zentrale elterliche Aufgabe! Es ist wichtig, den Eltern nahezubringen, dass Beruhigung und Entspannung nicht nur durch Stillen/Trinken zu erreichen sind, sondern durch eine gemeinsame, entspannende Einschlafinteraktion zum richtigen Zeitpunkt. Daraus kann eine Einschlafroutine werden. Dazu müssen einerseits die Eltern entspannt sein, sonst wird es schwierig, Entspannung zu vermitteln. Andererseits muss sich das Baby sicher und geborgen fühlen, satt sein, es braucht keinen Blickkontakt mehr, die Reize werden zurückgefahren, die Eltern werden leise, langsam und langweilig. Weiches Erzählen, Singen, Summen, Augen Zustreicheln, eventuell Abdunkeln, Tragen, in die Ellenbeuge Drehen wie beim Stillen, Schnuller, sanfte Bewegungsreize, rhythmisches Popoklopfen, sind bewährte schlafhinführende Maßnahmen.

Einschlafen: frühzeitig und unaufgeregt: leise – langsam – langweilig
Halt geben – singen – wiegen – Augen zu.

Das Ablegen gestaltet sich meist schwierig, oft will das Baby nicht in die Liegeposition gebracht werden oder reagiert auf Lageveränderungen (Ablegen) sehr intensiv. Daher vorsichtig agieren beim Lagewechsel und das Baby nicht aus der vertikalen Position einfach ins Bett legen, sondern es erst an die Horizontale gewöhnen und dann vorsichtig über die Seitenlage ablegen und gegebenenfalls statt dem haltenden Elternarm eine Lagerungsrolle zur Stabilisierung anbieten.

Halt: brauchen manche Kinder auch im Bett. Hilfreich dazu: die stabile Seitenlage.

Der ausgeprägten Schreckhaftigkeit und Geräuschempfindlichkeit kann man mit leisem (weißes) Grundrauschen, gleichmäßigen Geräuschen oder leiser Musik begegnen. Es verhindert das Aufschrecken durch ein plötzliches Geräusch in absoluter Stille.

Pucken

Sehr unruhige, zappelnde Kinder mit ausgeprägtem Moro-Reflex profitieren in den ersten acht bis zwölf Wochen vom Pucken. Das richtige und sichere Einwickeln mithilfe eines dünnen Tuchs, um Halt zu geben und das Baby zu beruhigen, ist erfahrungsgemäß bei dysregulierten Kindern eine große Hilfe. Wie so oft gibt es auch hier kontroverse Meinungen und manche Kinderärzte raten wegen der Gefahr des plötzlichen Kindstods davon ab. Wenn jedoch die motorische Unruhe des Babys kaum an Schlaf denken läßt und sich Eltern dazu entschließen zu pucken, müssen sie aufgeklärt werden. Es darf keine Überhitzung stattfinden, entsprechende Lagerung verhindert die Bauchlage und eine sichere Schlafumgebung ist selbstverständlich. Wenn, dann sollte richtig gewickelt werden: Nur die Arme werden auf der Brust gehalten, die Beine können frei bleiben.

Erste Selbstregulation durch Saugen

Zu den nachgewiesenermaßen erregungshemmenden Verhaltensformen der frühen Selbstregulation gehören Selbstberuhigung durch Saugen an den Händchen und die Blickabwendung.

Selbstregulation fördern: Saugen an den Händchen (zum Beispiel in stabiler Seitenlage) ermöglichen oder am Schnuller.

4.3 Nur satte Kinder können schlafen

Für stillende Erstmütter braucht es eine ausführliche Stillberatung durch Hebammen oder Stillberaterinnen, da diese in den Geburtskliniken erfahrungsgemäß häufig zu kurz kommt.

Gerade am Anfang schlafen die Kinder häufig beim Stillen ein und aus dem anfänglichen Trinken wird ein Nuckeln, welches oft in den Schlaf führt, aber nicht unbedingt zum wirklichen Sattsein. So kommt es zu unklaren und unbefriedigenden Mischzuständen: „Zu müde, um zu essen, und zu hungrig, um zu schlafen." Wenn die Beratenden darauf das Augenmerk lenken und den Eltern helfen, die Zustände zu klären, ist schon mal viel gewonnen.

Die Mütter müssen darüber aufgeklärt werden, dass nicht die „Brustverweilzeit" über die Milchmenge entscheidet, wie manche Still-Apps suggerieren. Der Blick auf das gut angedockte Kind, auf das Schlucken und das energische Trinken beim gut funktionierenden Milchspendereflex ist wichtiger, als die Zeit in einer App zu protokollieren. Die Mütter sollen ein Gefühl dafür entwickeln können, ob die Mahlzeiten ausreichend und befriedigend für ihr Kind sind oder nicht, denn dies hat deutliche Auswirkungen auf das Wohlbefinden, auf den Schlaf und den weiteren Verlauf des Tages und auch auf die Nacht. Zur Objektivierung können auch Gewichtskontrollen helfen, welche die Mütter nicht verunsichern und unter Druck setzen sollen, sondern dazu beitragen können, die unklaren Zustände besser zu verstehen und einzuordnen (Kapitel 8.8).

4.4 Die Morgenstunden nutzen und jeden Tag neu beginnen

In den Wachphasen sind regulationsschwierige Babys häufig motorisch unruhig, unzufrieden, leicht erregbar, reizempfindlich und es existieren kaum ruhige, aufmerksame Wachzustände. Die Eltern beschreiben dies häufig so: „Das Baby schläft, trinkt oder schreit."

Bei diesen Kindern ist es wichtig, die guten Momente am Morgen zu nutzen. So sollte man jeden Tag neu beginnen, denn nach der Nacht und der Morgenmahlzeit sind die Befindlichkeiten meist gut sortiert und viele Babys befinden sich in einem kurzen positiven Wachzustand, der für Dialoge und gemeinsame Spielchen genutzt und genossen werden sollte. „Wellness auf der Wickelablage." Wichtig: Die Uhr im Auge behalten (eine Wachstunde reicht) und auf Müdigkeitsanzeichen achten, um frühzeitig wieder schlafhinführende Maßnahmen zu ergreifen, um den Tagesablauf mit seinen zyklischen Wach- und Schlafenszeiten altersgerecht zu gestalten.

Das könnte so aussehen:

Das Baby wacht auf → es wird gefüttert (Brust/Flasche) → es gibt Wellness auf der Wickelablage mit Blickkontakt, ruhigen Zwiegesprächen und wohltuender Aktivität (Massagen, Mimik-Nachahm-Spielchen) → noch während das Kind ruhig ist, wird das erneute Einschlafen noch im guten Zustand vorbereitet: Einschlafroutine (kein Blickkontakt) → Einschlafen → beim Zwischenerwachen helfen zum Weiterschlafen.

4.5 Der Umgang mit dem Zwischenerwachen

Der Schlaf kleiner Säuglinge besteht oft aus nur kurzen Leichtschlafphasen (zehn bis dreißig Minuten), aus denen die Babys immer wieder hochschrecken, schreien und erwachen. Sie sind dann nicht ausgeschlafen, sondern es handelt sich um ein Zwischenerwachen. Dabei sollte frühzeitig eine Weiterschlafhilfe erfolgen, sonst ist und bleibt das Baby wach (mehr zum Zwischenerwachen Kapitel 5.2).

> **Zwischenerwachen:** Schlafstimmung aufrechterhalten, anfangs nicht auf Selbstberuhigung warten. Schlafanfänger:innen müssen Weiterschlafen erst lernen.
> **Weiterschlafsprache:** prompt aber gestuftes Vorgehen, nicht sofort hochnehmen.

Wie kann das Weiterschlafen gelingen? Mit „Weiterschlafsprache", ausführlich beschrieben in Kapitel 6.6.

4.6 Abendliche Schreistunden umschiffen

Wenn ein Kind in den frühen Abendstunden unstillbar schreit, dann ist das meist ein Ausdruck des über den Tag angesammelten Schlafdefizits. Ideal wäre es deshalb, diese kritischen Schreistunden frühzeitig zu überbrücken, indem man zum Beispiel das Baby in das Tragetuch/die Tragehilfe nimmt. Durch die Gestaltung einer klugen Tagesstruktur, also die Positionierung eines Vorabendschlafs mit anschließender altersgemäßer Wachzeit, nämlich 1 bis 1,5, maximal 2 Stunden bis zum Abendeinschlafen, kehrt Ruhe ein. Diese Zeit kann dann noch ruhig und gut genutzt werden und eventuelles Cluster Feeding sichert das abendliche Sattwerden.

Vorabendschlaf in der Trage, auf dem Arm, beim Stillen im Liegen oder im Kinderwagen – denn: Wer schläft, schreit nicht!

4.7 Gefahr eines Schütteltraumas: Notfallplan

Zur Minimierung des Misshandlungsrisikos sollten die Eltern immer auf die Gefahr des Schüttelns hingewiesen werden (Schütteltrauma).

Denn das Misshandlungsrisiko bei exzessivem Schreien ist hoch: In einer breit angelegten niederländischen Studie (N = 3.259) gaben 5,6 Prozent (182) der in einem anonymisierten Fragebogen befragten Eltern von Kindern unter sechs Monaten an, ihr Kind schon mindestens einmal aufgrund seines Schreiens geschlagen oder geschüttelt zu haben oder versucht zu haben, das Schreien zu ersticken (Reijneveld 2004).

Das Risiko war am höchsten bei denjenigen Eltern, die das Schreien ihres Babys als exzessiv einschätzten.

Unstillbares Schreien gilt als der wichtigste Auslöser für eine frühe Misshandlung (Lee 2007, Barr 2006).

Notfallplan

Zur Minimierung des Misshandlungsrisikos sollte den Eltern bei krisenhafter Zuspitzung mit hoher Anspannung, Erschöpfung und aggressiven Impulsen ein konkretes Handlungsschema an die Hand gegeben werden: das Kind an einen sicheren Ort legen, für sich selbst sorgen und zur Ruhe kommen.

Gegebenenfalls Hilfe holen: Partner:in, Nachbar:in, Familie …, die sich um das Kind kümmern.

Notfallplan: Baby ins Bett und Eltern an die frische Luft!

4.8 Das Wichtigste in Kürze: Empfehlungen für das beratende Umfeld

Folgende Punkte sollten in der Beratung angesprochen werden:

- Alterstypische Unreife und Regulationsproblematik erklären.
- Handlungsanleitung hinsichtlich des alltäglichen Umgangs, insbesondere im Zusammenhang mit Beruhigung.
- Wellness auf der Wickelablage, Zwiegespräche, kurzes Alleinspiel, wenn möglich.
- Mit Eltern „Babylesen" üben zur Einordnung der kindlichen Signale – gegebenenfalls übersetzen.
- Ausführliche Stillberatung (nur satte Kinder können gut schlafen), Gewichtskontrolle.
- Passende Beruhigungsstrategien empfehlen und gegebenenfalls das Tragen im Tragetuch oder einer Tragehilfe zeigen.
- Schlafprotokoll empfehlen.
- Strukturierung des Tagesablaufs mit altersgemäßen Wach- und Schlafzeiten.
- Routinen (Morgenroutine, Einschlafroutine, Beruhigungsroutine, Vorabendroutine).
- Übermüdung und Überstimulation vermeiden.
- Reizreduktion und frühzeitige Schlafhinführung aus der Ruhe heraus.
- Einschlafsituation besprechen und Einschlafroutine zeigen/etablieren.
- Bei Zwischenerwachen zum Weiterschlafen motivieren.
- Aufklärung zum Schütteltrauma – konkretes Handlungsschema empfehlen (s. Kapitel 4.6).
- Gegebenenfalls frühzeitige Weiterempfehlung an Spezialambulanzen.
- Gegebenenfalls Ergotherapie im Sinne sensorischer Integration empfehlen.
- Gegebenenfalls osteopathische Behandlung empfehlen.
- Gegebenenfalls externe Unterstützung organisieren, zum Beispiel aus der Familie, über eine Haushaltshilfe oder ehrenamtliche Angebote.
- Gegebenenfalls stationäre Behandlung.

5 Schlaf im frühen Kindesalter

Schlaf ist ein wertvolles und rares Gut im Leben junger Familien. Von den vielen notwendigen Anpassungen, die ein Baby in der Familie mit sich bringt, ist es oft der Schlafmangel, der die Eltern am meisten belastet. Selbstbestimmtes Schlafen gehört der Vergangenheit an, und die Sehnsucht nach ruhigen Nächten ist groß. Um Eltern einen guten Weg dorthin zeigen zu können, ist ausreichend Hintergrundwissen zum Thema Kinderschlaf vonnöten. Denn Babyschlaf ist anders! Schlafdauer, Schlafarchitektur und das Schlafprofil von Säuglingen unterscheiden sich deutlich vom Erwachsenenschlaf – den Eltern von sich selbst kennen und oftmals erwarten.

Der Säuglingsschlaf wird gestaltet durch das Kind, die Eltern und ihre gemeinsame Interaktion.

Jedes Baby ist anders: Manche sind ganz entspannt, friedlich, gut reguliert, finden ihren Daumen und lernen selbstständig ein- und weiterzuschlafen. Andere Kinder brauchen tagsüber viel elterliche Unterstützung und werden diese auch nachts benötigen. Gerade diese Kinder sind anfänglich auf intensive regulatorische Einschlafhilfen angewiesen, gewöhnen sich allerdings im weiteren Verlauf daran. Sie erleben wenig Selbstwirksamkeit und Eigenregulation.

Mit dem Wissen um diese Besonderheiten kann man Schlafproblemen vorbeugen und bestehende Schlafstörungen verbessern. Kennen Eltern die Zusammenhänge und wissen sie, was sie tun können, dann werden sie sicherer im Umgang mit ihrem Kind. Und Sicherheit ist eine Grundbedingung für guten Schlaf – für alle Menschen!

5.1 Schlaf-Wach-Regulation

Schlaf erscheint uns zwar als ein körperlicher Ruhezustand, in Wirklichkeit ist er aber ein hochdifferenzierter Funktionszustand des Gehirns. Im Schlaf regenerieren Körper und Geist, Tageseindrücke werden verarbeitet, die Immunabwehr gestärkt und Lernvorgänge ermöglicht. Um die Regulation zwischen Schlafen und Wachen zu steuern, muss das Gehirn also komplexe Leistungen vollbringen. Am Beginn des Lebens sind die neuronalen Netzwerke jedoch noch unreif, was den störanfälligen und instabilen Säuglingsschlaf kennzeichnet.

„**Schlaf** ist eine komplexe Leistung des Gehirns und dieses ist am Anfang des Lebens noch unreif" (Schlarb 2018).

Zirkadianer Rhythmus …

… oder die innere Uhr und der 24-Stunden-Tag-Nacht-Wechsel.

Das Neugeborene kommt aus der Geborgenheit und Dunkelheit des Mutterleibs und weiß noch nichts über Tag und Nacht. Das Gehirn samt seiner Lichtsteuerungsstrukturen muss noch reifen und Lichterfahrungen sammeln. Daher ist der Schlaf-Wach-Rhythmus eines Babys anfangs unabhängig vom Tageslichtwechsel.

Zu Beginn des Lebens sind für die Schlaf-Wach-Organisation verschiedene andere äußere Zeitgeber wichtig: akustische Reize, soziale Kontakte und insbesondere die regelmäßige Nahrungsaufnahme.

Im Laufe der Zeit und mit Zunahme der Reifungsprozesse verändert sich die Schlafstruktur und es kommt zu einer zirkadianen Rhythmik. Ein Tag-Nacht-Rhythmus (die „innere Uhr"), der von regelmäßig wiederkehrenden Umgebungsfaktoren aufrechterhalten und synchronisiert wird. Dann vor allem durch das Tageslicht als äußerem Zeitgeber, aber auch vom Lärm, den sozialen Kontakten und regelmäßiger Nahrungsaufnahme (Jenni 2009).

Der Tag-Nacht-Rhythmus etabliert sich in der Regel in den ersten zwei Monaten.

Schlafstörungen vorbeugen: Babys sollten morgens Tageslicht und abends Dunkelheit sowie wiederkehrend verlässliche Routinen als äußere „Zeitgeber" erleben.

Schlafhomöostase – Wachzeiten

Dem vom Schlafen unabhängigen zirkadianen Prozess steht ein schlafabhängiger homöostatischer Prozess gegenüber (Borébly 1982). In der Wachzeit häuft sich eine sogenannte Schlafschuld an, die im Schlaf wieder abgebaut wird. Mit wachsender Schlafschuld steigt auch der Schlafdruck und damit die Bereitschaft einzuschlafen.

In kurzen Worten: „Wachzeit macht Schlafdruck." Diese Schlafhomöostase ist bei einem Neugeborenen nicht vorhanden, denn sie setzt gewöhnlich erst im zweiten bis dritten Lebensmonat ein (Jenni 2008).

Junge Säuglinge entwickeln durch Wachsein noch keinen Schlafdruck, der das Einschlafen erleichtert. Sie fühlen sich diffus unwohl, regen sich auf und schlafen schlechter ein. Daraus folgt:

Wachhalten: nicht bei kleinen Säuglingen – sich dennoch an altersgemäßen Wachzeiten orientieren.

Durch die Reifung des zirkadianen Rhythmus und der Schlafhomöostase geht der anfänglich polyphasische Zyklus des Neugeborenen (also mehrere Schlafphasen, etwa sechs bis acht, verteilt über 24 Stunden) langfristig in einen biphasischen Zyklus (zwei Schlafphasen) über. Er zeigt Schlafmuster mit einer längeren Nachtschlafphase und wenigen kürzeren Tagesschlafphasen. Die optimale Abstimmung der beiden beschriebenen Prozesse bildet die Grundlage für stabile und aufmerksame Verhaltenszustände am Tag sowie einen ruhigen und erholsamen Nachtschlaf (Jenni 2009).

Licht und Dunkelheit

Das Tageslicht wird mit zwei Monaten zum wichtigsten äußeren Zeitgeber. Die blaue Lichtkomponente des Tageslichts (besonders am frühen Morgen) fördert das Wachsein und sorgt dafür, dass der Neurotransmitter Serotonin ausgeschüttet wird. Das sorgt einerseits für das Wohlbefinden des Kindes und dient andererseits auch als Substrat der Melatoninsynthese (Wiater 2020).

Bei Dunkelheit wird das körpereigene Hormon Melatonin ausgeschüttet. Es steuert den Tag-Nacht-Rhythmus und wirkt schlaffördernd. Das bedeutet, dass es für Säuglinge und Kinder mit Schlafschwierigkeiten sinnvoll ist, den Schlafraum abzudunkeln.

> Eltern sind an den lichtunabhängigen Schlaf ihres Kindes in der Anfangszeit gewöhnt. Oft kommen Sie gar nicht auf die Idee abzudunkeln, selbst wenn bereits Schlafprobleme bestehen.

Beratende sollten die Eltern darauf hinweisen, dass Dunkelheit per se nicht bedrohlich ist, sondern schlafförderlich. Natürlich muss der Einschlafprozess im Dunkeln positiv besetzt und darf nicht mit negativen Erfahrungen verknüpft werden.

Es hilft, wenn Eltern ihrem Baby vermitteln, was Tag und was Nacht ist: Tags ist es hell, laut, die Eltern sind wach und gesprächig, es gibt häufig Nahrung. Außerdem gibt es regelmäßige Schläfchen, Wellness auf der Wickelablage sowie Spiele und Späße.

Nachts ist es dunkel, leise, die Eltern schlafen, sind müde und unkommunikativ, es gibt seltener Nahrung, wird nur im Notfall kurz gewickelt und die Schlafstimmung bleibt aufrechterhalten: Ein Unterhaltungsprogram findet nicht statt.

> **!**
>
> ### BLAUES LICHT AM ABEND
>
> Das (blaue) Licht digitaler Geräte blockiert die Melatoninausschüttung und verzögert das Einschlafen. Und das bis zu 15 Minuten, nachdem das Gerät abgeschaltet wurde. Also: Fernseher, Computer, Tablet, Handy etc., all diese Geräte sollten während des Einschlafens und der Nacht ausgestellt sein.

5.2 Schlafarchitektur

Schlafphasen

Im frühen Säuglingsalter wird zwischen aktivem Schlaf (leicht erweckbar – unreife Form des sogenannten REM-Schlafs) und ruhigem Schlaf unterschieden. Dieser zählt als Tiefschlaf und entwickelt sich infolge zum sogenannten Non-REM-(NREM)-Schlaf, der sich wiederum aus Leicht- und Tiefschlaf zusammensetzt. Phasen, die nicht eindeutig zuzuordnen sind, nennt man indeterminierten Schlaf.

Der REM-Schlaf ist charakterisiert durch schnelle Augenbewegungen, die beim Schlafenden durch die geschlossenen Augenlider erkennbar sind, daher die Bezeichnung Rapid-Eye-Movement-Schlaf (Wiater 2020).

Auffällig ist, dass der Schlaf des jungen Säuglings zu rund der Hälfte aus aktivem Schlaf, dem REM-Schlaf, besteht. Dieses wird als Ausdruck der Plastizität des Gehirns in der Neonatalzeit gewertet.

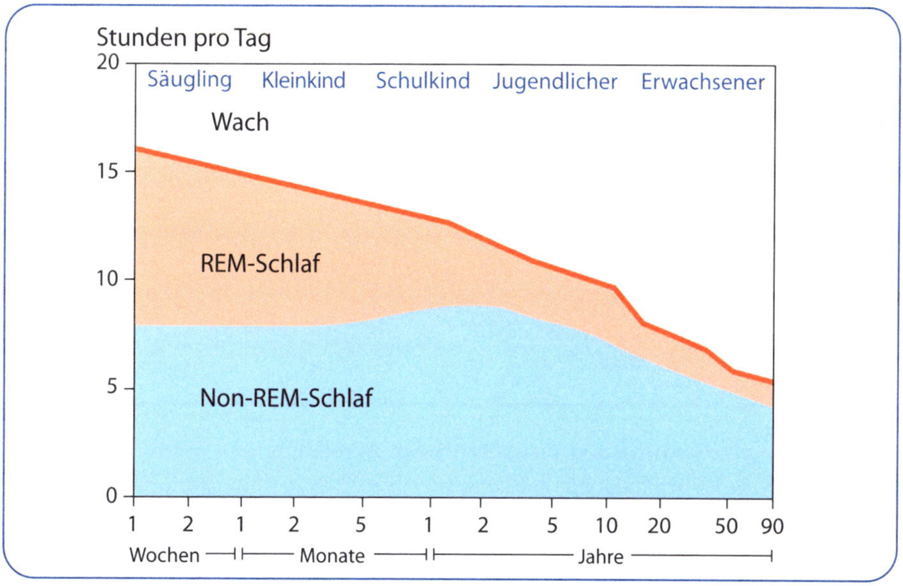

Abb. 10: Schlafentwicklung mit dem Lebensalter (nach Wiater et al. 2020)

Bei der Geburt ist das Gehirn noch sehr unreif, wenig differenziert und langsam. Die Natur hat es so vorgesehen, dass im Gehirn ungerichtet und überbordend viele Verknüpfungsstrukturen angelegt werden – etwa doppelt so viele wie bei Erwachsenen. Je nachdem, welche benötigt und genutzt werden, entwickeln sich priorisierende und künftig gut funktionierende, neuronale Wege und Netze. Ungenutzte Bahnen werden deaktiviert.

Nie wieder verläuft die Entwicklung eines Menschen so rasant wie im ersten Lebensjahr. Für die dazu benötigten Lernvorgänge braucht es Gedächtnisleistungen, welche sich im Schlaf konsolidieren.

REM-Schlaf: wichtig für die Entwicklung neuronaler Netzwerkstrukturen. Im Schlaf findet Gedächtniskonsolidierung statt (Wiater 2020).

SÄUGLINGSSCHLAF IM ÜBERBLICK

Aktiver Schlaf = REM-Schlaf = oberflächlicher Schlaf:

- leichtes Erwecken/Aufwachen
- unregelmäßige Atmung
- teilweise motorische Unruhe, Gesichtszuckungen
- Bildung neuronaler Strukturen
- Synapsenbildung
- emotionale Gedächtnisbildung
- emotional geprägte Träume

Ruhiger Schlaf = NREM-Schlaf = tiefer Schlaf

- schwer erweckbar
- regelmäßige Atmung
- keine Bewegung
- Ausschütten des Wachstumshormons (Körperwachstum)
- energetische Erneuerung auf Zellebene
- deklaratives Gedächtnis (Faktenwissen)
- prozedurales Lernen
- abstrakte Träume

Mit zunehmender Reifung und fortschreitender Ausbildung der neuronalen Bahnen werden die Non-REM-Schlafanteile mehr, hingegen nehmen die störanfälligen REM-Phasen und Übergangsstadien ab, sie verlagern sich in die zweite Nachthälfte.

Am Ende des ersten Lebensjahres ähnelt die Schlafarchitektur bereits sehr dem Schlaf eines Erwachsenen.

Zweites Lebenshalbjahr: zweite Nachthälfte ist störanfälliger – mehr REM-Schlaf-Anteile.

Schlafzyklen

Durch den regelmäßigen Wechsel zwischen oberflächlichen und tiefen Schlafphasen sowie dem Wachzustand entstehen sogenannte Schlafzyklen. Dabei wird eine geordnete Abfolge von Leicht- und Tief- und REM-Schlaf sowie einer Wachphase als ein Schlafzyklus bezeichnet.

Konkret sieht das so aus: Es ist Abend und das Baby wird müde. Ein Schlafzyklus beginnt: Müdigkeitsgefühl, Augenreiben, Gähnen → Einschlafen mit halbwachem Zustand → Sinken vom oberflächlichen Schlaf in die verschiedenen Stadien des Tiefschlafs, schwer erweckbar → oberflächliche Stadien → REM-Schlaf → Wachphase. Dann folgt der nächste Zyklus. Nach drei bis vier Zyklen bleibt das Kind für längere Zeit wach.

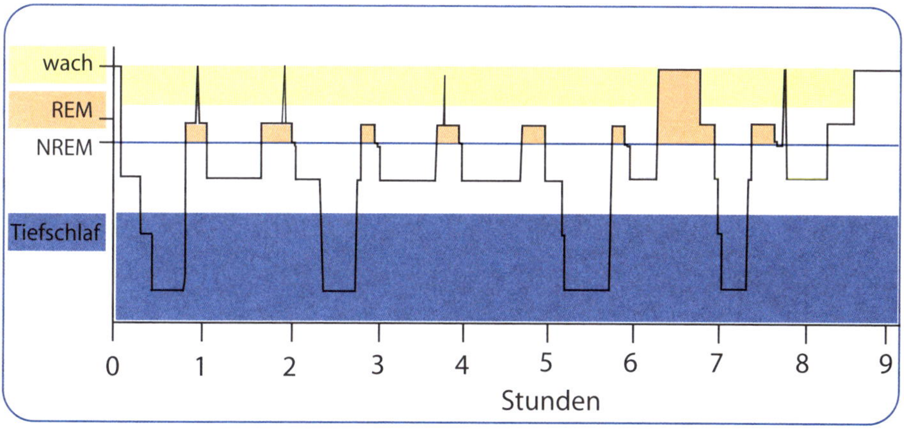

Abb. 11: Schlafprofil (nach Wiater 2020)

Zwischenerwachen

Bei Säuglingen dauert so ein Schafzyklus etwa 45 bis 60 Minuten, damit ist er deutlich kürzer als im Erwachsenenalter (90 bis 120 Minuten). Da die Schlafzyklen so kurz sind, wachen Neugeborene in den ersten Wochen circa jede Stunde kurz auf.

Nicht nur im aktiven Schlaf (REM), sondern bei jedem Schlafphasenwechsel und jeder Schlaftiefenveränderung kann das Kind an die Schwelle zum Aufwachen kommen beziehungsweise aufwachen (Schieche 2004).

Babyschlaf ist störanfällig wegen: 1. hohem REM-Schlaf-Anteil
2. häufigem Schlaftiefenwechsel (kurze Zyklen)

Dieses „Kurz-aus-dem-Schlaf-Aufschrecken“ oder auch immer wieder vollständige Zwischenerwachen wird von den Eltern oft fälschlicherweise als finales Erwachen oder als Hungersignal gewertet. Zur Einordnung helfen hier die Fragen: Wie lange hat es gerade geschlafen? Und: Wann war die letzte Mahlzeit?

„Augen auf“ ist beim Baby nicht gleichbedeutend mit endgültigem Aufwachen. Eltern sollen das Weiterschlafen lehren! (Weiterschlafsprache, s. Kapitel 6.6)

!

ZWISCHENERWACHEN IM ÜBERBLICK

Neugeborene erwachen unregelmäßig – ungefähr jede Stunde.
Mit etwa einem halben Jahr wachen Kinder typischerweise nach 30 Minuten auf.
Mit etwa einem Jahr ist das nach rund 45 Minuten.

5.3 Schlafbedarf

Die Frage „Wie viel Schlaf braucht ein Baby?“ beschäftigt viele Eltern. Die Antwort lautet: so viel, dass es gut durch den Tag und die Nacht kommt!

Und ob es das tut, zeigt sich an der kindlichen Verfassung am Tag – an seiner Stimmung, seiner Konzentrationsfähigkeit, seiner Tagesmüdigkeit und am altersgerechten Spiel- und Kontaktverhalten.

Die Tagesbefindlichkeit ist ein wichtiger Parameter, denn grundsätzlich ist der menschliche Schlafbedarf individuell sehr unterschiedlich und biologisch vorgegeben (Largo 2014).

Es lässt sich also kaum eine Regel aufstellen, wie viel Schlaf ein Baby in welchem Alter braucht – denn jeder Mensch hat seine eigene konstitutionell geprägte innere Uhr, die darüber entscheidet, ob er viel oder wenig schläft.

Eine Zürcher Langzeitstudie zeigte, dass die tägliche Schlafdauer von Säuglingen zwischen 14 und 18 Stunden liegt, bei einer Variationsbreite von zehn bis 20 Stunden (Iglowstein 2003).

Ein Säugling schläft also im ersten Lebensmonat zwischen neun und 19 Stunden pro Tag, im Mittel sind das 14,5 Stunden. Bis zum Alter von einem Jahr verändert sich die Schlafdauer auf eine Bandbreite zwischen elf und 16 Stunden (im Mittel 14 Stunden) (Iglowstein 2003).

Um den individuellen kindlichen Schlafbedarf zu ermitteln und einen Überblick über den Tagesverlauf zu erhalten, ist es sinnvoll, einige Zeit ein Schlafprotokoll zu führen (Kapitel 4.1).

Altersgemäßes Schlafen

Die Eltern sollten einen ungefähren Anhaltspunkt (s. Abb. 12) bezüglich altersgemäßen Schlafens erhalten. Zwar sind das nur Näherungswerte, aber außer dem individuellen Schlafbedürfnis des Babys spielen hier auch die elterlichen Gewohnheiten, ihr Alltagsleben, ihre Einstellungen und Vorstellungen in Bezug auf Schlaf und Erziehung eine große Rolle.

Letztlich sollte das Schlafregime zur ganzen Familie und zu all ihren einzelnen Mitgliedern passen.

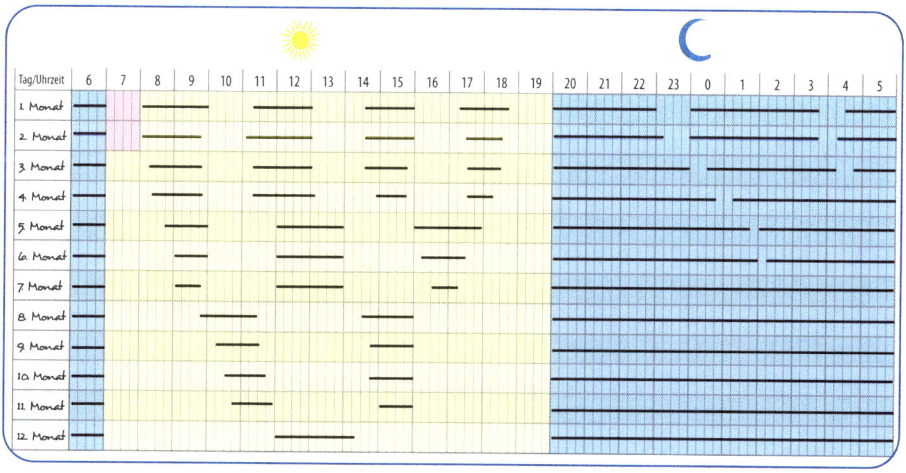

Abb. 12: Schlafbedarf

5.4 Wachzeiten

Viele Eltern schauen nur darauf, wie lange ihr Baby schläft. In der täglichen Praxis der Beratung hat es sich als sinnvoll herausgestellt, den Begriff der Wachzeit einzuführen. Denn häufig sind Eltern überrascht, wie kurz ein kleines Baby gut gelaunt wach sein kann.

ALTERSGERECHTE WACHZEITEN IM ÜBERBLICK

0.–3. Monat: 1 bis 2 Stunden
4.–5. Monat: 1,5 bis 2,5 Stunden
6.–7. Monat: 2 bis 3 Stunden
8.–10. Monat: 3 bis 4 Stunden
11.–13. Monat: 4 bis 6 Stunden
Morgens sind die Wachzeiten meist kürzer als gegen Abend!

5.5 Die Bedeutung der Eltern-Kind-Interaktion

Kleine Babys müssen erst noch lernen, wie sie ihre inneren Zustände (z. B. müde) regulieren können (Kap. 1.3). Genau das zeigen ihnen ihre Eltern durch angemessene Unterstützung. Sie helfen also den Kindern, innere Zustände einzuordnen und haben es in der Hand, welche Gewohnheiten sich etablieren. Das eigentliche Problem bei der Einschlafunterstützung besteht darin, das Baby im Beruhigungskontext zu erreichen. Denn müde Babys sind meist nicht ruhig, sondern fühlen sich häufig unwohl, zappeln, meckern, schreien, adressieren dies an ihre Eltern, und sind weit weg von Entspannung. Daher sollten Eltern frühzeitig und feinfühlig einen Beruhigungsprozess einleiten. Aus diesem gelingt es dem Kind wesentlich leichter, mehr oder weniger selbstständig einzuschlafen.

Kinder lernen mit jeder Bedürfnisbefriedigung ein wenig mehr, dass sie sich auf ihre Eltern verlassen können und erleben gleichzeitig einen Lösungsweg, an dem sie im Laufe des Älterwerdens schon selber Anteil haben können (z. B. sich ankuscheln, Augen schließen). Eltern sollten sich in ihrer Co-Regulation altersgemäß zurücknehmen, um ihrem Kind eigenregulative Fähigkeiten und Selbstwirksamkeit zu ermöglichen. Dadurch können Babys lernen, selbstständig ein- und bei nächtlichem Erwachen wiedereinzuschlafen. Dies erscheint den Eltern als Durchschlafen, aber in Wirklichkeit haben diese Kinder schlichtweg gelernt, den Weg zum Weiterschlafen auch beim nächtlichen Erwachen im Schlafphasenwechsel selbstständig zu finden.

Einschlafassoziationen

Ist das müde Baby bereits sehr aufgeregt, ist der Weg zum Schlaf erheblich weiter und das Einschlafen deutlich schwerer. Maßnahmen wie Stillen, Flasche, Umhertragen auf dem Arm, Bewegung in der Trage oder Federwiege, im Auto oder Kinderwagen oder akustische Ablenkung wie „white noise", Föhngeräusche oder Wellenrauschen kommen mit steigender Intensität zum Einsatz.

Wird dies über längere Zeit so aufrechterhalten, prägt dies die Einschlafwelt des Kindes, tagsüber wie nachts, und es etablieren sich die entsprechenden Einschlafassoziationen. Da diese verknüpft sind mit elterlichem Zutun, übernehmen also die Eltern die Aufgabe des Einschlafens komplett und behindern damit die eigenregulativen Fähigkeiten des Kindes. Ein solches Kind wird sich im Verlauf bei jeder Ein- und Wiedereinschlafsituation in der Nacht an die Eltern adressieren und den gewohnten „Weiterschlafservice“ abrufen:

EXKURS: EINSCHLAFSTILLEN

Wenn kleine Babys beim Stillen einschlafen, ist das gar kein Problem. Es ist ein natürlicher Vorgang beim Stillen, satt, ruhig und zufrieden zu werden, um dann leicht einschlafen zu können. Die Mütter sollten das ohne schlechtes Gewissen genießen, es aber nicht als einzige Einschlaflösung vermitteln, vor allem nicht beim größeren Säugling (zweites Lebenshalbjahr).

Denn das Beruhigen ohne Saugen und Schlucken ist genauso möglich und eine wichtige Erfahrung. Auf die gleiche Art, mit der seit Jahrtausenden Kinder überall auf der Welt beruhigt werden: Mit Singen und Wiegen kann das Baby ebenso zur Ruhe kommen. Dann sind auch die Väter mit im Boot, denn auch er als vertraute Bezugsperson kann beruhigen und Einschlafstimmung vermitteln.

Häufig läuft es jedoch anders. Kinder mit Regulationsschwierigkeiten sind an viel elterliche Unterstützung gewöhnt und schlafen mit ihrem hohem Erregungsniveau von Anfang an gar nicht beim Stillen oder dem Saugen aus der Flasche ein. Dann werden sie älter – und plötzlich gelingt das Einschlafstillen. Endlich ist eine friedliche Einschlafmethode gefunden. Diese wird nun, je nach Einstellung der Mutter/Eltern, beibehalten und zur Normalität des Kindes – am Tag und in der Nacht. Gleichzeitig wird der bemühte Vater zum Einschlafen deutlich abgelehnt, denn das inzwischen reifere Kind hat gelernt, sein Schreien instrumentell einzusetzen, um sich seine liebgewonnenen Gewohnheiten zu erfüllen (Kapitel 8.5).

Getränke

So ist es zu erklären, dass in manchen Familien nachts in großen Mengen Milch, Tee oder Wasser angeboten und konsumiert werden. Nebenbei gehört dann das mehrfache nächtliche Wickeln mit zum Programm.

Bewegung

In anderen Familien spielt Bewegung eine große Rolle; so wird nachts getragen, gelaufen, gefedert, bis man schließlich auf dem Pezziball landet.

Körperbezogene Einschlafhilfen

Händchenhalten, Hautfalten knibbeln, am Finger der Eltern saugen, Haare oder Brustwarzen drehen und Ohrmuscheln falten, das sind nur einige der vielfältigen körperbezogenen Einschlafhilfen. Sie mögen anfangs rührend sein und werden tagsüber gerne bedient. In der Nacht jedoch, wenn sie alle zwei Stunden eingefordert werden, sind diese Einschlafhilfen eine große Belastung.

Elterliche Einstellungen

Die Eltern ihrerseits bringen verschiedenste Vorerfahrungen, Vorstellungen, Erwartungen und Ideen mit. Der Umgang mit dem sensiblen Thema Babyschlaf ist durchaus sehr unterschiedlich. So ist die elterliche Interpretation des Babyverhaltens subjektiv, individuell und auch geprägt von den eigenen Schlafgewohnheiten sowie dem eigenen Verständnis der Mutter- oder Vaterrolle.

Eine Mutter, die sich danach sehnt, mit Baby im Arm oder Händchen haltend mit ihrem Kind einzuschlafen, wird eine andere Botschaft senden als die Mutter, die sich im gemeinsamen Bett von ihrem Kind wegdreht und sich als Vorbild um ihren eigenen Schlaf kümmert.

Elterlicher Schlafentzug verschärft und zementiert die Situation

Wenn Kinder schlecht, kurz oder gar nicht schlafen, heißt das für die Eltern, dass sie auch kurz, schlecht oder gar nicht schlafen.

Je nach Dauer ist dies eine hohe psychische und auch physische Belastung, welche die Eltern an ihre Grenzen bringt. Sie leiden unter dem Schlafentzug und sind verunsichert und hilflos im Verhalten ihrem Kind gegenüber. Daraus kann rasch eine negative Verstärkung der Symptome resultieren. Häufig wird dann nicht reflektiert agiert, sondern aus der Müdigkeit heraus der einfachste Weg gewählt – und damit etablieren sich diese ungünstigen Einschlafassoziationen. Je länger dieser Weg beschritten wird, desto mehr manifestiert sich der elterliche Weiterschlafservice, der lange – teilweise jahrelang – unverändert beibehalten und zur Normalität in dieser Familie wird.

Elternpaar

Jede Paarbeziehung ist anders. Paare, die sich gegenseitig gut unterstützen, sich abwechseln in Belastungssituationen und gemeinsam versuchen, Lösungen zu finden, werden auch regulationsschwierige Kinder besser durch die Nacht führen als Einzelkämpfer:innen, die sich allein gelassen fühlen.

5.6 Warum sind Schlaflernprogramme problematisch?

Schlaflernprogramme sind, wie der Name schon sagt: Programme. Sie berücksichtigen nicht die Unterschiedlichkeit der Babys, der Eltern und deren individuelle Bedürfnisse.

Denn grundsätzlich geht es beim Schlafenlernen darum, eine gute Balance zu schaffen zwischen den Nähebedürfnissen des Kindes und dem Lernen des selbstständigen Einschlafens. Dieser Prozess sollte individuell abgestimmt sein. Wenn ein Kind etwas Neues lernen soll – wie selbstständiges Einschlafen – braucht es Rückhalt und Rückversicherung durch die Eltern. Wenn diese gemäß Schlaflernprogramm nicht mehr intuitiv antworten, sondern durch Programmvorgaben ihr Verhalten verändern, verunsichert das ihr Kind. Das erzeugt Stress auf beiden Seiten und verhindert damit das entspannte und beruhigte Einschlafen.

Für ein Kind bedeutet das kontrollierte Schreienlassen Folgendes:

Es erfährt, dass sein Schreien in schwierigen Situationen (wie beim Einschlafen oder nachts) die Eltern nicht auf den Plan ruft, und erlebt zunächst Verunsicherung. Diese ist per se nicht schlafförderlich. Sind darüber hinaus die Eltern aufgeregt und eventuell unklar in der Kommunikation, steigert sich die kindliche Verunsicherung und die Alarmsituation wird aufrechterhalten bis zur kompletten Erschöpfung. Dann schläft das Kind zwar eventuell ein, aber es ist nur ein scheinbarer Erfolg, den frühere Generationen gern propagier(t)en. Denn die wichtigen Bindungsaspekte bleiben außer Acht. Ist das elterliche Verhalten tags ganz anders als nachts – „Immer, wenn es dunkel wird, stehen meine Eltern nicht mehr zur Verfügung …, sie fühlen sich plötzlich ganz anders an …" – verunsichert und belastet das zusätzlich.

Nur wenn Eltern achtsam und feinfühlig auf die emotionalen Bedürfnisse ihrer Kinder eingehen, binden sich die Kinder stabil an ihre Eltern, erleben Geborgenheit und Bindungssicherheit. Die Nähe der Eltern, soziale Rückversicherung und entspannte Einschlafsituationen sind dazu wichtig.

Aus bindungspsychologischer Sicht sind Schlaflernprogramme kontraproduktiv. Sie lassen die emotionalen Bedürfnisse der Familie unberücksichtigt, was die Eltern-Kind-Beziehung belasten kann.

5.7 Schlafstörungen

Wegen der Altersspezifität und der individuellen Variabilität gibt es keine einheitliche Definition für die Schlafstörungen der frühen Kindheit (Sarimski 2004). Schlafstörungen bei Säuglingen gehören zu den frühkindlichen Regulationsstörungen. Zusätzlich zum gestörten Schlaf sind anamnestisch meist exzessives Schreien und unter Umständen Fütterstörungen oder im weiteren Verlauf auch Verhaltensauffälligkeiten festzustellen (Kapitel 2).

Organisch bedingte Schlafstörungen

In diesem Abschnitt tauchen einige Krankheiten auf, die vielen Leser:innen bislang vielleicht unbekannt sind – aber vielleicht hilft es den Beratenden, die Situation besser einzuschätzen, falls sie einmal damit konfrontiert werden.

Schlafbezogene Atmungsstörungen können den Ablauf der Schlafzyklen stören und damit den Schlaf unterbrechen (Wiater 2011).

Beim **Säuglingsapnoe-Syndrom** handelt es sich um zentrale Schlafapnoen, also um ein Aussetzen der Atmung aufgrund gehirnbedingter Steuerung. Sie entstehen durch die Unreife der zentralnervösen Atmungsregulation im Stammhirn, bei Frühgeburtlichkeit und verschiedenen syndromalen Erkrankungen (zum Beispiel das Prader-Willi-Syndrom oder das Rett-Syndrom).

Auch ein gastroösophagealer Reflux kann über einen laryngealen Chemoreflex zum Aussetzen der Atmung führen (Amin 2000).

Beim obstruktiven Schlafapnoe-Syndrom liegt eine schlafbezogene Atmungsstörung vor, die mit erhöhter Kollapsneigung der oberen Atemwege oder Atemwegsverengung einhergeht, die hervorgerufen wird zum Beispiel durch:

- craniofaziale Anomalien (zum Beispiel Trisomie 21, Pierre-Robin-Sequenz, Retrognathie, Gaumenspalten, Stridor) oder durch
- neurologische Erkrankungen mit Veränderung des Muskeltonus der oberen Atemwege.

Die Apnoe-Syndrome werden im Schlaflabor diagnostiziert und mit Methylxanthinen (beispielsweise Coffein, Theophylin) zur zentralen Atmungsstimulation therapiert.

Das **Hypoventilations-Syndrom** gehört zu den neuromuskulären Erkrankungen und kommt vor bei:

- Muskeldysthrophien,
- Muskelhypotonien (beispielsweise bei Hypothyreose, Cerebralparese),
- Lungenerkrankungen wie Mukoviszidose,
- Thoraxdeformitäten wie das Marfan-Syndrom.

Zu den **neurologischen Erkrankungen** gehört zum Beispiel die Säuglingsepilepsie (wie das West-Syndrom) zwischen dem dritten und siebten Lebensmonat: Myoklonien (rasche unwillkürliche Muskelzuckungen) oder Weinen aus dem Schlaf heraus, die mit dem Moro-Reflex oder allgemeiner Schreiunruhe verwechselt werden können (Sturm 1997).

Zu den **funktionellen Störungen der Wirbelsäule** zählen unter anderem hypomobile Funktionsstörung der Halswirbelsäule, die Kopfgelenks-induzierte Symmetriestörung (KISS), Haltungsasymmetrien, Muskeltonus-Störungen, Blockaden der Halswirbelsäule und zentrale Koordinationsstörungen. Sie sollten – je nach Diagnose – manualtherapeutisch, osteopathisch oder auch physiotherapeutisch behandelt werden.

Auch **Nahrungsmittelunverträglichkeiten** wie Kuhmilchproteinintoleranz (zeigen sich durch Bauchschmerzen, Meteorismus, blutige Stühle, Durchfall, Erbrechen, Ekzeme) können Schlafstörungen verursachen.

Ebenso **Infekte** (Fieber, Schmerzen) oder **atopische Hauterkrankungen,** die Juckreiz verursachen.

All diese organischen Ursachen, die den Schlaf beeinträchtigen und so zu Schlafstörungen führen, müssen identifiziert, diagnostiziert und soweit möglich, entsprechend therapiert werden.

Nicht-organisch bedingte Schlafstörungen

Schlafstörungen, denen keine organische Ursache zugrunde liegen, zeichnen sich dadurch aus, dass die Kinder Probleme haben, ohne elterliche Hilfe eigenständig einzuschlafen (Sarimski 2004).

Sie zählen zu den frühkindlichen Regulationsstörungen und neigen zur Persistenz bis ins höhere Kindesalter, mit anhaltendem Einfordern elterlicher Einschlafhilfen (Scholtes 2015).

Oft ist durch den Schlafmangel die Tagesbefindlichkeit von Kind und Eltern sehr eingeschränkt. Es bestehen dysfunktionale Interaktionsmuster, die die Entwicklung der kindlichen Selbstberuhigung blockieren, was wiederum zur verstärkten Einforderung der elterlichen Unterstützung führt.

Ein- und Durchschlafstörungen

Zur Einordnung der Schlafstörungen empfiehlt die Deutsche Gesellschaft für Kinder- und Jugendpsychiatrie und Psychotherapie (2007) folgende Kriterien (gültig ab dem sechsten Lebensmonat bis zum Ende des ersten Lebensjahres):

Einschlafstörung

- Einschlafen nur mit Einschlafhilfe der Eltern.
- Einschlafdauer im Durchschnitt mehr als 30 Minuten.

Durchschlafstörung

- Durchschnittlich mehr als dreimaliges Aufwachen in der Nacht in mindestens vier Nächten einer Woche – verbunden mit der Unfähigkeit, ohne elterliche Hilfen allein wieder einzuschlafen.
- Nächtliche Aufwachperioden, die im Durchschnitt länger als 20 Minuten dauern.
- Verschiebung der Schlafphasen in der zirkadianen Verteilung der Schlaf-Wach-Phasen.
- Beeinträchtigung der Wachbefindlichkeit.

Die Abgrenzung zwischen subjektiv erlebten Schlafschwierigkeiten und Schlafstörung ist fließend. Ein- und Durchschlafschwierigkeiten gehören zum normalen Familienalltag mit Säuglingen. Wann bei diesen Schlafschwierigkeiten Handlungsbedarf entsteht, hängt zum einen ab von der Einschlafdauer, der Häufigkeit des Aufwachens und vom Aufwand, das Kind zum Schlafen beziehungsweise zum Wiedereinschlafen zu bringen; und zum anderen von der subjektiv erlebten Belastung der Eltern.

Prävalenz

Schlafstörungen betreffen jedes vierte bis fünfte Kind. Die Prävalenzrate ist abhängig von den zugrunde gelegten Kriterien. Bei Schieche (2004) ist Folgendes in der Literatur zu finden.

Schlafstörung	Alter	Prävalenzrate	Autor
3-mal Erwachen pro Nacht mindestens 5-mal pro Woche	1 bis 2 Jahre	15 bis 20 Prozent	(Minde 1993); (Richman 1981)
1-mal Erwachen pro Nacht	1 bis 2 Jahre	20 bis 25 Prozent	(Wolke 1998)
Regelmäßiges nächtliches Erwachen	5 bis 20 Monate	22 Prozent	(Wolke 1994)
Regelmäßiges nächtliches Erwachen	12 Monate	26 Prozent	(Scott 1990)
Regelmäßiges nächtliches Erwachen	24 Monate	29 Prozent	(Laucht 1992)
Kein selbstständiges Wiedereinschlafen bei nächtlichem Erwachen	8 Monate	30 bis 40 Prozent	(Anders 1992)
1-mal Erwachen pro Nacht	6 bis 36 Monate	40 Prozent	(Fegert 1997)
Mehrfaches Erwachen pro Nacht	6 bis 36 Monate	20 Prozent	(Fegert 1997)

Tab. 3: Schlafstörungsprävalenz nach verschiedenen Kriterien (nach Schieche 2004)

Schlafstörungen sind insgesamt häufiger und dauern bei Säuglingen, die lange gestillt werden und/oder mit den Eltern gemeinsam im Schlafzimmer oder Elternbett schlafen, länger an (Schieche 2004).

So weit die Datenlage, aber ob es als störend oder normal empfunden wird, wenn ein Kind einmal oder mehrfach pro Nacht aufwacht, hängt letztendlich von der Bewertung der Eltern ab.

Persistenz

Die Persistenz von Schlafstörungen ist hoch.

- 50 Prozent aller sechs Monate alten Kinder mit Schlafstörungen erwachen mit zwölf Monaten immer noch mehrfach in der Nacht (Fegert 1997).
- Bei 86 Prozent der einjährigen schlafgestörten Kinder bleibt die Problematik bis zum 18. Lebensmonat.
- Bei 50 bis 70 Prozent der 18 Monate alten Kinder mit Schlafstörungen bleibt die Problematik bis zum dritten Lebensjahr erhalten (Jenkins 1980).

In der klinischen Stichprobe der „Münchner Sprechstunde für Schreibabys" zeigte sich bei drei Viertel aller Kinder, die wegen Schlafproblemen im Alter zwischen sieben und 24 Monaten vorstellig wurden, dass diese Probleme in den ersten drei Monaten mit exzessiven Schreien und Problemen der Schlaf-Wach-Regulation begonnen hatten (Schieche 2004).

Prävention

Um das Thema Kinderschlaf ranken sich unglaublich viele Mythen, Meinungen und Vorschläge für Maßnahmen, welche schlaffördernd, schlafverlängernd und schlaferhaltend sein sollen. Doch die unzähligen Tipps aus dem Internet und die Ratschläge der „Altvorderen" oder der Peergroup verunsichern eher.

Deshalb ist es für Eltern hilfreich, sich mit den unterschiedlichen Schlaf-Herausforderungen des jeweiligen Alters ihres Kindes auszukennen, so können gerade Ersteltern sehr von der Fachkompetenz der Hebammen profitieren. Hebammen (zum Beispiel) können den Eltern die jeweilige Entwicklungsstufe des Kindes aufzeigen und die altersgemäßen Entwicklungsaufgaben verständlich darstellen (Kapitel 2). Wenn Eltern verstanden haben, wann welche Entwicklungsaufgaben anstehen und dass diese nur gemeinsam gemeistert werden können, werden sie reflektierter damit umgehen.

> Wenn Eltern eines sechs Wochen alten Babys zum Beispiel wissen: „dass eine Stunde Wachsein reicht", dann werden sie das Babyverhalten anders interpretieren und ihrem Baby andere Antworten geben.

Dieses Baby erfährt dann andere Dinge als eines, das im gleichen Alter viele Stunden unterhalten und wachgehalten wird.

Der Schlüssel zu einer guten Beratung ist es, einerseits Kenntnisse über altersentsprechende Entwicklungen zu vermitteln und andererseits eine Bezogenheit und einen Perspektivenwechsel bei den Eltern einzuleiten. Plötzlich ist nicht mehr nur die eigene Befindlichkeit das Maß aller Dinge, sondern die Fragen: „Was erlebt mein Kind?“, „Welche Erfahrungen macht es mit der Welt und mit uns als Eltern?“ und „Wie wollen wir miteinander umgehen?“ All diese Fragen betreffen die (oft noch zu entwickelnde) erzieherische Haltung.

!

Auf das Schlafen bezogen heißt das:

0 bis 3 Monate alte Babys sollen lernen: Einschlafen geht ganz leicht.

4 bis 7 Monate alte Babys sollen lernen: Aufwachen ist kein Problem.

8 bis 12 Monate alte Kinder wissen: Ein- und Weiterschlafen kann ich selbst.

Es geht nicht darum, die Kinder im ersten Lebensjahr zum Durchschlafen zu bringen, sondern den Eltern eine Vision zu geben, was „Großwerden“ bedeutet, nämlich Entwicklung zuzulassen und zu unterstützen. Natürlich hat diesbezüglich jede Familie ihr eigenes Tempo, und beim (gemeinsamen) Heranwachsen können diese Zusammenhänge verstanden und ein guter Umgang gefunden werden.

Dieser ist nötig, denn Schlafprobleme lösen sich nicht von allein und können die ersten Kinderjahre und das Familienleben nachhaltig beeinträchtigen.

Oft ist an eine Kindergartenübernachtung mit fünf Jahren gar nicht zu denken, die Lesenacht in der Schule mit sieben Jahren wird abgelehnt, bei Freunden zu übernachten steht nicht auf dem Programm und ins Schullandheim fahren erst recht nicht. Die Kinder schneiden sich dann mangels eigener Strategien von altersgemäßen Erfahrungen selbst ab.

Eltern sind nicht dazu da, alle Probleme ihrer Kinder zu lösen, sondern altersgemäße Grundlagen zu schaffen, welche die Kinder in die Lage versetzen, ihre Probleme (wie nächtliches Erwachen) selbst lösen zu können.

5.8 Beurteilung durch die Eltern

Ein Baby, das ein- oder zweimal pro Nacht gestillt wird oder die ein oder andere kurze soziale Rückversicherung einfordert, ist für die meisten Eltern gut zu verkraften und passt in die Vorstellung von einem normalen Leben mit Baby.

Anders verhält es sich, wenn sehr häufiges Erwachen (wie alle ein bis zwei Stunden) oder längere nächtliche Wachphasen die Eltern vom Schlafen abhalten. Das ist der Fall, wenn sehr aufwendige Wiedereinschlafhilfen geleistet werden müssen, wie stundenlanges Umhertragen, oder wenn ältere Geschwister ebenfalls elterlichen Weiterschlafservice erwarten.

Stehen dann der Übertritt in die Kinderkrippe und der Wiedereintritt in die elterliche Arbeitswelt vor der Tür, dekompensiert das ganze System. Unter dem zunehmenden Druck des Schlafentzugs und der vielfältigen Anforderungen werden dann häufig radikale Versuche (Schlaflernprogramme) gestartet (Kapitel 5.6), die oft genug gegenteilige Effekte bewirken und die Situation verschärfen. Dann greifen sämtliche Erklärungsmodelle, die zwar „mainstreammäßig" beruhigen, aber keine Änderung mit sich bringen, zu kurz.

Und nun muss der steinige Weg der kleinen und altersgemäßen Schritte gegangen werden.

5.9 Das Wichtigste in Kürze: Schlaf im frühen Kindesalter

- Schlaf ist komplex und Babyschlaf gänzlich anders.
- Mehrfaches nächtliches Erwachen ist normal (Schlafphasenwechsel).
- Kleine Säuglinge brauchen viel Unterstützung beim Einschlafen – größere Babys weniger.
- Elternhilfe so viel wie nötig und so wenig wie möglich.
- Zwischenerwachen: Schlafstimmung aufrechterhalten und Weiterschlafen lehren.
- Altersgemäße Schlaf- und Wachzeiten kennen.
- Kindliche Eigenregulation ist keine Utopie, sondern abhängig vom Kind, den Eltern und ihrer Eltern-Kind-Interaktion.
- Schnuller nach Etablieren des Stillens, gegebenenfalls Kuscheltuch im zweiten Lebenshalbjahr einführen – zunächst nur tagsüber (Kapitel 6.2).
- Auf günstige Einschlafassoziationen achten.
- Einschlafroutine etablieren (Kapitel 6.3).

„Das Wohlbefinden ist am größten, wenn ein Mensch regelmäßig und seinem Schlafbedürfnis entsprechend schläft" (Largo 2014).

5.10 Plötzlicher Säuglingstod, SIDS

Der plötzliche Kindstod (sudden infant death syndrome: SIDS) tritt beim gesunden Säugling meist zwischen dem zweiten und vierten Lebensmonat auf. Nur jeder zehnte Fall kommt nach dem sechsten Monat vor. Plötzlich und unerwartet stirbt das Kind im Schlaf. Das ist ein bedrohliches Phänomen für die Eltern und ein schwieriges Thema in der Elternberatung.

Ursache

Die Ursache des SIDS ist bis heute ungeklärt. Vermutet wird eine multifaktorielle Genese: Prädisponierende kindliche Anlagen (genetische und physiologische Besonderheiten hinsichtlich Steuerung der Atmung, Stoffwechsel etc.) und entsprechend ungünstige Umgebungsfaktoren treffen aufeinander – und das während einer kritischen Entwicklungsphase.

Häufigkeit

Das Risiko des plötzlichen Kindstods ist gering, es liegt in Deutschland bei ca. 0,02 Prozent. 2019 gab es 137 Fälle bei 778.090 Geburten.

Beratung

Eine große Verantwortung lastet auf allen, die werdende Eltern beraten. Der richtige, einfache und sichere Weg ist es, alle offiziellen Richtlinien zur Vermeidung des plötzlichen Kindstods zu benennen und eine sichere Schlafumgebung zu empfehlen (siehe unten).

Geburtsklinik

In Geburtskliniken werden die Eltern schon aus forensischen Gründen auf die üblichen Verhaltensmaßregeln eingeschworen. Damit sind die Fachleute auf der sicheren Seite. Ob diese standardisierten Vorgaben zu jeder Familie passen und auch wirklich hilfreich sind, zeigt sich erst im Laufe der Zeit.

Zu Hause

Zu Hause angekommen, erklärt so manches Baby seinen Eltern, dass die ihm bisher bekannte Umgebung in Mamas Bauch bis vor Kurzem noch weich, warm, gehalten, getragen, bewegt und sorgenfrei war. Die jetzt vorgefundene, unendlich große Welt ohne Halt fühlt sich rau, hart, kalt, ruhig, immerhin gut belüftet, aber anstrengend an. Dieser Zumutung begegnen die Kinder mit ihren Mitteln, sie schreien und machen unmissverständlich klar, dass so erst einmal keine Entspannung aufkommen kann. Die Eltern verstehen die Botschaft, nehmen ihr Kind zu sich auf den Arm und fürs Erste scheint die Welt wieder in Ordnung. Bis die Frage aufkommt, wie Entspannung, Ruhe und Schlaf nun getreu den Klinikempfehlungen zur Prävention von SIDS hergestellt werden könnten. Spätestens jetzt schleichen sich erste Unsicherheiten an die junge Familie heran und es braucht einen guten Plan.

Hilfe

Diese Aufgabe sollte nicht dem Internet und auch nicht den unzähligen bunt bedruckten Flyern überlassen werden. Dafür sind lebendige Menschen zuständig, wie Hebammen und Kinderärzt:innen, die gemeinsam mit den Eltern abwägen, was in diesem Moment, für dieses Kind und dieses Paar eine gute Lösung wäre. Das betrifft nicht die unkomplizierten zufriedenen Menschenkinder, sondern die regulationsschwierigen Kinder, die hochirritabel, verloren in ihren Befindlichkeiten, viele Stunden am Tag schreien und deren Eltern verzweifelt Hilfe suchen.

Hier braucht es Zeit, Vorbilder, Begleitung, Hintergrundwissen, gute Ideen, Vertrauen ins Leben und Kompromisse, welche die Eltern für sich gut verantworten können.

Es ist ein weitaus größerer Dienst für die betroffenen Familien, nicht routinehaft den einfachen, abgesicherten Weg zu empfehlen, der am Kind vorbeiführt, sondern einen individuellen, wirklich hilfreichen Weg zu gehen, der die Kinder erreicht.

(Offizielle) Empfehlungen

Die sichere Schlafumgebung eines Babys sollte aktuell so aussehen:

- Schlafort im Babybett mit stabiler Matratze, im Elternzimmer neben dem Elternbett.
- Kinderbett ohne Kopfkissen, Federbett, Felle, Nestchen, Wärmflaschen, Heizkissen.
- Nicht im eigenen Zimmer schlafen: Das birgt ein doppelt so hohes SIDS-Risiko und elterliche Rückversicherung etc. dauert für das Kind länger und ist für die Eltern anstrengender zu bewerkstelligen.
- Kein Familienbett, wenn Eltern rauchen, Alkohol, Drogen oder Medikamente konsumieren, auch nicht bei geringem Geburtsgewicht oder Frühgeburtlichkeit.
- Auch kein gemeinsames Schlafen im Wasserbett, nicht auf dem Sofa, der Ausziehcouch, dem Stillsessel und nicht mit älterem Geschwister oder Babysitter.
- Das Elternbett wird kontrovers diskutiert (siehe unten). Es gibt Studien, die ein zwei- bis dreifach erhöhtes SIDS-Risiko aufzeigen. Daher wird in Deutschland oft sicherheitshalber davon abgeraten. Differenzierter wird diese Thematik beispielsweise in Großbritannien und in der Schweiz betrachtet, dort setzt man auf Aufklärung und sieht die Vorteile des gemeinsamen Schlafens. Das Elternbett ist seit Jahrtausenden in Betrieb und völlig normal in vielen Kulturen. Das Stillen gelingt leicht und die gleichmäßigen Atemgeräusche und die Berührung der Eltern haben einen positiven Einfluss auf die Atemregulation des Babys. Insbesondere wenn voll gestillt wird, das Kind sicher im Schlafsack schläft, im eigenen Bereich und nicht unter der Zudecke der Eltern.

- Möglichst vier Monate lang Stillen, denn das bedeutet ein um 50 Prozent niedrigeres SIDS-Risiko.
- Schlafen in Rückenlage und die Bauchlage verhindern. Doch manche Kinder schlafen so einfach nicht, und ihre Eltern nehmen sie dann auf ihren eigenen Bauch und schlafen so wochenlang schlecht gemeinsam. Dann ist es besser, guten Gewissens eine „modifizierte Rückenlage" wie beispielsweise die stabile Seitenlage (Seitenschläferkissen, Lagerung) zu empfehlen.
- Der **Schlafsack** zum Schlafen. Allerdings sollte das Kind nicht auskühlen (marmorierte blaue Hände zeugen nicht von Gemütlichkeit), andererseits sollte es auch nicht zu warm werden.
- **Überhitzung** sollte auf jeden Fall **vermieden** werden.
- Die **Raumtemperatur** liegt idelalerweise bei 16 bis 18° C. Doch die Frage sei erlaubt: Wie schlafen eigentlich Kinder in tropischen Regionen?
- **Rauchfreie Umgebung** im ersten Lebensjahr und auch schon in der Schwangerschaft ist selbstverständlich!
- **Kuscheltuch & Co.** sollen nach den SIDS-Empfehlungen im ersten Lebensjahr nicht im Babybett liegen. Mein Tipp: Es sollte dem Kind vertraut gemacht werden: tagsüber, außerhalb des Bettes in Tröste-, Entspannungs- und Beruhigungssituationen.
- Ein **Schnuller** wirkt protektiv.
- **Regelimpfungen** senken das SIDS-Risiko (Müller-Nordhorn 2015).

Wissenschaft: Klare Erkenntnisse und viele Wiedersprüche

Das Risiko für einen plötzlichen Kindstod ist im gemeinsamen Bett also zwei- bis dreimal höher – ähnlich übrigens wie im eigenen Kinderzimmer – insbesondere, wenn bestimmte Umstände bestehen: Rauchen, Alkohol, Drogen, Flaschenfütterung, Bauchlage, Frühgeburt, niedriges Geburtsgewicht, ungünstiges Schlafumfeld. Auch wenn zahlreiche wissenschaftliche Studien versuchen, dem SIDS auf den Grund zu gehen, ergeben sich neben wenigen klaren Empfehlungen allerdings auch viele Widersprüche und viele Fragen bleiben offen.

Denn nachweisbare statistische Zusammenhänge verschiedener Faktoren bedeuten nicht zwangsläufig, dass sie einander ursächlich beeinflussen. Neben solchen allgemein geltenden Scheinkorrelationen ist auch die Datenlage widersprüchlich. Das Schlafen im Familienbett ist beispielsweise eines der umstrittensten Themen der Elternforschung und polarisiert Wissenschaftler:innen, Beratende und Eltern gleichermaßen.

Anthropologische Theorien besagen, dass das gemeinsame Schlafen als eine natürliche gesunde Praxis angesehen werden kann, mit der gleichzeitig Sicherheit geboten, das Stillen ermöglicht und die Bindung zwischen Säugling und Eltern unterstützt wird.

Im Gegensatz dazu wird das gemeinsame Schlafen von einigen Autoren als ungesunde und potenziell gefährliche Praxis identifiziert, mit Berichten über ein erhöhtes

SIDS-Risiko durch die Rückatmung der Eltern-Atemluft, möglichem Einklemmen und Ersticken.

Um die Eltern bei ihrer Entscheidungsfindung zu unterstützen, ist es wichtig, die Familien sachlich über die Risiken und Vorteile des gemeinsamen Schlafens zu informieren (Straw 2017).

Verschiedene Meta-Analysen finden keine stichhaltigen Beweise für die Gefährlichkeit des alleinigen Elternbettes (Mileva-Seitz 2017) und propagieren, Eltern in deren Entscheidungen zu unterstützen und nicht zu verunsichern und gar zu ängstigen (Ward 2015).

Elternberatung

Die Empfehlungen zur Vermeidung des plötzlichen Kindstods bekommen Eltern heute direkt in der Geburtsklinik. Diese entlasten die Geburtskliniken, die sich aus haftungsrechtlichen, sprich forensischen Gründen sehr restriktiv daranhalten. Auch sind die Empfehlungen in sich zwar richtig, schüren jedoch in ihrer Vehemenz und Rigorosität große Ängste bei jungen Eltern. Und: Sie funktionieren nur bei einem Teil der Babys.

Wirklich ratlosen Eltern mit regulationsschwierigen Kindern ist mit den allgemeinen Empfehlungen nicht leicht zu helfen. Denn diese Kinder brauchen viel Nähe, Halt und Unterstützung. Sie geraten schnell aus dem Gleichgewicht, sind gebeutelt von dem Moro-Reflex und empfinden das Liegen in Rückenlage auf einer kühlen, stabilen Matratze als Zumutung. Tagsüber gibt es die Empfehlung, eine Tragehilfe zu nutzen, doch in der Nacht müssen kreative Lösungen her wie das gemeinsame Elternbett oder sichere Lagerungsrollen oder sogenannte Balkonbetten (angehängt ans Elternbett). Denn weder die stillende Mutter noch das bedürftige Kind sind in der Lage, sich die Nacht auch noch um die Ohren zu schlagen. Dann braucht es eine Fürsprache für einfache, pragmatische Lösungen und kein Schüren von Angst und Unsicherheit. Denn eines ist klar: Zum Schlafen muss man sich wohl-, sicher und geborgen fühlen. Und wo dieser Ort ist, das entscheiden die informierten Eltern.

Elternwerden

Die wichtigen Informationen zum SIDS und die Aufklärung über die Risiken können durch Gespräche mit Hebammen, Kinderkrankenschwestern/-pflegern und Kinderärzt:innen erfolgen. Aber um ein eigenes Gefühl zu entwickeln, ist es wichtig, sein Kind zu beobachten, hinzufühlen, einen Perspektivenwechsel zu versuchen und auf sein Bauchgefühl zu hören. Dann gilt es abzuwägen zwischen Risiken, Vorteilen, dem eigenen Gefühl und zu einer bewussten Entscheidung zu kommen.

Das ist Elternwerden: den Kern der Verantwortung zu übernehmen.

6 Werkzeuge für Eltern: Schlaf-Wach-Organisation unterstützen

Der Schlaf ist im frühen Kindesalter – zum Verdruss der jungen Eltern – sehr instabil. Das häufige Kurz-aus-dem-Schlaf-Aufschrecken oder auch immer wieder vollständige Zwischenerwachen ist typisch für den unreifen Babyschlaf, und es braucht einen klugen Umgang damit: „Wenn Eltern ihr Kind jedes Mal als endgültig wach einschätzen und es stets hochnehmen und/oder stillen/füttern, führt dieses zu einer unnötigen Unterbrechung physiologischer Schlafabläufe: Es beeinträchtigt den Erholungswert des Schlafes, kann regelmäßiges und wiederholtes Aufwachen aus dem Schlaf konditionieren und damit Schlafstörungen anbahnen" (Wiater 2020).

Grundsätzlich sollten alle Eltern ermutigt werden, auf ihr Bauchgefühl zu hören und sich von ihrem Kind leiten zu lassen. Empfinden Familien das Schlafverhalten ihres Kindes als unproblematisch, besteht kein Veränderungsbedarf. Verunsicherten Eltern helfen Informationen darüber, wie sie ihr Kind beruhigen können und wie der altersgemäße Kinderschlaf überhaupt aussieht.

Wie wichtig das Thema Beruhigung ist, wird oft verkannt. Dabei ist Beruhigung eine absolute Voraussetzung für gutes Einschlafen; damit sollten sich Eltern früh auseinandersetzen. Ziel sollte es sein, sein Kind auch ohne Stillmarathon oder Bewegungsexzesse zur Ruhe bringen zu können. Dabei ist es wichtig, dass die Eltern im Kontakt mit ihrem Kind sind, sich einfühlen und es – durch die eigene gelebte Ruhe – in die Entspannung locken, mit dem Ziel, ihm mit frühzeitigen schlafhinführenden Maßnahmen das Einschlafen so leicht wie möglich zu gestalten.

6.1 Gewusst wann: Co-Regulation zurücknehmen

Doch wann werden aus Schlafanfänger:innen Fortgeschrittene? Dann, wenn reifungsbedingt eigene Einschlafstrategien möglich werden. Das ist individuell sehr unterschiedlich und hängt vom Kind sowie von den Eltern ab. Das klappt jedoch nur, wenn Eltern ihre bis dahin sinnvollen Hilfen langsam reduzieren und ihrem Kind Eigenregulation zutrauen. Wenn sie immer wieder gute Situationen schaffen, in denen das Baby ganz leicht und mit immer weniger Hilfe einschlafen kann. Das Baby wird auf dem Arm der Eltern schlafbereit, und es wird vertraut mit dem Gefühl, ins Bett gelegt zu werden.

Schrittweise wacheres Ablegen: Das Baby kann lernen, dass das Liegen im Bett kein Problem, sondern normal ist.

Das schrittweise Zurücknehmen der elterlichen Co-Regulation ist ein wesentlicher Aspekt, wenn das Kind älter und reifer wird. Nur dann können die Babys lernen, sich im gleichen Maße selbstständig dem Schlaf zu überlassen und ihre selbstregulativen Fähigkeiten zu erproben und einzuüben.

Sonst bleiben es Schlafanfänger:innen! Und die anfangs notwendigen Hilfen werden zur Normalität, wie ausschließlich mit oder auf den Eltern einschlafen oder beim Trinken oder nur mit Bewegung. Diese Hilfen werden der Einfachheit halber (irrtümlich) oft beibehalten und sind irgendwann essenzieller Bestandteil des Einschlafprozesses. Unter Umständen bleibt dies über Jahre unverändert, manchmal bis ins Erwachsenenalter hinein.

Elternhilfe kann also die Selbstregulation behindern oder blockieren.

Deshalb sollten Eltern rechtzeitig in kleinen Schritten von ihrem heranwachsenden Kind „wegrücken".

EXKURS: DIE SCHLAFBEGLEITUNG EIN BETRUGSSZENARIO MIT FOLGEN

Natürlich ist es leichter, sein Kind mit einem guten Gefühl in den Schlaf zu begleiten und sich dann ganz leise wegzuschleichen und dabei jede knarzende Diele zu vermeiden. Beim nächtlichen Erwachen ist das Kind allerdings irritiert, wenn sich die Situation beim Erwachen von der beim Einschlafen unterscheidet. Sofortiges Schreien und herbeieilende Eltern, die die Situation ordnen, retten die Lage – bis die Eltern selbst ins Bett gehen und das Kind mit ins Elternbett nehmen. Aber selbst dort gibt es immer wieder Rückversicherungs- und Hilfsanfragen der Kinder.

Beim kurzen Zwischenerwachen wird rasch überprüft, ob noch gleiche Bedingungen herrschen, ob man „noch im Nest liegt" und alles in Ordnung ist.

Wird dieses Betrugsszenario lange aufrechterhalten, kommt es erfahrungsgemäß im zweiten Lebensjahr zu langen Einschlafzeiten – und es passiert genau das Gegenteil von dem, was Eltern anstreben: Das Kind zeigt kein Einschlafverhalten, sondern betreibt Schlafvermeidungsverhalten. Es kontrolliert und „lauert" darauf, dass die Eltern nicht weggehen, und die Eltern „lauern" ihrerseits darauf, dass das Kind endlich einschläft. Und genau dieses Lauern hält wach! Das Kind hat erfahren und gelernt, dass es wichtig ist, aufzupassen und zu kontrollieren, dass niemand weggeht oder sich nichts verändert. Das Kind hat sich gemerkt: „Immer wenn ich einschlafe, verschwinden die Eltern und sind nicht mehr da, wenn ich erwache", das heißt: „Ich muss aufpassen, dass meine Eltern nicht abhandenkommen – daher bleibe ich besser wach!"

Der Weg aus diesem Dilemma geht nur in kleinen Schritten:

Die Lösung: wegschauen, wegdrehen, wegrücken, weggehen.

Die Eltern können ihren Kindern den Weg zum Schlafen zeigen, indem sie dazu ausgiebig zusammen kuscheln und die ruhige Entspannung gemeinsam genießen. Klug wäre es, sich als Eltern dann aber schrittweise etwas zurückzunehmen (wegschauen, wegdrehen, wegrücken, weggehen), sich zu verabschieden und seinem Kind das selbstständige Einschlafen zuzutrauen. Aus der Sicht des Kindes ist es beruhigend und sicherheitsspendend, wenn es kontingente Erfahrungen mit dem Schlaf, der Nacht und allgemein mit Trennungssituationen machen kann.

Selbst Erwachsene wollen nicht ortsfremd mit anderen Bedingungen aufwachen.

6.2 Selbst steuerbare Einschlafhilfen

Kuscheltier oder -tuch

Ab dem vierten oder auch sechsten Monat sollte das Kind tagsüber mit einem Kuscheltier oder -tuch vertraut gemacht werden, das so beschaffen sein muss, dass sich das Kind nicht im Schlaf damit sein komplettes Gesicht zudecken kann. Und zwar am besten tagsüber in allen Wohlfühl-, Entspannungs- und Beruhigungssituationen außerhalb des Bettes.

Das Kuscheltier sollte nicht zu groß und nicht zu klein sein und keine Geräusche von sich geben. Am besten ist ein Markenprodukt, das man auch nachkaufen kann. Es sollte eine überlegte Anschaffung sein, denn das Kuscheltier soll ja lange halten.

Für den Anfang kann das Kuscheltuch ein kleines (40 mal 40 Zentimeter großes) Baumwoll-Spucktuch sein, in das man einen Knoten macht und es so nicht zur Abdeckung des Gesichts kommen kann. Das Baby kann es leichter greifen als den Schnuller. Ob und ab wann das Kuscheltuch nachts im Bett zum Einsatz kommt, müssen die Eltern entscheiden. Da sind sie wieder die SIDS-Empfehlungen, über die die Eltern vielleicht stolpern. Und wie bei der Wahl des richtigen Bettes müssen die Eltern auch hier wieder hinfühlen, ihr Kind beobachten, das für sie richtige Alter abwarten und ihr eigenes Bauchgefühl dazu befragen. Wie schon in Kapitel 5.10 beschrieben, kommt es immer auf die Gesamtkonstellation an.

Das Stoffgeschöpf soll nicht die Eltern ersetzen, sondern das Kind in die Eigenregulation führen – in der Psychologie heißt es ja „Übergangsobjekt". Das Kuscheltier hilft beim Übergang von der Elternhilfe zur Selbsthilfe.

Diese Eigenhilfe ist nachts sehr wichtig, denn wer sich beim nächtlichen Erwachen selbst helfen kann, muss seine Eltern nicht lauthals als bloße Erfüllungsgehilfen wecken.

Problem: Kinder, die ihren Eltern erfolgreich den Weiterschlafjob überlassen oder diese gern als interaktives Ganzkörperkuscheltier nutzen, haben natürlich erst einmal keinerlei Interesse an einem passiven „Stoffding". Denn daraus kommt weder Milch noch Beruhigung, und aus Sicht des Kindes ist es zunächst völlig überflüssig.

Deshalb muss das Kind langsam daran gewöhnt werden: Ein Kuscheltier oder -tuch kann beim Stillen auf der Brust liegen oder beim Fläschchengeben dabei sein. Das Baby gewöhnt sich an die Haptik und verknüpft – ganz nebenbei – ein Wohlgefühl mit der Kuschel. Alle Kinder spielen beim Trinken an der Brust, an den Haaren der Mutter, am BH oder an den die Flasche haltenden Fingern. Doch schließlich soll das Baby später nicht mit dem BH oder den Fingern der Eltern schlafen, sondern mit dem Kuscheltuch oder -tier.

Der eigentliche Sinn dieses „Fummelns" ist die Freisetzung mütterlichen Oxytocins, das den Milchspendereflex aktiviert. Das kennt jede stillende Mutter, und genau dies kann auch zur Kuscheltuch/-tier-Gewöhnung genutzt werden. Denn ein Kuscheltuch/-tier ist leichter zu handhaben als ein Schnuller, es ist größer, wird leichter gefunden und es gibt kein vorne und kein hinten.

Elterliche Körperteile (Brust, Finger, Hand, Mund, Ohren, Haare) sind zur Beruhigung ungeeignet, da sie nachts mehrfach eingefordert werden (beim regelmäßigen Erwachen im Schlafphasenwechsel) und dies mit Wachwerden der Eltern verbunden ist.

Aber damit das Kuscheltuch auch Bedeutung erlangt, braucht es häufiges Üben. Am besten ist es, tagsüber zu üben und gegen Ende des ersten Lebensjahres es nachts, je nach Gefühl der Eltern, mit ins Bett zu geben.

Das Wesentliche daran ist das Konzept, das verinnerlicht wurde, nicht das Werkzeug – auch wenn es später sicherheitshalber im Koffer mit ins Schullandheim fährt …

So können Kuscheltuch oder -tier dem Kind vertraut werden.

- Erst einmal in einfachen Situationen üben, außerhalb des Bettes und am Tag; am besten gibt es Kind und Kuschel immer im Doppelpack.
- Die Kuschel sollte immer dabei sein, damit es in Tröste-, Beruhigungs- und Entspannungssituationen zum Einsatz kommen kann. Bei einem „kleinen Aua" kommt natürlich Mama oder Papa, nimmt das Kind hoch, pustet und macht „Heile, heile Segen". Das Wohlgefühl entsteht natürlich durch die Eltern, aber die Kuschel ist immer dabei, und im Laufe der Zeit kann das gute Gefühl damit verknüpft werden.
- Das Kuscheltier sollte beim Stillen oder Flaschetrinken dabei sein, auf Autofahrten oder auch beim ruhigen Schoßspiel oder beim Bilderbuchanschauen. Es braucht einen Namen und das Kind erlebt, dass seine Eltern diesem eine hohe Wertigkeit zuschreiben. Es wird auf diese Weise mit Bedeutung aufgeladen.
- Natürlich ist es auch beim Beruhigen und später beim Schlafen dabei, doch zu Anfang wird es den Eltern noch oft „um die Ohren fliegen", denn um eine Beziehung zu seinem neuen Schlaffreund zu entwickeln, braucht es Zeit, Geduld, Übung und eine positive Verknüpfung.

Der Schnuller

Vielen Kinder hilft der Schnuller, sich zu beruhigen. Deshalb sollten Eltern ihn auch anbieten, allerdings erst nachdem das Stillen gut etabliert ist.

Wenn ein Kind herausgefunden hat, dass es durch Saugen am Schnuller ruhiger werden kann und es ihm damit besser geht, kann es sich schon minimal selbst helfen: Der erste Schritt in Richtung Eigenregulation ist getan. Es kann selbstständig saugen, nicht um zu essen, sondern um ruhig zu werden.

Natürlich werden die Eltern den Schnuller noch lange für ihr Kind positionieren müssen, denn selbst wenn der Schnuller ab dem sechsten Monat nur noch in die Hand gegeben wird, braucht es meist mindestens noch zwei bis drei Monate, bis das Kind gelernt hat, den Schnuller nachts selbstständig zu handhaben. Mehrere Schnuller im Bett erhöhen die Wahrscheinlichkeit eines Hand-Schnuller-Kontakts (also dass das Kind „im Schlaf" den Schnuller findet).

Schnuller: Tagsüber viel in die Hand geben oder für „Fortgeschrittene" auf der hohlen Hand anreichen, unterwegs Schnullerkette, ins Bett kommen mehrere Schnuller zum Suchen und Finden; Kind nicht „abstöpseln", sondern auf seine Initiative warten. Ab dem sechsten Monat gehört der Schnuller in die Hand!

6.3 Das ruhige Schoßspiel „Sortierkörbchen“

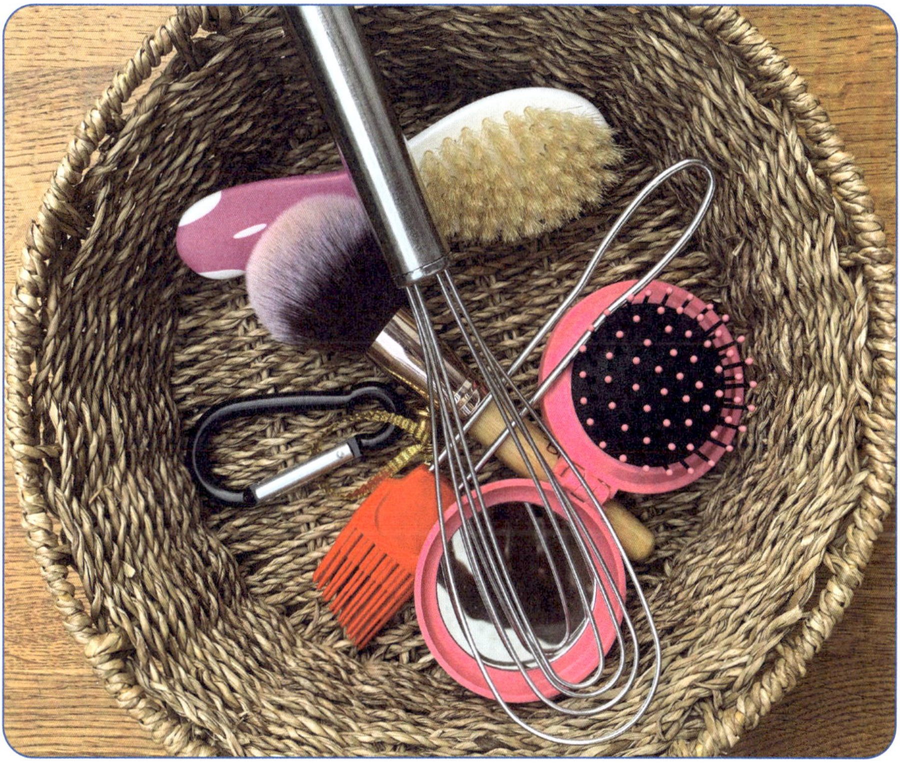

Abb. 13: Geeignete Materialien für das ruhige Schoßspiel „Sortierkörbchen“

Für gutes Einschlafen sollte ein Baby satt, müde und ruhig sein. Letzteres ist oft eine Herausforderung, insbesondere bei größeren Babys mit zunehmenden motorischen Fähigkeiten. Kinder wollen sich bewegen, am liebsten ganztags und gerne auch, wenn sie müde werden. Babys, die sich bewegen, spüren ihre Müdigkeit jedoch nicht und die Eltern der kleinen Räuber fühlen sich oft hilflos diesen allabendlichen Prozessen ausgeliefert. Egal ob sich die Eltern am Gitterbett in das „lustige Hinlege-aufsteh-Spielchen“ verwickeln lassen oder ob gemeinsam das Familienbett durchpflügt wird, in jedem Fall verhindert diese Bewegungsunruhe die Schlafbereitschaft. Elternteil und Kind, also zwei Parteien, kämpfen für und gegen das Einschlafen, was sich lange hinziehen und äußerst unbefriedigend sein kann.

Die Lösung ist eine „teambildende Maßnahme“, ein Interaktionsangebot, welches das Baby interessiert und es gewissermaßen freiwillig mit dem Elternteil verbindet. Um relevant für sein Baby zu sein, ist es hilfreich, es mit einem altersgemäßen Spielangebot für ein entspanntes Miteinander zu gewinnen.

Eine gute Möglichkeit bietet das „Sortierkörbchen“, das einige unbekannte interessante Objekte aus Küche und Bad beinhaltet, die gemeinsam untersucht, sortiert und deren verschiedene Funktionen ausprobiert werden können. Größere Kinder schauen zu diesem Zweck natürlich Bilderbücher mit ihrem Elternteil an, aber Babys unter einem Jahr finden zweidimensionale Abbildungen eher uninteressant, sie üben das Umklappen der Seiten und „essen“ die Ecken auf. Besser geeignet sind Bürste, Pinsel, Schachtel mit Inhalt oder die Salatschleuder. Bereits auf der Wickelablage sollte das Körbchen gezeigt und angeteasert werden. Im abgedunkelten Schlafzimmer mit Leselicht wird das Kind anfangs über die Neugier gewonnen und eine Situation der Akzeptanz geschaffen. Eltern und Kind sind dann ein Team. Gerade die Väter freuen sich über den klaren Arbeitsauftrag und das Verbundenheitsgefühl, das dabei entstehen kann.

Nach einiger Zeit wird es natürlich zunehmend langweiliger, denn das Ziel ist es, eine Situation der zufriedenen Ruhe zu erreichen, in der die Müdigkeit auch beim Kind ankommen kann. Wir sehen Ankuscheln, Augenreiben und Gähnen als Signale der Müdigkeit. Dann kommt das Körbchen weg, das Licht kann vollends gelöscht und dieses Müdigkeitsgefühl elternseits unterstützt werden. Das nun schlafbereite Baby wird im Arm oder auf dem Schoß mit Singen und Wiegen auf den Schlaf eingestimmt, also von den Eltern co-reguliert. Optimalerweise registriert im Laufe der Zeit das Kind noch das Ablegen im Bett, denn wenn beim nächtlichen Erwachen der elterliche Arm vermisst wird, ist jedes Mal eine aufgeregte Rückversicherung die Folge. Denn jeder möchte so aufwachen, wie er eingeschlafen ist.

6.4 Einschlafroutinen

Ist das Baby nun schlafbereit, können Eltern ihr Kind leichter im Beruhigungskontext erreichen und die eigentliche Einschlafroutine kann schrittweise etabliert werden. Eine Einschlafroutine ist eine positiv besetzte Verhaltenskette. Sie signalisiert dem Kind beim inneren Gefühl der Müdigkeit: „Jetzt geht es um Ruhigwerden und Schlafen.“ Wenn das Kind damit regelmäßig positive Erfahrungen macht, wird es eine Schlaferwartungshaltung aufbauen, es trägt also selbstständig etwas zu seiner eigenen Beruhigung bei und überlässt sich dem Schlaf und stellt fest: „Einschlafen geht ganz leicht.“

Dann besteht seitens der Eltern keine Notwendigkeit mehr, den Einschlafprozess dauerhaft zu begleiten, denn das Kind hat bereits eine positive Verknüpfung und weiß längst, wie Einschlafen geht: Es kennt bald die genaue Abfolge und hilft im Idealfall bereits mit, indem es ruhig wird, auf die elterliche Stimme lauscht und sich ankuschelt. Dann ist das Kind schlafbereit, also „runtergekuschelt“ und Einschlafen geht ganz leicht. Diesen Zusammenhang sollen Babys regelmäßig erfahren. Dabei ist es wichtig, die Einschlafroutine positiv zu besetzen und darauf zu achten, dass das Kind nicht zum Schreien kommt. Es entsteht sonst ein „Einschlafkampf“ und damit eine negative Verknüpfung.

Warum ist die Einschlafroutine so wichtig?

Die Einschlafroutine ist so wertvoll, weil sie erstens dem Baby den Weg in die Entspannung zeigt und eine positive Einschlafwelt kreiert.

Das Kind erlebt: „Ah ja, so geht Ruhigwerden."

Zweitens entstehen durch Ritualisierung die immer gleichen Abläufe und daraus entsteht ein Wiedererkennungswert. Der Zusammenhang von „elterlichem Runterkuscheln" und Einschlafen wird verknüpft.

Das Kind erlebt: „Ah ja, so geht Einschlafen."

Drittens entsteht für das Baby durch die Gewöhnung an diese Prozesse eine vorhersagbare Abfolge, die es erkennt und an der es sich im Verlauf beteiligen kann. Erst macht es mit und später macht es das allein. Dies ermöglicht Eigenregulation.

Das Kind erlebt: „Ah ja, ich weiß schon, was jetzt kommt, ich kann das schon selbst." Übrigens: In diesem Stadium drücken sich die Babys oft weg vom Arm und wollen sogar ins Bett gelegt werden …

So geht's: sattes Kind – Vorschlafruhe – Schlafzimmer abdunkeln – kein Blickkontakt – singen, erzählen, wiegen – sanft bewegen (Kind erreichen – Kind kuschelt sich an und ist schlafbereit) – ruhiges Kind schlafnah ablegen – sich wegdrehen.

Ohne elterliches Zutun (Einschlafroutine, Runterkuscheln usw.) wird es schwierig, diesen Zustand der Schlafbereitschaft zu erreichen. Denn die Welt wird zunehmend interessanter.

! EINSCHLAFROUTINE IM ÜBERBLICK

- Immer gleich → Wiedererkennungswert.
- Ruhig gestalten → leise, langsam, langweilig, selber ruhig sein!
- Singen, Summen, leises Erzählen.
- Anfängliches Tragen – sanfte Bewegungsreize, Wiegen, rhythmisches Klopfen.
- Temporär abdunkeln.
- Keinen Blickkontakt mehr! In die Ellenbeuge „schnuffeln" lassen.
- Positive Verknüpfung – ohne Schreien – ohne Machtkampf.
- Falls Protest – ablenken, kurz ins Helle gehen, beruhigen, erneut versuchen.
- Zunehmend wacher ablegen.

6.5 Einschlafen lehren: selbstständig, aber nicht alleine!

Selbstständig einzuschlafen kann in sehr kleinen Etappen erlernt werden, indem die elterliche Hilfe kleinschrittig abnimmt. So kann ein Baby, das bereits eine Einschlafroutine positiv verknüpft hat und sich ruhig und zufrieden auf den Weg zum Einschlafen macht, nach und nach immer wacher abgelegt werden. Ein älteres Baby braucht außerdem ausreichend Schlafdruck und eine innere Bereitschaft (Schlafbereitschaft); es sollte sich „ins Bett wünschen“, sodass intrinsische Kräfte mithelfen. Natürlich darf es nichts anderes mehr erwarten, denn sonst mischt sich der kindliche Wille ein und vereitelt das ganze Vorhaben.

In jedem Fall ist es richtig, sein Kind auf dem Weg in die Entspannung und zur Schlafbereitschaft zu begleiten. „Schlafprofis“, also sehr gut regulierte Kinder, schaffen das vielleicht von Anfang an **selbstständig**. Allerdings zeigt die Erfahrung, dass die Kinder leichter einschlafen, die durch Einschlafroutinen Sicherheit gewinnen, eine entsprechend positive Schlaferwartungshaltung aufbauen und die Nähe der Eltern genießen.

Kinder mit Schlafproblemen sollten besonders gut auf den Schlaf vorbereitet werden. Und: Nur wenn die Eltern dann schrittweise ihre Unterstützung zurücknehmen, können die Babys lernen, sich im gleichen Maße selbstständig dem Schlaf zu überlassen und ihre selbstregulativen Fähigkeiten zu erproben und einzuüben.

In den Schlaf begleiten

Viele Eltern sind ausgesprochen ambivalent, wenn es um das Einschlafverhalten ihres Kindes geht. Die meisten lieben es, ihr Baby beim Einschlafen zu beobachten und es genüsslich in den Schlaf zu begleiten. Das friedliche Gefühl, alles richtig gemacht zu haben, Schlafbereitschaft, Entspannung und Geborgenheit gegenseitig zu spüren und zu leben, wird am Abend ausgiebig genossen. Das ist bei einem kleinen Baby auch richtig und kein Problem, das größere gewöhnt sich allerdings daran.

Denn dabei wird außer Acht gelassen, dass jedes Kind nachts mehrfach wach wird. Kinder aber, die mit einem intensiven Begleitungsgefühl (also auf dem Arm, mit Bewegung, an der Brust, Mama hängt über dem Bettrand, hält die Hand und streichelt in den Schlaf) einschlafen, vermissen beim nächtlichen Erwachen diese elterliche Aufmerksamkeit und schreien sich diese herbei. Diesen Alarm hören und beantworten die Eltern dann bei jedem Erwachen und begleiten ihr Kind durch die Nacht.

6.6 Durchschlafen unterstützen und Weiterschlafen lehren

Das Durchschlafen hängt direkt mit dem Einschlafen zusammen, denn Durchschlafen ist nichts anderes als ein erneutes Wiedereinschlafen. Gelingt das Einschlafen wirklich selbstständig, ist das Durchschlafen zwar nicht automatisch die Folge – denn nachts bestehen andere Bedingungen als abends – aber es ist eine günstige Voraussetzung.

Das Wiedereinschlafen fühlt sich an wie Weiterschlafen und ist von verschiedenen Faktoren abhängig:

1. vom bestehenden Schlafdruck (nimmt über Nacht ab),
2. vom erreichten Wachheitsgrad beziehungsweise Erregungsniveau,
3. von den kindlichen Erwartungen/Gewohnheiten,
4. vom gesundheitlichen Zustand des Kindes (Infekte wie Fieber, Husten, Durchfall oder Juckreiz, Zahnungsbeschwerden, Schmerzen, etc.),
5. von der Weiterschlafsprache der Eltern (Kapitel 6.6).

Der Schlafdruck

Der Schlafdruck, der am Abend sehr hoch ist und das Einschlafen erleichtert, nimmt über Nacht kontinuierlich ab, da sich das Kind über Nacht zunehmend ausschläft. Demzufolge ist das Wiedereinschlafen in den frühen Morgenstunden dann deutlich schwieriger. Zusätzlich besteht beim größeren Säugling in der zweiten Nachthälfte der störanfälligere Schlaf, der zusätzlich das frühmorgendliche Weiterschlafen erschwert.

Der schwierigste Zeitpunkt zum Weiterschlafen und Abgewöhnen des Weiterschlafservice sind also die frühen Morgenstunden.

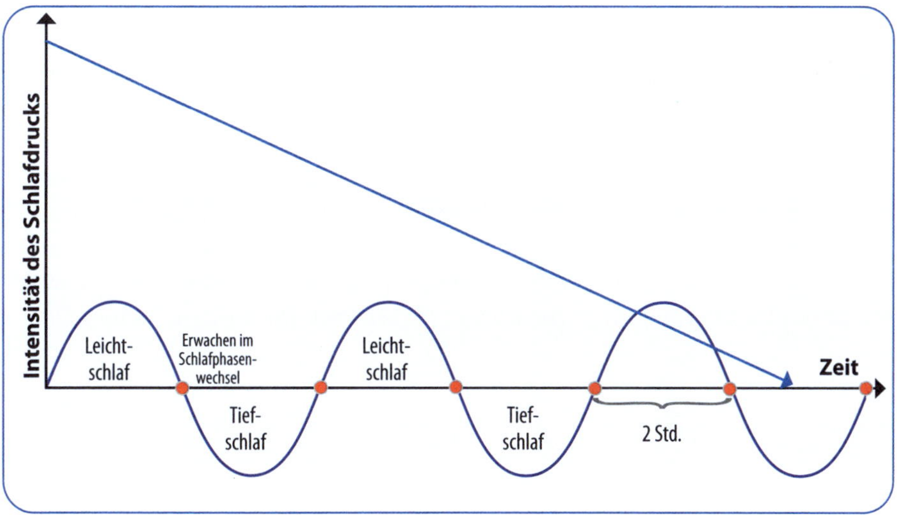

Abb. 14: Schlafdruck und Schlafphasenwechsel (vereinfacht)

Daher muss in den frühen Morgenstunden überlegt gehandelt werden, sonst besteht die Gefahr, dass das Baby gleich ganz wach bleibt. In der zweiten Nachthälfte sollte eine Mahlzeit möglichst etwas aufgespart werden, denn ein Kind, das um 3.00 Uhr trinkt, ist so satt, dass es um 5.00 Uhr keine frühe Morgenflasche/Stillen will, dann aber unter Umständen wach bleibt. Das heißt, die Gabe der frühen Morgenflasche/Stillmahlzeit oder das gemeinsame „Ausbacken" im Elternbett wird erst einmal nicht verändert, sondern der dadurch ermöglichte Schlaf bis 7.00 Uhr darf genossen werden.

Erregungsniveau

Erhält das Baby rasche Hilfe, ist es weniger aufgeregt. Schlafanfänger:innen gehören deshalb in die Nähe der Eltern, manche müssen noch lernen, wie Weiterschlafen geht. Wenn dann die Hilfestellung auf sich warten lässt, weil die Eltern erst aufstehen, ans Bett oder gar in das Kinderzimmer gehen müssen, ist das Baby bis dahin glockenwach und aufgeregt. Das Weiterschlafen rückt damit in weite Ferne. Kinder also erst aus dem Schlafzimmer ausquartieren, wenn sie selbstständig die Schlafphasen verbinden können. Sonst drohen nächtliche Wachphasen aufgrund des hohen Erregungsniveaus.

Kindliche Erwartungen

Gewohnheiten spielen natürlich auch eine Rolle. Erwartet es die Brust oder Flasche, begnügt sich das Baby sicherlich nicht mit dem Schnuller. Dennoch soll das Kind ja etwas Neues lernen, aber das wird nur in kleinen Schritten gelingen, wie Flaschenmahlzeit verdünnen, reduzieren, zeitlich nach hinten schieben, Brustmahlzeit so spät, so kurz und so wenig wie möglich, und immer wieder Schnuller/Kuschel geben …

Gesundheitszustand

Natürlich beeinflusst auch der gesundheitliche Zustand den Schlaf. Und selbstredend ist die Befindlichkeit bei Infekten eingeschränkt, sodass beim kranken Kind immer andere Regeln gelten, nämlich die, die aus dem Bauchgefühl der Eltern entstehen (wie Elternbett, nächtliches Trinken etc.) Ist das Kind wieder gesund, sollte mit dem Alltag wieder Normalität einkehren, und dies darf auch klar vermittelt werden.

Im Übrigen können die wiederkehrend angeführten Zahnungsbeschwerden natürlich auch phasenhaft die Befindlichkeit einschränken, aber sie sind nicht dauerhaft für schlechtes Schlafen verantwortlich (sondern ein beliebter Erklärungsversuch).

6.7 Weiterschlafsprache – Aufwachen ist kein Problem

Beim typischen Zwischenerwachen im Schlafphasenwechsel (s. Kapitel 5.2) sollten Eltern ihre „Schlafanfänger:innen“ das Weiterschlafen lehren, also die Schlafstimmung aufrechterhalten und prompte Unterstützung zum Weiterschlafen anbieten. Wenn am Tag das selbstständigere Einschlafen mit Einschlafroutine und zunehmend mehr kindlichem Eigenanteil klappt, gelingt das Wiedereinschlafen – also das Weiterschlafen in der Nacht – auch leichter. Jede Mutter und jeder Vater kann hier eine eigene „Ein- und Weiterschlafsprache“ entwickeln, einen Tröste- und Ablenkungsmodus finden, der das Kind erreicht, im Sinne einer sozialen Rückversicherung.

Elemente der Weiterschlafsprache könnten sein:

- keinen Blickkontakt suchen,
- mit der hohlen Hand sanft die Augen zustreicheln,
- Schschsch-Geräusche machen,
- leise sprechen/sanfte Stimme „alles gut“,
- zappelnden Armen Halt geben,
- sanfte Bewegungsreize setzen,
- Lageveränderung im Bett („bitte wenden“),
- kurz streicheln,
- rhythmisch den Popo klopfen,
- Kuscheltuch/-tier oder Schnuller geben,
- singen, summen,
- Bettchen hin- und herfahren,
- sanfte manuelle Federwiege nutzen.

Kontraproduktiv sind:

- automatisch Stillen,
- automatisch Flasche geben,
- rausnehmen und mit Pezziball hüpfen,
- lange umhertragen.

Dieses Vorgehen fördert die eigenregulativen Fähigkeiten des Babys, die physiologischen Schlafabläufe werden dabei nicht gestört oder unterbrochen und die Eltern unterstützen die kindliche Schlaf-Wach-Organisation ihres Säuglings. Er kann erfahren, dass kurzes Zwischenerwachen kein Grund zum vollständigen Aufwachen ist – und schon gar kein Grund zum Stillen oder für die Flasche. Dies soll nur zu sinnvollen Zeiten geschehen, beispielsweise zweimal in der Nacht.

EXKURS: FÜR UND WIDER: DAS FAMILIENBETT

Manche Familien wollen gerne gemeinsam schlafen, andere tun es aus der Not heraus. Dabei sollten Eltern wissen, dass Geburtskliniken aus haftungsrechtlichen Gründen derzeit oft vom Bedsharing abraten, obwohl es dazu widersprüchliche Studienergebnisse gibt (s. Kapitel 5.10).

Es bleibt eine individuelle Entscheidung der Eltern. Eine stillende Mutter, die auf eine sichere Schlafumgebung achtet, in der Schwangerschaft nicht geraucht hat und auch sonst klar und orientiert ist, sollte sich nicht ängstigen, für eine sichere Schlafumgebung sorgen und nach ihrem Bauchgefühl entscheiden und abwägen.

Wenn dort alle gut schlafen, sollte die Familie das gemeinsame Schlafen genießen, aber jeder kümmert sich um seinen eigenen Schlaf. Wie es in vielen Kulturen und seit Anbeginn der Zeit üblich ist. Kind (in einem sicheren Nestchen) und Eltern schlafen in einem Bett, und alle sind dabei zufrieden. Meist Rücken an Rücken, denn wenn man sich voneinander wegdreht, kann man in Ruhe selbstständig und zufrieden ein- und weiterschlafen. Daraus entstehen keine Schlafstörungen.

Man kann auch Rücken an Rücken gut schlafen.

Ein unschlagbarer Vorteil besteht darin, dass das Kind beim nächtlichen Erwachen nicht irritiert ist, sich nicht allein erlebt und Alarm schlägt. Die Eltern müssen nicht aufstehen und retten, können frühzeitig eine soziale Rückversicherung anbieten, sodass das Kind lernt, möglichst ohne oder mit zunehmend weniger elterlicher Einschlafhilfe auszukommen.

Ein großer Nachteil besteht darin, dass müde Eltern meist schnell weiterschlafen wollen und daher den Beruhigungs- und Einschlafjob ihrer Kinder schnell und komplett übernehmen, was wiederum das selbstständige kindliche Einschlafen blockiert. Wenn dieses die Normalität der Kinder wird, fühlen sie sich nur beim gemeinsamen Schlafen wohl und signalisieren dies ihren Eltern auch deutlich: „Ich brauche dich unbedingt zum Schlafen! Jetzt und später!" Diese Eltern empfinden es als falsch, wenn sie ihre Kinder im Einschlafprozess nicht begleiten. Sie erleben die Hilflosigkeit ihres Kindes regelmäßig und können sich nicht vorstellen, wie sie ihrem Nachwuchs in guter Art und Weise beibringen können, sich selbst zu helfen. Sie trauen es ihrem Kind nicht zu und damit fixiert sich diese Situation – zum Teil sogar über viele Jahre.

6.8 Was Eltern ihren Kindern zutrauen

Das Einschlafverhalten, das Eltern ihren Kindern zutrauen, ist stark von den eigenen Schlaf- und Lebenserfahrungen (s. o.), der eigenen Persönlichkeit und nicht selten stark von den eigenen Bindungserfahrungen geprägt. Eltern, die in ihrer Kindheit wenig Selbstwirksamkeit erfahren haben und beispielsweise ausschließlich eng mit einer Bezugsperson eingeschlafen sind, tun sich schwer, ihrem Baby Selbstwirksamkeit zuzutrauen und ihm den Rücken zuzuwenden.

Natürlich ist dieses auch vom Kind selbst abhängig: Ein ängstliches Kind wird intensiver die Nähe der Eltern suchen (und das ist gut und richtig). Nur: Was daraus entsteht, hängt von den Eltern ab!

Ein achtsamer Umgang mit dem Thema Babyschlaf ist nicht nur entwicklungsrelevant, sondern bietet eine Möglichkeit, kindlichen Schlafstörungen vorzubeugen oder sie zu vermeiden und ist somit letztlich eine Investition in den elterlichen Schlaf.

Eltern brauchen Vertrauen in die kindliche Selbstregulation. Es wäre schön und hilfreich, gemeinsam eine Welt zu erschaffen und zu entwickeln, in der es völlig normal ist, sich selbstständig dem Schlaf zu überlassen.

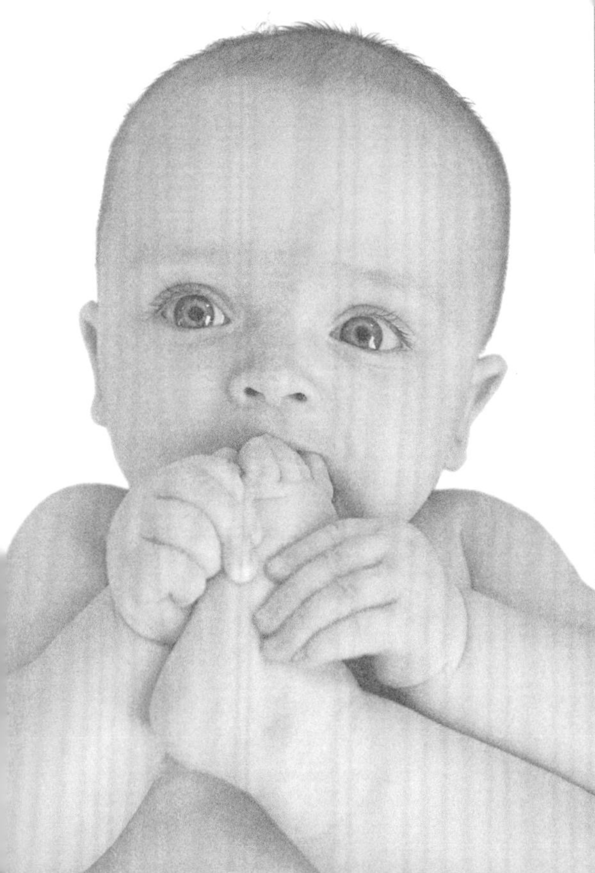
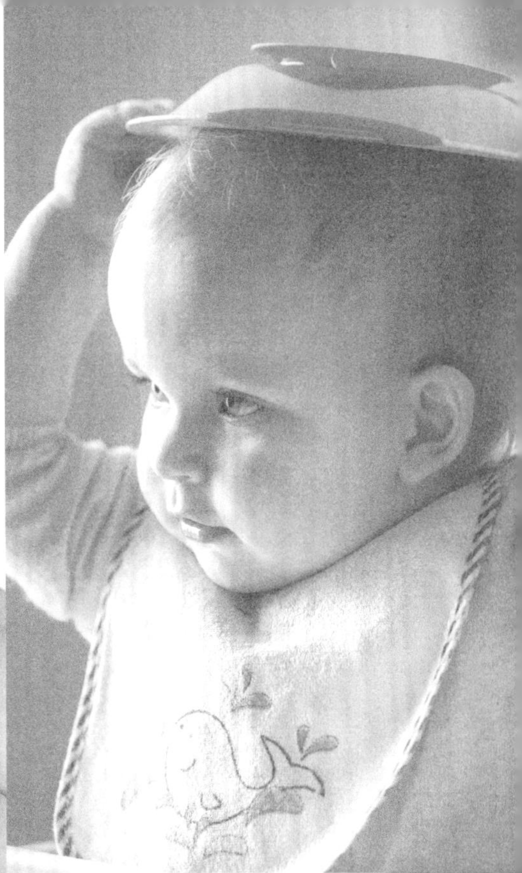
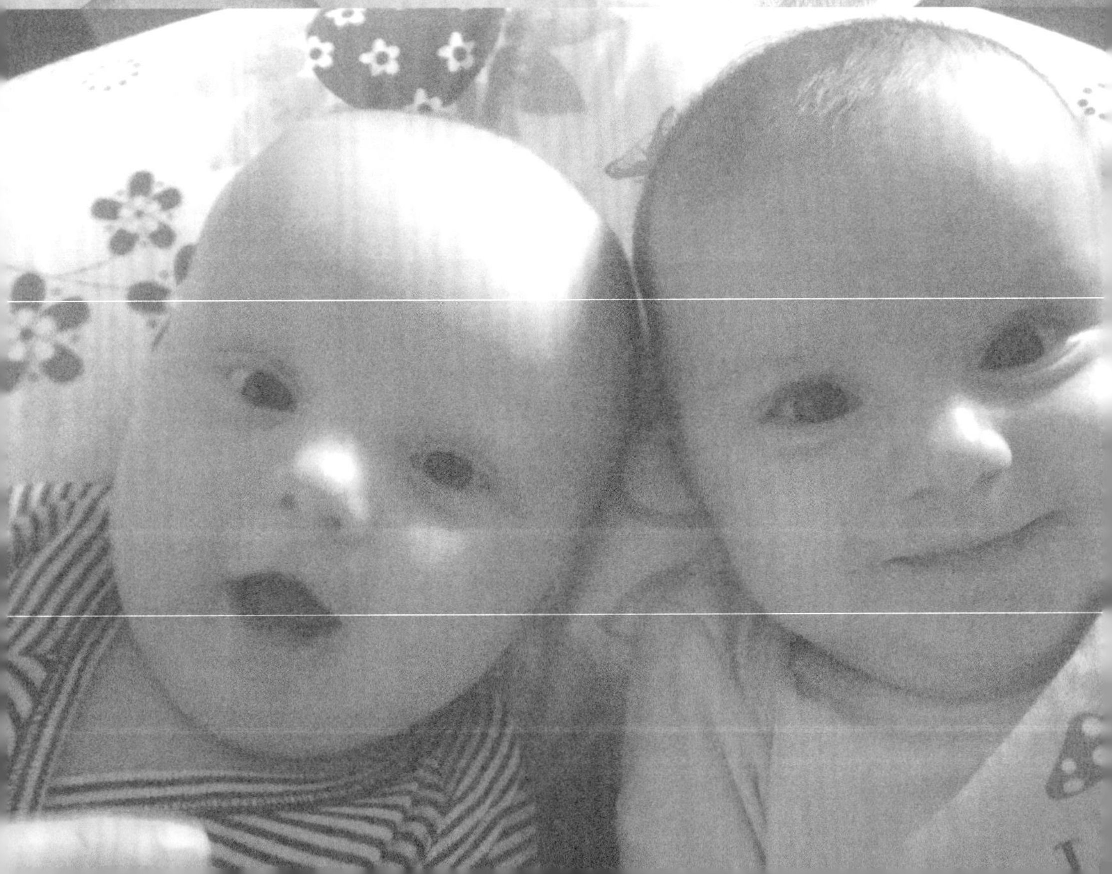

MEIN KONZEPT

Die alters-, entwicklungs- und kommunikations-bezogene Beratung

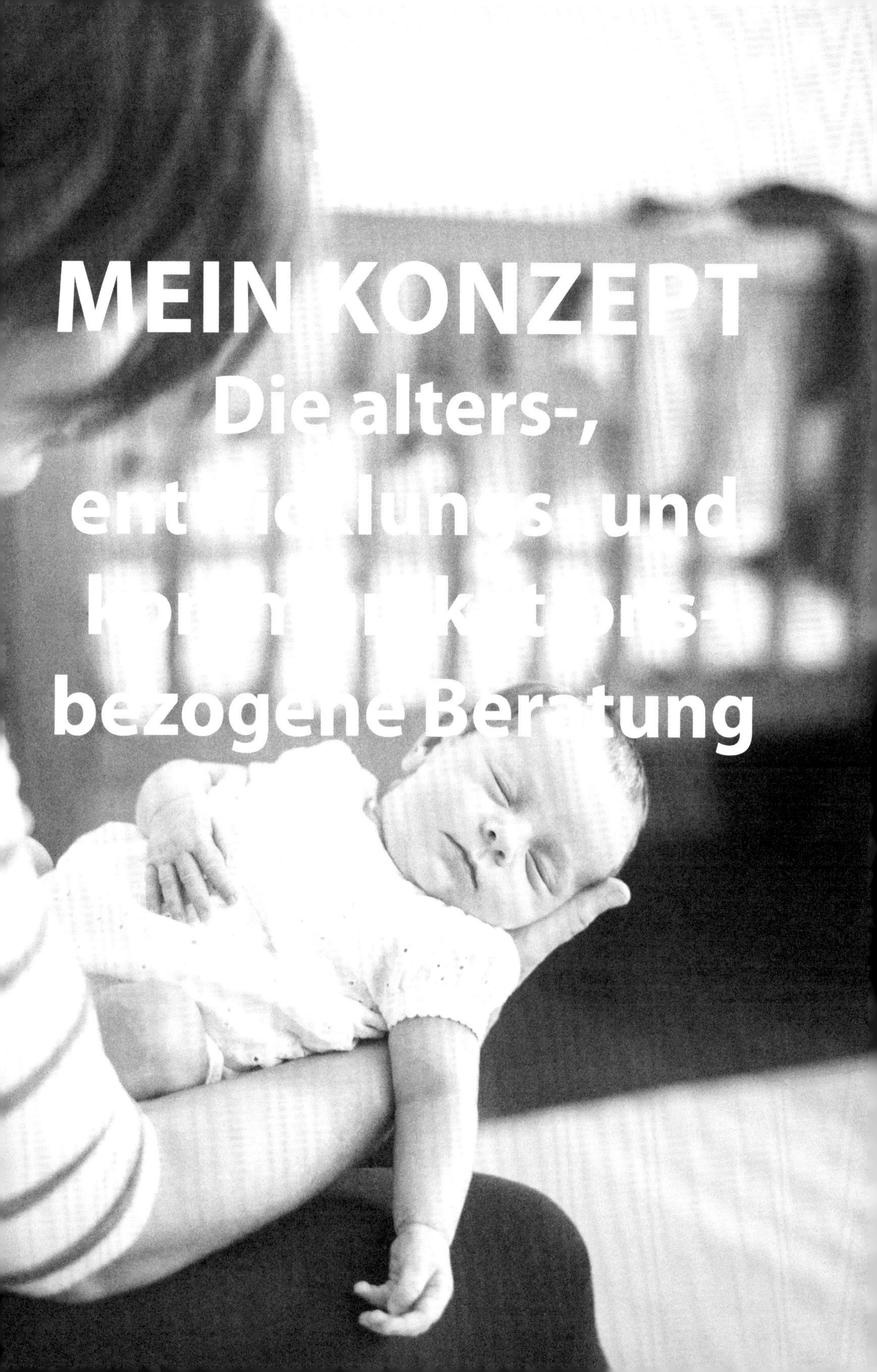

Einstimmung

Hebammen – und alle, die Familien im ersten Lebensjahr professionell unterstützen – haben die wichtige Aufgabe, Paare in die Elternschaft zu begleiten und damit die Möglichkeit, verschiedene Lebensaspekte für Eltern und Kind gut anzubahnen. Familie zu werden und zusammen zu wachsen ist ein vielschichtiger Prozess aller Beteiligten. Doch ist es trotz aller Bemühungen oft gar nicht einfach, sich zu verstehen.

Zum Glück sind alle Eltern mit intuitiven Kompetenzen ausgestattet, die ihnen beim Familie-Werden helfen. Doch wir leben in Zeiten der zunehmenden Individualisierung und dem Abschied von gesellschaftlichen Unterstützungssystemen wie der Großfamilie. Die (digitale) Informationsflut will auch in Erziehungsfragen verstanden, bewertet, geordnet und in Beziehung zur eigenen Erziehungshaltung gesetzt werden. Und genau deshalb sind Orientierung, Vorbilder, Erfahrung und anwendbares Wissen für junge Eltern so wertvoll.

Die Bedürfnisse eines anderen zu erkennen ist nicht immer leicht, insbesondere wenn der „Andere" gerade erst frisch auf der Welt ist und selbst noch nicht weiß, was er braucht. Hebammen oder Beratende können Eltern bei dieser Aufgabe unterstützen und helfen so dem Baby, seine Bedürfnisse nach Geborgenheit, Sicherheit, Nähe, Wärme, Nahrung, Kommunikation, Unterhaltung oder Schlaf einzusortieren.

Lassen Sie als Hebammen oder Beratende betreute Eltern an Ihrer Erfahrung und Ihrem Wissen teilhaben. Machen Sie sie neugierig auf ihre neue Aufgabe, bestärken Sie die elterliche Kompetenz und erklären Sie die Dynamik der Entwicklung im ersten Lebensjahr. Das ist zugleich eine Herausforderung, aber auch eine Chance, um manche Weichen günstig zu stellen und so spätere Probleme zu vermeiden.

Wer verstanden hat, dass feinfühliges Miteinander und die altersgemäße Beantwortung kindlicher Fragen auf einen guten Weg führen, welcher sich entwicklungsbedingt stetig verändert und es deshalb notwendig wird, über die ersten Wochen hinauszublicken – der wird gute Antworten finden.

7 Der praxiserprobte Leitfaden

Über die Jahre durfte ich unzählige Familien begleiten und bin immer wieder von Neuem begeistert von den Kindern, den Eltern und ihrer Beziehung. Dabei habe ich viel gelernt und verstanden von Babys und ihrem Schlafverhalten und möchte allen Beratenden, aber auch allen Eltern einen praxiserprobten Leitfaden an die Hand geben.

Bedürfnisorientiert

Eine gute Beratung muss sich in erster Linie am Menschen orientieren. An den erwachsenen Eltern, deren Ziele, Wertvorstellungen und Wünsche genauso wichtig sind wie die Bedürfnisse der Kinder in den unterschiedlichen Altersstufen. Oft besteht große Not, da der Schlafmangel an den Nerven zerrt und es keine Idee zum Ausstieg aus dem Schlafdilemma gibt.

Ideen für die Eltern

In dieser Situation brauchen Eltern konkrete Ideen und einen guten Plan, der zu ihnen passt. Diese individuelle Beratung und das Erfassen des Familiengefüges brauchen Empathie, Wissen, Erfahrung und vor allem Zeit.

Um die akute Situation insgesamt zu erfassen, sind aktuelle Schlafprotokolle, Home-Videos, Fragebögen und schriftliche Zusammenfassungen mit Statusdokumentationen ebenso hilfreich wie Beschreibungen der Ziele und Erwartungen.

Perspektivenwechsel und Entwicklungsberatung

Zusammen mit den Eltern wird der Fokus auf die altersgemäßen Bedürfnisse des Kindes und die anstehenden Entwicklungsaufgaben gerichtet, die von Eltern und Kind nur gemeinsam gemeistert werden können. Dazu braucht es ein Verständnis über die kindliche Entwicklung. Deshalb erfolgt eine ausführliche Entwicklungsberatung (Kapitel 2). Zudem erhalten die Eltern eine erste Richtschnur im Hinblick auf altersgerechtes Miteinander, Tagesgestaltung, mit dem Fokus auf den Wachzeiten, dem Schlaf-, Ess- und Wachverhalten und dem Nachtschlaf (Kapitel 5).

7.1 Der gute Plan

Der Weg zum guten Einschlafen geht meist nur in Etappen und sieht je nach Altersstufe etwas verschieden aus. Doch für alle Menschen gilt: Gutes Einschlafen gelingt nur aus der Entspannung heraus.

1. Aufgabe: Dem Kind den Weg zur Entspannung zeigen

Wie kann sich mein Kind entspannen, wohlfühlen, ankuscheln, lockerlassen, sich dem Schlaf überlassen, sodass ihm Einschlafen ganz leichtfällt (Kapitel 4.2)?

2. Aufgabe: Einschlafroutine etablieren

Dies ist eine positiv besetzte Verhaltenskette zur Einstimmung des Kindes auf den nahenden Schlaf. Bei positivem Erleben wird sich das Kind daran beteiligen und bei seiner eigenen Beruhigung mithelfen. Vorzugsweise wird das am ersten Tagschlaf geübt (Kapitel 4.4).

3. Aufgabe: Elterliche Co-Regulation verringern

Dieses kann alters- und entwicklungsabhängig ganz unterschiedlich aussehen, es ist jedoch wichtig, damit die eigenregulativen Fähigkeiten des Kindes unterstützt werden (Kapitel 6.1).

4. Aufgabe: Übergangsobjekt

Altersentsprechend wird ein Übergangsobjekt wie Schnuller und ein Kuscheltuch oder ein Kuscheltier eingeführt und das Kind damit in die Eigenregulation geführt (Kapitel 6.2).

5. Aufgabe – Weiterschlafsprache, das Vorgehen beim Erwachen

Beim Zwischenerwachen wird der Fokus auf das Weiterschlafen gerichtet, die Schlafstimmung aufrechterhalten und zum Weiterschlafen motiviert (Kapitel 6.6).

Das Erwachsenen-Bezugssystem: die Herkunftsfamilie

Gefühle und Einstellungen, die Eltern ihren Kinder gegenüber entwickeln, stehen in Abhängigkeit zur eigenen Herkunftsfamilie. Dieser ererbte Beziehungskompass hat dem Paar allerlei an Einstellungen und Vorstellungen, wie Beziehungen gelebt werden können, was sich gut und richtig anfühlt etc., mit auf den Weg gegeben. Und er zeigt vielleicht auch manches, das sie in ihrer eigenen neuen Familie verändern möchten.

Paar wird zu Eltern

In jedem Fall ist ein Abstimmungsprozess nötig, wenn zwei Menschen einen gemeinsamen Weg gehen wollen. Jeder kommt aus einem anderen Bezugssystem, und so müssen Vorstellungen von Partnerschaft und nun auch von Elternschaft neu geklärt und definiert werden. Beim Übergang zur Elternschaft kommt das Paar wieder in Kontakt mit seinen eigenen Wurzeln und komplett neue Rollen werden entdeckt, erobert und integriert. Manches, was der eine Partner als Selbstverständlichkeit sieht, widerstrebt dem anderen komplett, und ein erneuter Abstimmungsprozess ist notwendig. Und bestenfalls geht es dem Paar dann nicht darum, wer von beiden recht behält, sondern welcher Weg am besten zu allen passt. So könnte der Nachwuchs vom Bestmöglichen beider Seiten profitieren.

> Eltern sollten beim Aushandeln von Familienwerten Freude am Dialog entwickeln und sich bewusst entscheiden, wie sie miteinander umgehen wollen – als Paar und auch als Eltern.

Kind

Das Baby bringt mit seinem Wesen die verschiedensten Saiten in uns zum Klingen.

All das ist der Prozess des Eltern-Werdens, nämlich Verantwortung für sich selbst, für sein Handeln, für den Partner und für sein Kind zu übernehmen.

Die Rolle der Beratenden/der Hebamme

Hebammen oder Beratende können den Eltern einerseits mit altersentsprechenden Informationen weiterhelfen und andererseits ihre Erfahrungen teilen, erklären, was „artgerecht“ sein könnte und was es in keinem Falle ist. Sie können den Eltern Lust darauf machen, mutig und zuversichtlich ihren eigenen Weg zu finden.

In schwierigen Situationen können Hebammen oder Beratende auch Modell zum Lernen sein. Denn daran fehlt es oft in unserer heutigen Welt. Die Zeit der Großfamilien ist längst vorbei und die jungen Eltern fühlen sich isoliert, es fehlt an Vorbildern und Unterstützung. Es ist klug und ein Zeichen von Kompetenz, sich dann Hilfe zu suchen.

Das breite medizinische und sozialpädagogische Spektrum des Hebammenberufes macht zusammen mit der aufsuchenden Begleitung junger Familien deren Arbeit so wertvoll, denn fragende Eltern brauchen genauso passende Antworten wie die fragenden Kinder. So können wir als Unterstützende gemeinsam die Welt vielleicht ein kleines bisschen besser machen. Für die Kinder, für die Eltern und für uns selbst.

Bausteine der Elternberatung

Folgende Beratungsschwerpunkte sollten altersbezogen mit den Eltern ausführlich besprochen und erarbeitet werden, sodass die Eltern sich sicher fühlen können, bei dem was sie tun.

Ich erarbeite mit den Eltern folgende Punkte:

- **Besonderheiten: Welche Entwicklungsaufgaben stehen für das entsprechende Alter an?**
- **Wie sieht das altersentsprechende Schlafen aus und die Tagesstruktur?**
- **Welche Einschlafhilfen sind sinnvoll?**
- **Welche Einschlafroutine kann etabliert werden?**
- **Welche Abendroutine kann helfen?**
- **Wie sieht das Vorgehen in der Nacht aus?**
- **Welche Ernährung ist zu empfehlen?**
- **Welche altersgemäßen Tagesprojekte gibt es?**

7.2 Sichere Bindung

Um gut einschlafen zu können, müssen sich Kinder vertrauensvoll entspannen können. Nur so können sie sich dem Schlaf hingeben.

Alle Eltern wünschen sich für ihre Kinder eine sichere Bindung.

Die Art und Weise, wie Eltern diese Beziehungen gestalten und welche Bindungserfahrungen die Kinder mit ihren Eltern machen, hat maßgeblichen Einfluss auf deren Persönlichkeitsentwicklung. Diese Bindungserfahrungen begleiten das Kind ein Leben lang. Es ist deshalb wichtig, wie Eltern mit ihrem Kind umgehen, um eine gelingende Beziehung zu ermöglichen, die einerseits Halt gibt und andererseits Entwicklung zulässt. Eine Beziehung, die alle Bedürfnisse berücksichtigt, die der Kleinen und die der Großen.

Entscheidend für eine sichere Bindung ist das prompte und feinfühlige Reagieren der Eltern (Bezugspersonen) sowie eine stärkende Haltung, die dem Kind neben Sicherheit und Geborgenheit auch das Vertrauen in die sich entwickelnden eigenen Fähigkeiten vermittelt. Auf der Seite des Kindes ist es das unumstößliche Wissen, dass seine Bezugsperson im Bedarfsfall jederzeit nicht nur physisch, sondern auch emotional verfügbar ist. Diese Sicherheit ermöglicht die Entwicklung von Vertrauen, Erfahrung von Selbstwirksamkeit und schließlich die Fähigkeit zur Selbstregulation.

Je nach Alter stehen verschiedene Entwicklungsaufgaben an.

So ist ein kleines Baby auf vielfältigste Weise auf die Unterstützung seiner Eltern angewiesen. Es ist Spielball seiner Befindlichkeiten und hat noch kein System erkannt, wie es seine Gefühle einordnen kann. Dafür braucht es seine Eltern, die ihm helfen, seine Gefühle kennenzulernen, sie zu regulieren, zu organisieren und zu verarbeiten.

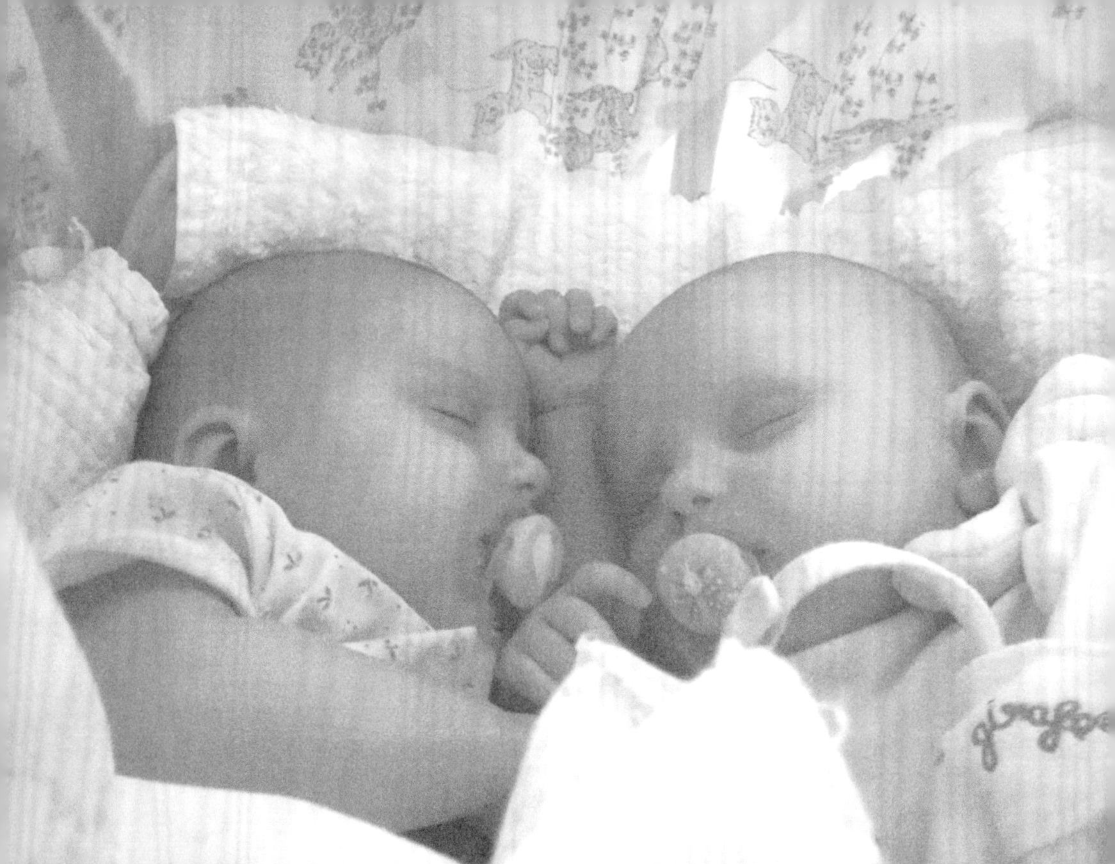

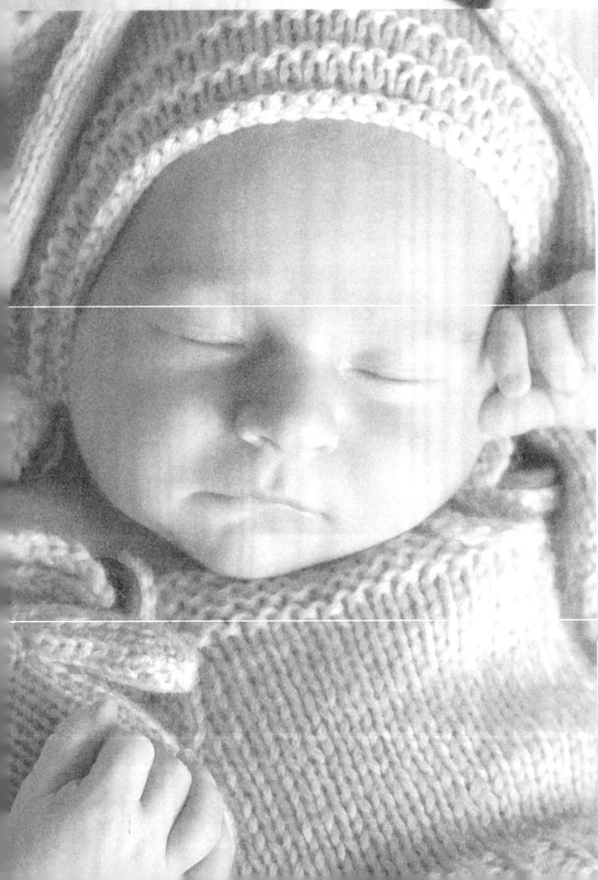

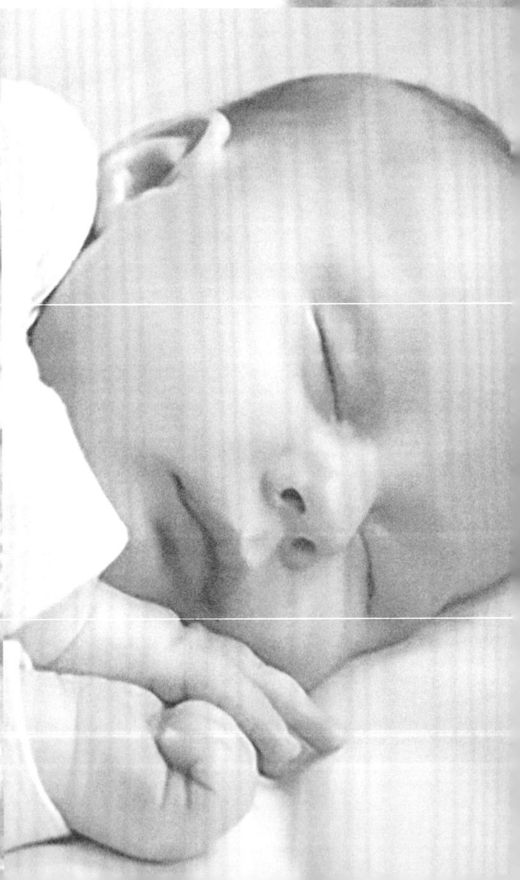

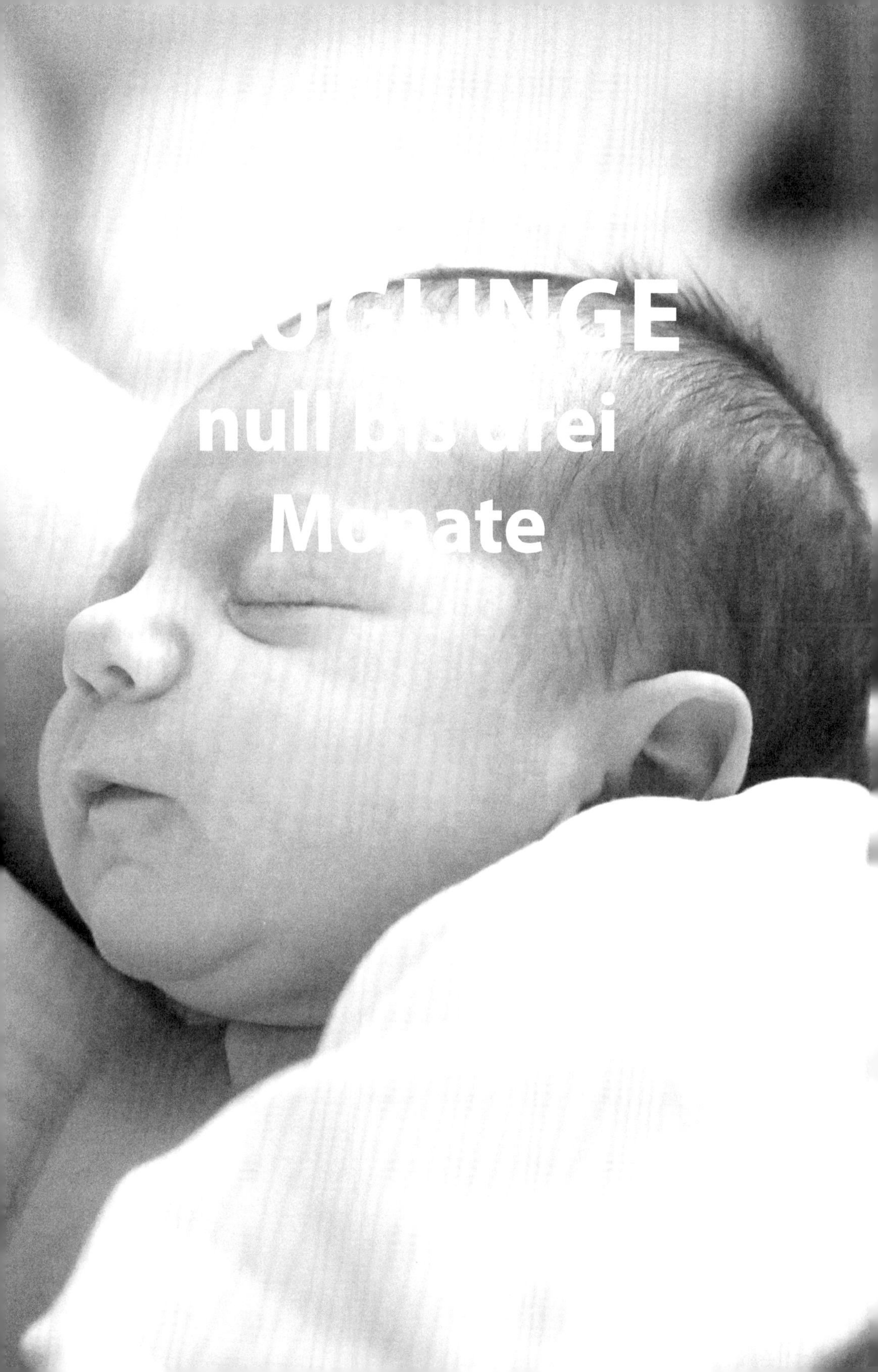

SÄUGLINGE null bis drei Monate

8 Kleine Säuglinge: null bis drei Monate

Kleine Babys brauchen rechtzeitige Unterstützung.

Schlecht regulierten, viel schreienden, wenig schlafenden, reizoffenen Kindern fällt es schwer, sich von den Reizen des Tages zu verabschieden, also die Augen zu schließen, zu entspannen und einzuschlafen.

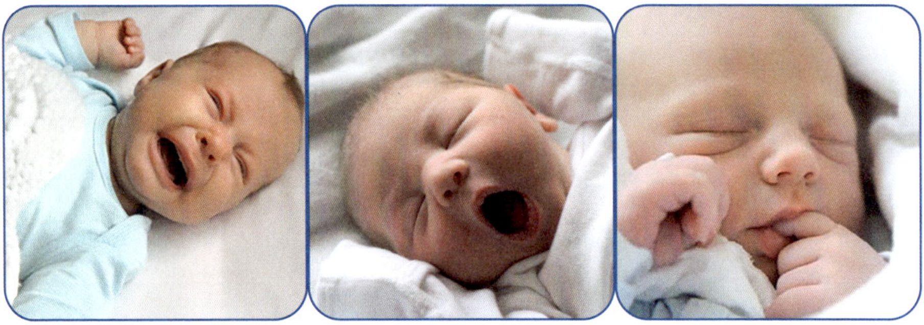

Abb. 15: Dem Schreien zuvorkommen: Diese Kinder sind schwer zu lesen, sie brauchen Unterstützung, Geduld und altersgemäßes Angebot, denn Müdigkeitsanzeichen kommen oft spät oder gar nicht.

Wie in Kapitel 1 beschrieben, müssen Säuglinge in der ersten Zeit nach der Geburt vielfältigste Anpassungsaufgaben bewältigen. Viele kleine Babys haben damit keine großen Probleme, deren Familien brauchen keinen Rat.

Allerdings ist jedes fünfte Kind von einer frühkindlichen Regulationsstörung mit exzessivem Schreien betroffen (Kapitel 3) und braucht Hilfe; die Eltern brauchen Beratung und Unterstützung.

Diese Kinder haben einen Reifungsrückstand – eine Unreife der Schlaf-Wach-Organisation und brauchen viel Unterstützung, um zur Ruhe zu kommen.

In diesen Fällen greifen Ratschläge, wie „Hör doch einfach auf dein Bauchgefühl!" oder „Ist alles nur eine Phase", „Nimm es doch einfach an die Brust" oder „Lass es doch auf dir schlafen", leider viel zu kurz. Dann ist es für Beratende und Eltern hilfreich zu wissen, was eigentlich altersgemäß ist, welche Unterstützungsmöglichkeiten es gibt, was gut funktioniert und was man lieber lassen sollte.

Dieses Kapitel enthält viele Punkte, die bereits in den Kapiteln zuvor besprochen wurden, hier aber im Kontext mit einem bestimmten Alter und anhand von Fallbeispielen erörtert werden.

__Max ist sechs Wochen alt__, ist ständig wach und schafft nur ganz kurze Schläfchen auf dem Arm. Ablegen ist unmöglich, er schaut mit geweiteten Augen, ist extrem schreckhaft und motorisch sehr unruhig. Er zappelt ständig und steigert sich immer mehr in seine Aufregung hinein, bis er nur noch unerreichbar schreit. Über Stunden schreit er unstillbar, insbesondere in den Abendstunden von 17 bis 23 Uhr. Zwischendurch schläft er schon mal ganz kurz aus Erschöpfung auf dem Arm ein, ist aber schnell wieder wach und das Schreien beginnt von vorne. „Als Mutter weiß ich mir nicht anders zu helfen, ich stille möglichst oft, dann ist er wenigstens ruhig. Die Nächte gehen eigentlich, aber die Tage sind der Horror, ich komme zu nichts, nicht mal zum Selber-Essen. Wir haben uns das ganz anders vorgestellt, das Leben mit Baby! Im Moment gibt es weder für Max noch für uns gute Zeiten … Entweder Max schreit, trinkt an der Brust, oder er schläft – meistens allerdings nur kurz."

8.1 Alterstypische Phänomene: Bedürfnisse

In den ersten Lebenswochen gibt es noch keinen Tag-Nacht-Rhythmus, dieser entwickelt sich im Verlauf der ersten acht Wochen durch regelmäßig wiederkehrende Umgebungsfaktoren. Die Kinder lernen den Tag durch den lebendigen Alltag kennen, wie durch das Tageslicht, Geräusche, Ansprache, soziale Kontakte, regelmäßige Nahrungsaufnahme und ausführliche Körperpflege. Und selbstverständlich sollten sie auch lernen, was die Nacht ist. Dann ist es dunkel, leise, es gibt kaum Ansprache, gewickelt wird nur, wenn es nicht anders geht, und auf jeden Fall im Dunkeln, gegessen wird eher weniger und geschlafen eher mehr.

Bei Schlafanfänger:innen gestaltet sich der Schlaf häufig noch schwierig, und Müdigkeitsanzeichen kommen oft gar nicht oder zu spät.

Bei der Nahrungsaufnahme ist nicht immer klar: Hat das Baby genug getrunken, ist es satt geworden oder hat es nur genuckelt? Oder ist es vorzeitig eingeschlafen? Dies ist ein typisches Phänomen dieses Alters.

> Oft bestehen Mischzustände in Bezug auf Schlafen und Ernährung: Das Kind ist zu müde, um richtig zu trinken, und zu hungrig, um richtig zu schlafen.

Auch die Schwerkraft spielt plötzlich eine Rolle, so bringt zum Beispiel der Moro-Reflex große Unruhe ins Kind: Bei Schreck oder wenn es nicht stabil liegt, aber manchmal auch aus dem Schlaf heraus, zuckt der ganze Körper und das Kind erwacht von seinem eigenen Moro-Reflex – und braucht Unterstützung.

Ein sehr wackeliger Körper ohne Kopfkontrolle und mit strampelnden Armen und Beinen vermittelt kein stabiles Körpergefühl. Es verwundert daher nicht, dass jedes Baby der Welt am liebsten im Arm gehalten werden möchte. Die Empfehlungen zur Vermeidung des plötzlichen Säuglingstods tragen nicht gerade zum Wohlgefühl so eines Babys bei. Diese Eltern befinden in der Zwickmühle zwischen dem, was empfohlen wird, und dem, was sich für ihr Kind und sie selbst gut anfühlt? Die nötige Entscheidung heißt dann „Eltern werden" – nämlich sein Kind genau zu beobachten, sich einzufühlen und die Verantwortung für das eigene Handeln zu übernehmen.

Bei unserem Max ist es so: Er möchte auf Mamas Arm „wohnen" – oder an der Brust. Und nachts am liebsten auf ihrem Bauch. Trotzdem kommt er nicht zur Ruhe, und an längere Schläfchen ist nicht zu denken. Bei jedem Versuch, ihn in sein Bettchen zu legen, schreckt er auf, zappelt und strampelt wild umher. Er schreit und ist stark erregt. Mama nimmt ihn sofort wieder auf den Arm, doch beruhigen kann er sich dann nur an der Brust – ganz gleich, wann die letzte Mahlzeit war.

Die verzweifelte Mama fragt: Was könnte ich verändern, damit sich Max auch mal kurz ablegen lässt?

Wenn motorische Unruhe (ständiges Fuchteln und Strampeln) sowie ein häufiger Moro-Reflex im Vordergrund stehen, empfehle ich, Max in diesem Alter tagsüber zu pucken (Kapitel 4.2) und gut gelagert in den Stubenwagen abzulegen. Es sollte ihm natürlich nicht zu warm werden und es muss für eine sichere Lage/Schlafumgebung gesorgt sein, aber durch den Rundum-Halt fühlt er sich nun stabiler und kann ruhiger werden.

8.2 Schlafbesonderheiten: Schlafanfänger:innen mit Leichtschlafphasen

Das kleine Baby muss seine Befindlichkeiten und Bedürfnisse erst selbst kennenlernen, und dies bringt es mit sich, dass sein Verhalten manchmal noch schwer zu lesen und richtig zu interpretieren und zu beantworten ist.

Ist das Baby satt und müde, wird es nicht „wortlos" ruhig und schläft ein, sondern beginnt erst einmal zu zappeln, mit den Armen zu rudern und sich an die Eltern zu adressieren. Das Bindungssystem wird aktiviert und die Eltern kommen zum Einsatz.

An dieser Stelle sollte das Unruheverhalten nicht vorschnell als Langeweile fehlinterpretiert werden, sonst bekommt das Baby bei Müdigkeit nicht die richtige Antwort Schlafen, sondern die Antwort Unterhaltung. Meist folgt bei weiterer Unruhe dann das Angebot Nahrung, und wenn das Baby dabei nicht eingeschlafen ist, kommt ein weiterer Versuch mit Bewegung in Kinderwagen oder Trage. Jedoch die richtige Verknüpfung des ursprünglichen Bedürfnisses mit der entsprechenden Befriedigung kann vom Baby so nicht hergestellt werden (Kapitel 1.3).

Um besser dafür gewappnet zu sein, was das Baby gerade umtreibt, ist es sinnvoll, bei Schwierigkeiten einfach auf die Uhr zu schauen.

Denn in den ersten Wochen kann ein sattes Baby meist nicht länger als eine Stunde gut gelaunt wach sein.

Auf die Wachzeit kommt es an: Eine Stunde wach reicht! Morgens kürzer – abends länger.

Gibt es, wie bei Max, Probleme, ist ein Schlafprotokoll sinnvoll. So bekommen alle (Beratende und Eltern) einen Überblick vom erlebten Alltag, insbesondere vom Schlafen, vom Wachsein, vom Schreien und von den Mahlzeiten (Kapitel 4.1).

Auf dem Schlafprotokoll von Max sehen wir grundsätzlich lange Wachzeiten, kurze Tagschläfchen und mehrstündige Schreiepisoden, besonders in den Abendstunden.

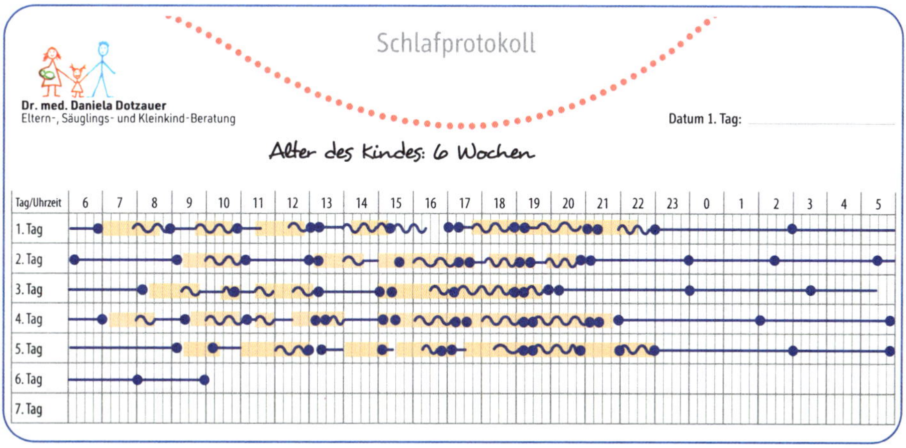

Abb. 16: Schlafprotokoll 1 – Unstillbares Schreien, mehrstündige Schrei- und Wachphasen

Wir erinnern uns: Schlaf ist eine komplexe Hirnleistung und das Gehirn eines kleinen Babys noch extrem unreif. So verwundert es nicht, dass es gerade beim Schlafverhalten so viele Schwierigkeiten gibt.

Typisch für dieses Alter ist der störanfällige Leichtschlaf am Tag.

Das liegt zum einen an den kürzeren Schlafzyklen, die dafür sorgen, dass kleine Säuglinge in den ersten Wochen etwa jede Stunde kurz aufwachen. Zum anderen ist der hohe REM-Schlafanteil verantwortlich für das leichte und häufige Erwachen am Tag (Kapitel 5).

> Der störanfällige Tagschlaf in den ersten Wochen ist normal, und es braucht einen klugen Umgang damit – nämlich die Hilfe zum schnellen Weiterschlafen.

Für Max' Mutter bedeutet dies, wenn Max nach 20 oder 30 Minuten erwacht, wird die Schlafstimmung aufrechterhalten. Das hatte sie bislang noch nicht versucht, sondern dachte stets, das Schläfchen sei zu Ende. Max hatte dann aber schnell wieder schlechte Laune, worauf sie ihn mit Stillen tröstete, was manchmal zum Wiedereinschlafen führte. Manchmal aber auch nicht, und dann war Max unruhig, fahrig und unzufrieden. Bei seiner Mama kamen daraufhin immer wieder Zweifel auf, ob Max auch wirklich satt würde, was wiederum die Frage eines frühen Abstillens und Zufütterns in den Raum stellte.

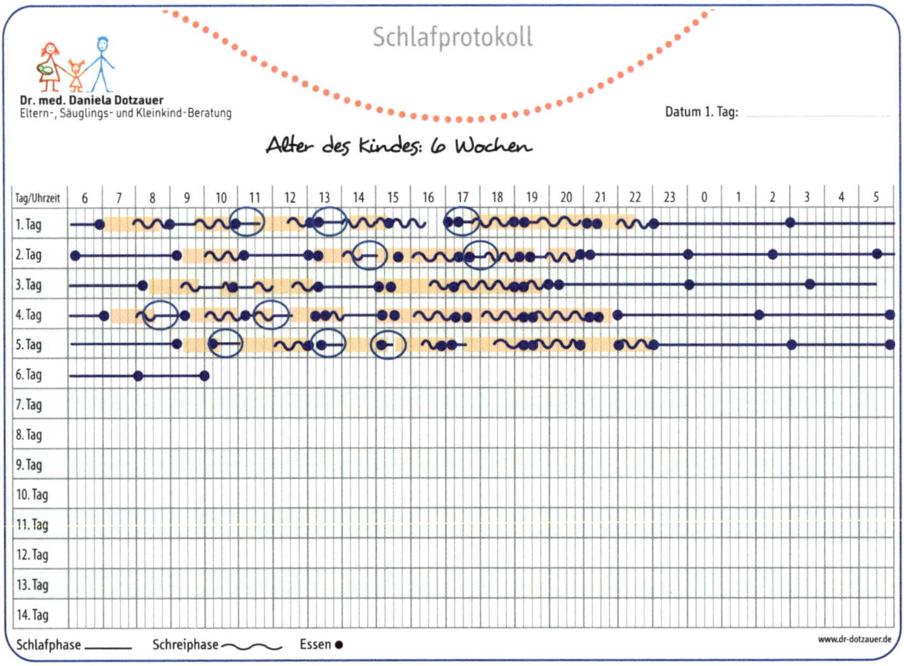

Abb. 17: Schlafprotokoll 2 – Zwischenerwachen markiert

Beim Zwischenerwachen sollten Eltern die Schlafstimmung aufrechthalten und das Kind (möglichst) zum Weiterschlafen bringen, zum Beispiel durch die sogenannte Weiterschlafsprache (Kapitel 6.6): Je nachdem, wo sich das Kind befindet (zum Beispiel in der Trage), werden die Augen zugestreichelt, der Popo geklopft, es werden leise Schschsch-Geräusche

gemacht, es wird ein bisschen schneller umhergegangen und etwas mehr Bewegung angeboten.
Das gleiche Vorgehen im Kinder- oder Stubenwagen oder im Bettchen: Dem zwischenerwachenden Max werden schnell die Augen zugestreichelt, der Stubenwagen wird gerollt, es gibt gleich Schschsch-Geräusche, mit warmer Stimme, sanfter Bewegung und auch ein Lagewechsel im Sinne von „bitte wenden" kann helfen. Notfalls nimmt man das Baby auf den Arm, bietet keinen Blickkontakt an, dreht es in die Ellenbeuge, wie zum Stillen, gibt – falls er akzeptiert wird – den Schnuller, singt und wiegt es sanft zum Weiterschlafen.

Abdunkeln oder nicht?

Grundsätzlich etabliert sich der Tag-Nacht-Rhythmus in den ersten acht Wochen. Das bedeutet, es ist wichtig, dem Kind bereits innerhalb dieser Zeit zu vermitteln, was Tag und was Nacht ist. Aus diesem Grund sollte der Raum, in dem das Baby schläft, in den ersten drei Monaten zum Tagschlaf eigentlich nicht abgedunkelt werden.
Bei großen Schlafschwierigkeiten wie bei Max, der immer wieder zwischenerwacht und dadurch nie in den Tiefschlaf kommt, ist es sinnvoll, nur für die Tagschläfchen abzudunkeln. Dann geht es auch leichter mit dem Weiterschlafen. Allerdings sollten die Eltern dadurch nicht permanent im Dunkeln sein. Ein dunkles Tuch über dem Kinder- oder Stubenwagen ist eine gute Lösung, damit es für das Kind dunkel für seine Eltern normal hell ist.

8.3 Altersgemäßes Schlafen und Tagesstruktur: kurze Wachzeiten

Ein weiterer wichtiger Aspekt ist ein altersentsprechender Tagesablauf mit regelmäßigen Mahlzeiten mit ausreichend Kalorien, regelmäßigen Tagschläfchen, kurzen Wachzeiten, guten Wachzuständen und annähernd gleichen Zubettgehzeiten am Abend.

Die Eltern von Max protokollierten Folgendes in der Woche vor Erstvorstellung:

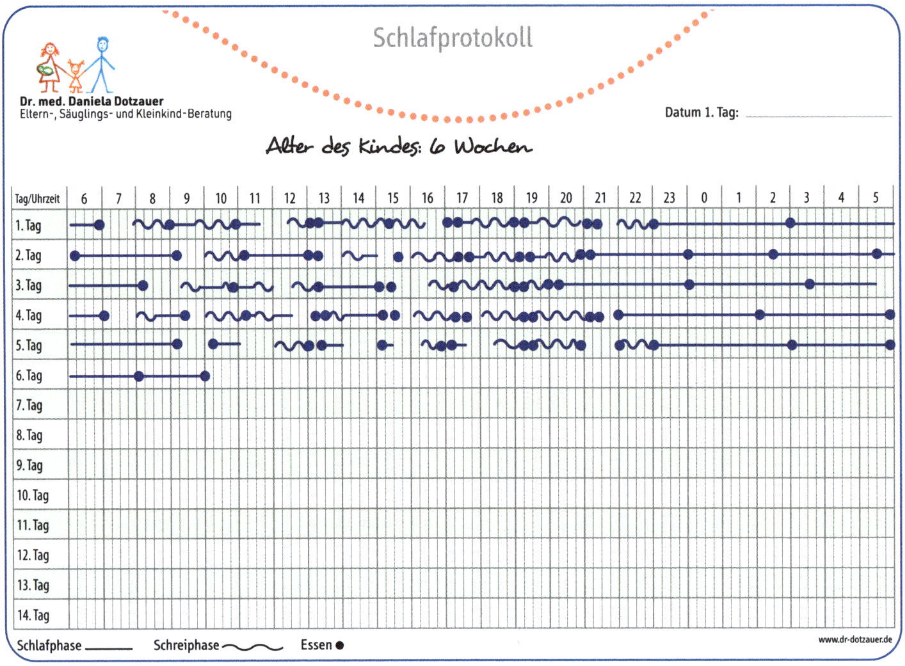

Abb. 18: Schlafprotokoll 3 – Erstvorstellung

Wir besprechen als altersgemäße Tagesstruktur:

1. Die Wachzeiten werden deutlich begrenzt. Morgens maximal eine Stunde, von der die Einschlafzeit noch abgezogen werden muss. Die schlafhinführenden Maßnahmen am Morgen beginnen also bereits nach 45 Minuten Wachzeit, wenn Max noch gut drauf ist. Abends kann die Wachzeit etwas länger sein.
2. Tagsüber vier Tagschläfchen etablieren.
3. Beim Zwischenerwachen wird das Weiterschlafen versucht, im Zweifel in der Tragehilfe, dadurch ergeben sich längere Tagschläfchen.
4. Abendliche Schreiphasen werden schon im Vorfeld umgangen, mit einem Vorabendschlaf in der Trage an der frischen Luft. Denn wer schläft, schreit nicht.
5. Stillen tagsüber circa alle zwei bis drei Stunden (Flasche eher alle drei Stunden), abends – wenn nötig – Cluster Feeding.
6. Abendroutine einführen, verlässliche Routinen helfen allen Beteiligten.
7. Möglichst ähnliche abendliche Zubettgehzeiten anstreben, dann ergeben sich auch ähnliche Erwachenszeiten am Morgen.
8. Nachts möglichst wenig stören, kein Licht (schon gar kein blaues Bildschirmlicht), nicht wickeln (nur notfalls), wenig Ansprache, bei Zwischenerwachen zum Weiterschlafen motivieren und nur zu sinnvollen Zeiten (längere Abstände als tagsüber) stillen oder Flasche geben.

Zwei Wochen nach der Beratung sehen wir ähnliche Zubettgehzeiten (I), das ergibt ähnliche Erwachenszeiten (II), beim Zwischenerwachen wurde die Schlafstimmung an Tag 2 und 3 aufrechterhalten (III), es wurden vier längere Tagschläfchen (IV) realisiert, daraus ergeben sich kürzere Wachzeiten, und statt der abendlichen Schreiepisoden kam Max frühzeitig in die Trage und schlief noch mal den Vorabendschlaf. Abends wurde engmaschig gestillt (Cluster Feeding) und die Nacht gestaltete sich weiter unproblematisch.

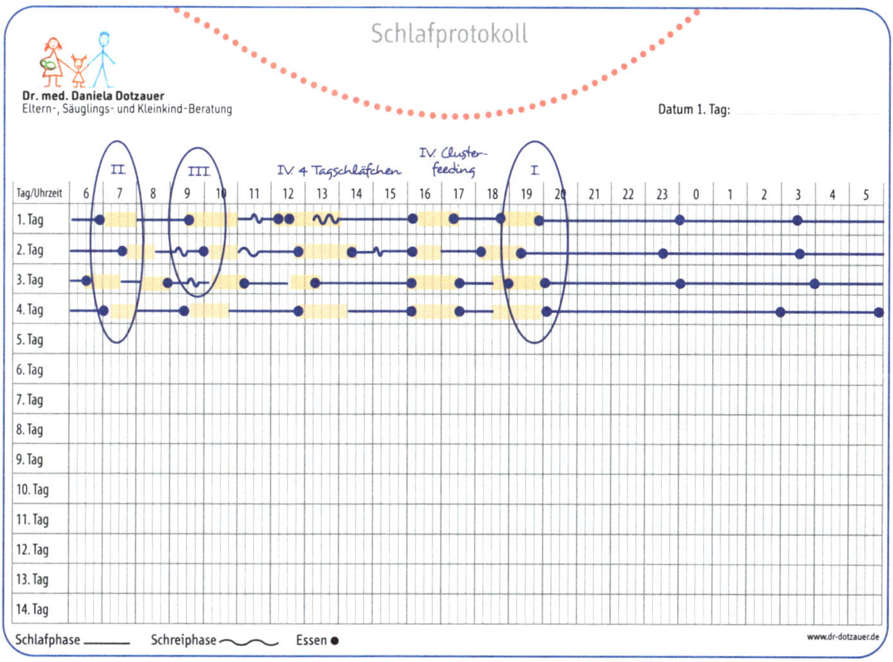

Abb. 19: Schlafprotokoll 4 – nach 2 Wochen

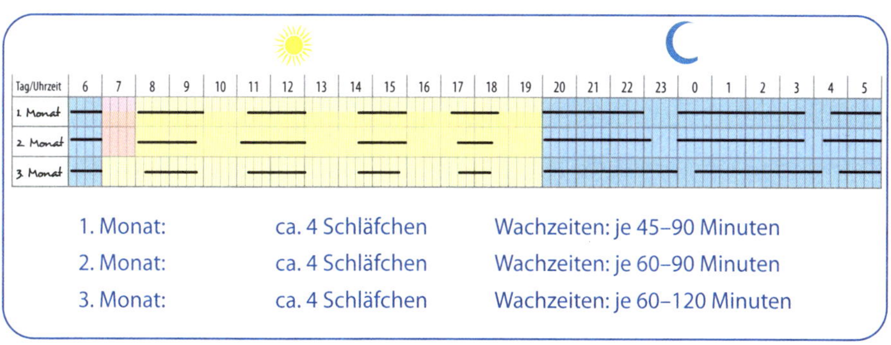

Abb. 20: Altersgemäßes Schlafverhalten 1 – Schlafbedarf 0–3 Monate

8.4 Einschlafhilfen Eltern

Lerninhalt: Kleine Kinder sollen erfahren, Einschlafen geht ganz leicht.

Einschlafen ist schwer und geht nur über Entspannung. Wie aber geht Entspannung?

Mit dem Motto „Einschlafen geht ganz leicht" möchte ich die Eltern einladen, einen Perspektivenwechsel einzuleiten. Dafür ist es hilfreich, einmal darüber nachzudenken, auf welche Weise ihr Baby es als leicht empfinden könnte, sich dem Schlaf zu überlassen. Mit diesem Leitgedanken wird schnell klar: Mit Schreien, Festhalten und Machtkampf wird es nicht gelingen. Ein Kind lässt sich nur in die Entspannung locken und nicht in die Entspannung zwingen.

Damit ein Kind also das Gefühl bekommt, dass Einschlafen leicht gelingt, ist es notwendig, ihm frühzeitig in die Entspannung zu helfen. Wer dabei zu spät „dran ist", hat ein unentspanntes Kind, und der Weg zum Schlaf ist deutlich länger.

Eltern sollen also zum Einschlafen frühzeitige Unterstützung anbieten:

- für Sättigung sorgen,
- die Wachzeit nicht zu lang werden lassen,
- im Arm Halt geben,
- mit schmeichelnder Stimme sprechen,
- sanfte Bewegung ausführen,
- dem Kind eventuell mit dem Schnuller ein Wohlgefühl verschaffen und den Weg zur Entspannung anbahnen.

So kann es dem Kind leichtfallen, sich dem Schlaf zu überlassen.

In den ersten drei Lebensmonaten ist jeder Schlaf akzeptabel, und natürlich kann das Baby auch beim Trinken an der Brust oder der Flasche einschlafen – allerdings gelingt es dann nicht immer, das schlafende Kind erfolgreich ins Bett zu legen. Eine Möglichkeit wäre es, schon im Liegen zu stillen, allerdings ist es dann schwierig mit dem Aufstoßen.

Die sicherste Methode, ein Kind in diesem Alter zum Schlafen zu bringen, ist die Tragehilfe oder das Tragetuch. Allerdings ist hier wichtig, dass das Kind nicht erst in die Trage gepackt wird, wenn es schon schreit. Denn dann besteht die Gefahr, dass es sich in eine Aufregung hineinsteigert, nicht mehr erreichbar ist und das Projekt Einschlafen komplett scheitert. Genauso ist es beim Pucken (Kapitel 4.2). Geschieht dies in einem Zustand der Erregung, wird es vom Kind nicht als hilfreich, sondern als zusätzliche Belastung erlebt.

Aufregung zuvorzukommen: Wenn das Baby schreit, ist es zu spät!

Auch den Schnuller sollte man immer wieder in guten Situationen anbieten, denn sobald ein Kind verstanden hat, dass es durch Saugen ruhig werden kann, hat es bereits einen kleinen Eigenanteil am Beruhigungsprozess. Natürlich kann dies auch an der Brust erfolgen, doch ist dabei zu bedenken, dass am Tag und auch in der Nacht sehr häufig Beruhigungsnöte bestehen, die Mutter jedoch in der Nacht ebenfalls Schlaf braucht und die Brust nicht fürs Dauernuckeln gemacht ist.

Oft wird der Schnuller dem schreienden Kind gegeben, was anfangs keinen Sinn macht, denn ein schreiendes Kind will ja ein Signal aussenden und nicht ein Gummiteil im Mund haben. Also lieber ein Wohlgefühl mit dem Schnuller verbreiten und dem Kind zeigen, dass es sich gut anfühlt, ruhig zu werden.

Für die Eltern von Max gab es einige neue Aspekte: Sie dachten, ein Kind merkt selbst, wenn es müde wird. Dass sie jetzt aktiv den Schlaf einleiten sollten, bevor Max überhaupt Anzeichen von Müdigkeit zeigte, war ihnen neu. Sie versicherten, dass Max mehrere Stunden wach bliebe, ohne müde zu werden – zumindest ohne Müdigkeitsanzeichen zu zeigen.

„Ja, er kommt dann schon schnell ins Schreien und man muss ihn ablenken, bewegen und mit ihm durchs Zimmer tanzen … Im Zweifel kommt er dann halt an die Brust und da bleibt er dann auch, denn das Ablegen gelingt eher selten.
Mit dem Schnuller werden wir gerne üben, bisher hatte Max diesen oft ausgespuckt, insbesondere wenn er schrie. In der Trage gelang ihm das Saugen am Schnuller schon ab und zu. Für den verordneten täglichen Vorabendschlaf in der Trage zum Beispiel um 17.00 Uhr fühle ich mich als Papa künftig zuständig.

8.5 Einschlafroutinen: erstes Erkennen von Zusammenhängen

***Moritz ist drei Monate alt.** Sein Vater fragt mich, wie es gelingen kann, dass auch er seinen Sohn ins Bett bringen kann. „Bisher wird Moritz zum Einschlafen gestillt. Das ist super einfach und klappt meistens, aber sobald ich auf der Bildfläche erscheine, lässt Moritz sich von mir nicht beruhigen."*

Dass sich ein Stillbaby von seiner Mama besser beruhigen lässt, liegt in der Natur der Sache. Doch Moritz kann erfahren, dass Ruhigwerden auch ohne Brust gelingen kann. Mein Rat: Beim ersten Tagschlaf eine Einschlafroutine etablieren, die Moritz positiv erlebt und die ihn darüber hinaus in seiner Eigenregulation unterstützt.

Wofür braucht es eine Einschlafroutine?

Erstens zeigt sie dem Kind den Weg zur Entspannung und zweitens kreiert sie eine positive Einschlafwelt.

Einschlafstillen?

Es ist sehr sinnvoll, dass Babys auch andere Beruhigungs- und Einschlafstrategien kennenlernen und nicht nur an der Brust oder Flasche einschlafen. Gerade die Einschlafassoziation von Stillen/Trinken und Einschlafen ist eine „hartnäckige Nummer", sie kettet Mütter an die Einschlafsituation, teilweise sogar über viele Monate oder gar Jahre – und die Papas sind ausgebootet.

Routine zum Ruhigwerden und genießen

Wichtig beim Einschlafen ist, dass auch der Elternteil ruhig ist. Denn wer sich getrieben und unruhig fühlt, kann auch keine Entspannung vermitteln. Also ist es wichtig, selbst ruhig zu werden und sich Zeit zu lassen, um sein Kind auch wirklich zu erreichen. Eltern und Kind profitieren beide von ritualisierten Abläufen, wichtig ist nur, dass die zur Entspannung führenden Verhaltensketten auch positiv erlebt werden.

Wiedererkennungswert

Wenn ein Kind wiederkehrende Abläufe erlebt, kann es sich im Laufe der Zeit besser zurechtfinden und sich selbst schon auf den Schlaf einstimmen. Das ist Ziel jeder Einschlafroutine: Das Kind baut eine Schlaferwartungshaltung auf. Es weiß ganz genau, dass es nun ums Schlafen geht und dass es selbst schon ein bisschen dazu beitragen kann. Aus der Sicht von Moritz könnte es sich ungefähr so anfühlen:

> *Ich fühl mich wohl, bin satt, ruhig und müde … ah ja, jetzt wird es langsam dunkel, der Papa redet ganz leise, ich werde noch ein bisschen getragen und gekuschelt, ich schnuffel mich an Papas Arm, mir fallen schon die Augen zu und dann kommt wieder „die Nummer mit dem La-Le-Lu", der Papa legt mich ins Bett und der Schlaf kommt ganz schnell.*

> *Mein Rat an den Papa/die Eltern von Moritz: Voraussetzung ist, dass Moritz sicher satt und müde ist und im Vorfeld kein Power-Napping an der Brust hatte – denn das erschwert das eigentliche Einschlafen. Sie bieten ihm keinen Blickkontakt mehr an, tragen ihn ruhig noch ein bisschen aufrecht an ihrer Schulter und lassen ihn dann in die Waagerechte rutschen und am besten in der Ellenbeuge schnuffeln, wie zum Stillen, den Schnuller vielleicht im Mund. Sie klopfen ihm rhythmisch den Popo, schaukeln ihn sanft, gehen umher und singen, erzählen leise, auf jeden Fall langsam „getaktet", denn ihre eigene ruhige Stimmung soll auf Moritz übergehen. Sie sind leise, langsam und langweilig, lassen sich*

Zeit und wenn es möglich ist, können sie Moritz ins Bett legen oder sie legen sich mit ihm ins Elternbett und lagern ihn stabil und sicher. Es ist aber in diesem Alter auch kein Problem, wenn er auf dem Arm einschläft. Hauptsache ist, dass Moritz dies positiv erlebt und lernt, den Prozess zu genießen.

Aber was mache ich, wenn Moritz anfängt zu schreien?

An dieser Stelle es ist wichtig, das Kind mit einer beruhigenden Botschaft zu erreichen oder notfalls etwas abzulenken. Bleibt dies aus oder gelingt es nicht, steigert es sich unter Umständen so in die Erregung, dass Schlaf in weite Ferne rückt. Also Moritz' Position etwas verändern, ihn vielleicht in die Senkrechte nehmen, beruhigend sprechen oder singen, nochmals ins Helle gehen und ihn etwas ablenken von seiner Aufregung. Wenn dies gelingt, wieder ins Dunkle gehen und weiter versuchen, dem Baby ein „Wohlgefühl" zu schenken. Moritz dann wieder in Waagerechte bringen und dann zum Schlafen.
Gelingt dies nicht innerhalb eines sinnvollen Zeitraums (zum Beispiel zwischen 15 und 25 Minuten), ist es besser, den Schlaf mit der Traghilfe zu ermöglichen. Zieht sich der Prozess allzu lange hin, wird es zunehmend schwerer. Es ist nicht schlimm, wenn es nicht gelingt und die Eltern den Versuch abbrechen, wichtig ist nur, dass die Eltern es morgen wieder in Ruhe versuchen.

Wie kann Moritz sich am leichtesten daran gewöhnen?

Übung ist die Mutter allen Lernens. Auch die Mama kann eine Einschlafroutine etablieren, vielleicht gelingt es anfangs bei ihr sogar leichter, weil sie vertrauter mit Moritz ist. Sie kann das Stillen ebenso vom Einschlafen trennen, denn auch wenn Mama nach Milch duftet, könnte Moritz ja satt sein, gleichzeitig müde und eine Mama mit einem guten Plan haben.

Gibt es einen günstigen Zeitpunkt am Tag, um die Einschlafroutine zu etablieren?

Ganz klar: Beim ersten Tagschlaf gelingt es am ehesten. Die Kinder sind dann meist noch satt vom Morgenstillen und nach einer altersgemäßen Wachzeit (das wären im Alter von drei Monaten 60 bis 90 Minuten) können sie es aus einem ruhigen guten Zustand heraus versuchen. Auch mittags können sie es probieren, im Tagesverlauf wird es schwieriger.

Die Eltern können sich bei den späteren Schläfchen und vor allem beim Vorabendschlaf mit einer Tragehilfe behelfen – idealerweise, bevor sich Moritz beschwert und es zu spät ist.

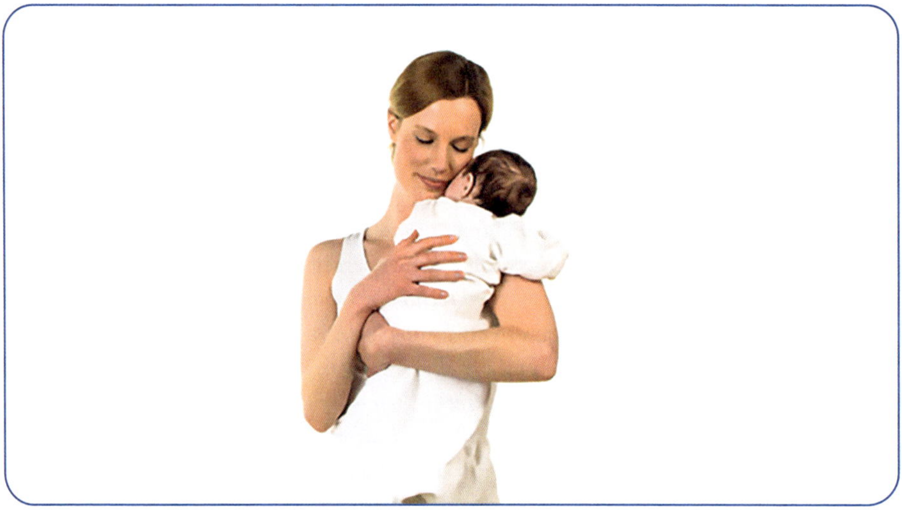

Abb. 21: Einschlafroutine 0–3 Monate: Singen und Wiegen

8.6 Abendroutine: zur Schlafenszeit geborgen, satt, ruhig und nicht zu müde

Und wie geht das, dass das Kind zur Schlafenszeit satt, ruhig und nicht zu müde ist?

Es ist kein Geheimnis, dass Struktur in schwierigen Phasen hilft. Nur haben die meisten Ersteltern eine Abendstruktur für Erwachsene. Solange das Baby und seine Eltern damit gut zurechtkommen, kann alles so bleiben. Ufert die abendliche Situation regelmäßig aus, braucht es einen guten Plan, der auch zum Kind passt. Die Bedürfnisse eines kleinen Erdenbürgers sind nicht immer leicht zu lesen und oft weit weg von dem, was Erwachsene brauchen, mögen oder tun.

Die empfohlene Abendroutine und der Fokus auf altersspezifisches Schlafen ermöglichen es den Eltern, ihr Kind durch den oft turbulenten Abend zu führen und eine Vorgehensweise an der Hand zu haben, die nicht nur den Eltern, sondern auch dem Kind Sicherheit gibt.

Für all jene, bei denen Fragen auftauchen, das Einschlafen am Abend sehr lange dauert, es zu Schreiattacken oder sonstigen Unklarheiten kommt, ist es lohnend, auf die Uhr zu schauen und eine altersgerechte, Tages-, Abend- und Nachtstruktur anzubieten. Siehe altersgemäßes Schlafen (Kapitel 8.3).

17.00/17.30 Uhr

Vorabendschlaf

Die Abendroutine beginnt mit dem Vorabendschlaf, der sorgt dafür, dass die empfohlenen Wachzeiten (ein bis zwei Stunden) nicht überschritten und der Abend von allen gut erlebt werden kann. Dann ist das Baby nicht zu müde zum Essen, kann richtig satt werden und hat noch Energie für das abendliche Miteinander. Es ist dann zum Einschlafen für die Nacht auch nicht zu müde.

Kleine Babys, wie der sechswöchige Max und der dreimonatige Moritz, profitieren sehr von einem Vorabendschlaf. Dass dieser am besten in der Trage oder im Kinderwagen stattfindet, haben wir bereits besprochen, Max kann natürlich auch an der Brust einschlafen.

Dieses Vorabendschläfchen sollte nicht zu lange dauern und zeitlich so eingeplant werden, dass es vom Kind nicht mit dem Nachtschlaf verwechselt werden kann.

Bei einer altersgemäßen Wachzeit von ein bis zwei Stunden (Abends etwas länger als morgens) könnte dieses Schläfchen etwa zwischen 17 und 17.30 Uhr stattfinden und 30 bis 60 Minuten dauern – und damit den weiteren Abend einläuten.

18.00 Uhr

Erste Essenszeit

Wenn beispielsweise bereits gegen 18.00 Uhr gestillt oder Flasche gegeben wird, haben wir ein ausgeschlafenes und sattes Baby.

18.30 Uhr

Spiel- oder Badezeit

Das Baby sollte jetzt eigentlich gut drauf sein, natürlich hängt dies vom bisherigen Tagesverlauf ab. Kommt ein gesundes Baby tagsüber aber zu seinem altersgemäßen Pensum von Nähe und Beziehung, Essen und Schlafen, ist es auch am Abend – nach seinem Vorabendschläfchen und einer Mahlzeit – bereit für Spiele und Späße oder ein Bad und auf jeden Fall für Wellness auf der Wickelablage. Aber bitte alters- und befindlichkeitsangepasst nicht zu aufregend und nicht zu lange, denn der Tag neigt sich dem Ende zu, und das Gehirn des kleinen Babys freut sich auf ein „Reset".

Tragezeit und Einstimmung auf das Ruhigwerden

Oft ist es dann noch zu früh zum Schlafen, doch in jedem Fall ist es zu spät zum Spielen. Es soll ja langsam Ruhe einkehren, und das Baby sollte diese auch erfahren und die Möglichkeit bekommen, seine Müdigkeit zu spüren. Wenn die Eltern an dieser Stelle noch im Unterhaltungs- oder gar im freudigen Papa-Heimkehr-Modus sind, bekommt es eine andere Botschaft. Es wird von seiner eigentlichen Befindlichkeit „müde" abgelenkt und Müdigkeitsgefühle werden einfach „wegunterhalten und -belustigt". Das finden die meisten Kinder zwar gut, denn Unterhaltung fühlt sich besser an als Müdigkeit. Das gilt übrigens lange – und auch manch müder Erwachsene, der, anstatt einfach ins Bett zu gehen, lieber noch Serien schaut oder Podcasts hört, kennt das wohl.

Das Problem dabei ist, dass Babys bei entsprechender Überreizung viel schwerer oder gar nicht zur Ruhe kommen. Daher sollte ein müdes Kind nicht mehr zur sozialen Interaktion animiert werden, sondern es ist einfach dabei, es wird getragen, muss sich nicht aufregen und merkt währenddessen, dass die Welt immer ruhiger wird.

Dieses Ruhigwerden wird von Ersteltern regelmäßig unterschätzt, denn auch sie müssen erst lernen, was es mit der Schlafbereitschaft auf sich hat.

19.30 Uhr

Zweite Essenszeit

Jetzt ist der Zeitpunkt für die letzte Still-/Flaschenmahlzeit. Ganz junge Babys wie Max schlafen dabei einfach ein. Etwas größere Kinder wie Moritz könnte noch im Hellen gestillt werden und müssten nicht unbedingt dabei einschlafen. Dies könnte dann nämlich mit der Einschlafroutine gelingen – zum Beispiel auch bei Papa.

20.00 Uhr

Kuschelzeit macht schlafbereit

Damit ist unsere schon beschriebene Einschlafroutine gemeint. In der immer gleichen Art und Weise wird das Baby „runtergekuschelt" und auf den Schlaf vorbereitet. Im Idealfall entspannt es sich, erlebt den ruhigen Affekt des Elternteils, genießt den Klang der Lieder und hilft auf dem Weg zur Entspannung schon ein bisschen mit. Denn das fühlt sich gut an, und mit dem sich verlässlich einstellenden Wohlgefühl wird es immer leichter, sich dem Schlaf zu überlassen.

„Sollte unser drei Monate alter Moritz dann immer auf dem Arm einschlafen, von dem ich ihn dann erst weglege, wenn er tief schläft?"

„Wir stehen noch am Anfang unserer Bemühungen um das friedliche Einschlafen. In diesem Alter handelt es sich ja um Schlafanfänger:innen. Das betrifft nicht nur Moritz, sondern auch seinen Papa. Bislang passierte das Einschlafen eher zufällig und war vorrangig Mamas Job, denn es gelang nur beim Stillen. Jetzt können alle Beteiligten erst einmal gute Erfahrungen sammeln und wir sind froh, wenn das Einschlafen gelingt und positiv verknüpft wird. Gehen Sie deshalb am Anfang auf Nummer sicher, dass das Ablegen Moritz nicht gleich wieder erweckt.

Schon nach ein paar Tagen erleben Sie, dass dies immer leichter gelingt, und Sie können Moritz schrittweise wacher ablegen. Gerade abends, wenn er ganz ruhig und friedlich ist, könnten Sie ihm beibringen, dass es sich auch gut anfühlt wach und ruhig – und sehr schlafnah – ins Bett zu kommen. Dazu braucht es allerdings auch Ihr Zutrauen.

Natürlich machen Sie es Moritz im Bett maximal schön, er fühlt sich gehalten, gelagert, er kann noch auf Ihre Stimme lauschen. Blickkontakt bieten Sie in diesem Zustand keinen mehr an, sonst wird es schwierig und unklar mit den Botschaften. Aber wenn Moritz

so lernen kann, dass sich das Liegen im Bett nicht problematisch, sondern gut anfühlt, und sich dann der Schlaf verlässlich leicht und schnell einstellt, haben Sie viel geschafft."
Eltern sollten wissen:

Jeder möchte so aufwachen, wie er eingeschlafen ist.

Jeder Mensch, jedes Baby wird ohne Zweifel in der Nacht mehrfach erwachen. Werden dann die gleichen Bedingungen vorgefunden, spendet das Sicherheit und ist beruhigend. Das heißt für das Baby: Wenn ich im Bett einschlafe, fühlt es sich richtig an, auch im Bett aufzuwachen.

Dass beim kleinen Baby dann trotzdem noch nächtliche Hilfestellung zum Weiterschlafen nötig ist, ist altersgerecht. Mit wachsenden selbstregulatorischen Fähigkeiten jedoch, kann die Weiterschlafhilfe durch die Eltern reduziert und damit das „Durchschlafen" angebahnt werden.

Schlafenszeit

Gut wäre es, möglichst gleiche Einschlafzeiten am Abend anzustreben. Daraus ergeben sich dann auch ähnliche morgendliche Erwachenszeiten, und der Tagesablauf kann leichter altersgemäß strukturiert und kindgerecht gestaltet werden.

Gibt es bereits ältere Geschwisterkinder, beginnt die Nacht oft um 20.00 Uhr und ist meist gegen 7.00 Uhr wieder vorbei, denn Krippe, Kindergarten oder Schule beginnen früh. Elf Stunden Nachtschlaf sind eine gute und stabile Orientierungsgröße für die ersten Lebensjahre, auch wenn es natürlich individuelle Schwankungen gibt.

Ersteltern können noch etwas länger schlafen, dafür geht das Kind erst später ins Bett. Ein Tagesrhythmus, der um 8.00 Uhr beginnt und mit dem Einschlafen um 21.00 Uhr endet, hat den Vorteil, dass nicht nur morgens etwas länger geschlafen werden kann, sondern dass der Elternteil, der erst abends heimkommt, sein Kind auch noch am Abend erleben kann. Am besten in der Spielzeit und nicht, wenn schon Runterkuscheln angesagt ist.

ABENDROUTINE IM ÜBERBLICK

17.00 Uhr 18.00 Uhr 19.00 Uhr 20.00 Uhr

Routinen → Wiedererkennungswert → Schlaferwartungshaltung → Eigenregulation

- Den Abend immer gleich und ruhig gestalten.
- Vorletzte Flasche (meist drei Stundenrhythmus) beispielsweise 16.30 Uhr.
- Vorabendschlaf (etwa 30 bis 60 Minuten), zum Beispiel in der Trage in der Zeit zwischen 17.00 bis 17.45 Uhr.
- Altersgemäße Wachzeit bis zum Nachtschlaf (60 bis maximal 120 Minuten) beachten.
- Abendstillen erster Teil zum Beispiel 18.00 Uhr bei.
- Wellness auf der Wickelablage, gegebenenfalls Baden, Massage, bettfertig machen.
- Tragezeit (angepasst an die Befindlichkeit).
- Abendstillen zweiter Teil beziehungsweise letzte Flasche, zum Beispiel 19.30 Uhr.
- Einschlafroutine.
- Schlafenszeit beispielsweise 20.00 Uhr.

8.7 Vorgehen in der Nacht: Aufwachen ist kein Problem

Dass Aufwachen genauso zur Nacht gehört wie Schlafen, wurde ja schon ausführlich besprochen (Kapitel 5).

Meistens wachen Kinder auf, wenn sich die Schlaftiefe verändert. Damit werden die Eltern von Anfang an und besonders am Tag konfrontiert. Dieses Zwischenerwachen gibt es auch nachts und ist kein Grund zur Aufregung, zum Wachbleiben und schon gar kein Grund, um zu essen. Die Botschaft lautet: schschsch – schnell weiterschlafen, einmal umdrehen, Augen zustreicheln und versuchen, die Schlafstimmung aufrechtzuerhalten. Im Laufe des ersten Lebensjahres kann Moritz lernen, was er braucht, um selbst weiterschlafen zu können. Dies gelingt aber nur, wenn er dazu auch die Möglichkeit erhält.

„Ach so, das ist für uns neu. Wir dachten, wenn Moritz nachts aufwacht, ist das immer, weil er Hunger hat. Wir haben es gar nicht anders probiert, nachts gab es immer die Brust.“

Natürlich kann auch nachts bei Bedarf gegessen werden (zum Beispiel zweimal): Sinnvoll ist es jedoch, wenn Moritz nachts weniger trinkt als tagsüber. Doch wer entscheidet über den Bedarf …? In jedem Fall wollen alle möglichst schnell weiterschlafen. Daher würde ich Moritz daran gewöhnen, dass nächtliches Erwachen nicht sofort mit Stillen beantwortet wird, sondern mit Weiterschlafsprache: schschsch, leiser beruhigender Zuspruch, Augen zustreicheln, umlagern („bitte wenden"), rhythmisches Popoklopfen, sanfte Bewegung …

Wenn dies funktioniert, kann das auch Papa mal übernehmen, Mama braucht nicht immer zu stillen und Moritz lernt eine Welt kennen, in der nachts geschlafen und eher weniger gegessen wird. Dann werden die Kalorien nicht auf 24 Stunden verteilt, sondern überwiegend tagsüber zu sich genommen. Das heißt, er entwickelt dann auch kein nächtliches Nahrungsbedürfnis, da er ausreichend Nahrung am Tag zu sich nimmt. Darüber hinaus lernt er ein nächtliches Weiterschlafverhalten kennen, das ihm und seinen Eltern in der Zukunft noch dienlich sein wird.

Es lohnt sich, sein Kind das Weiterschlafen zu lehren. Nach einiger Zeit der Reifung, des Lernens und des Zutrauens können sich Kinder auch in der Nacht selber helfen und ihre Eltern schlafen lassen.

Alle Kinder sollen erfahren und im weiteren Verlauf lernen: „Aufwachen ist kein Problem."

VORGEHEN IN DER NACHT IM ÜBERBLICK

- Zwischenerwachen: rasch proaktiv, aber moderat beruhigen
  - hineinsteigern vermeiden, ablenken
  - Lagewechsel, Umlagern, „bitte wenden"
  - nicht sofort herausnehmen, anlegen oder tragen
- „Weiterschlafsprache", schschsch, Schnuller, Popo klopfen
- Stillen: trinken – nicht nuckeln, nicht vorzeitig wegschlafen, möglichst längere Stillabstände anstreben
- Nachts: dunkel, ruhig, wenig Ansprache, minimales Handling
- Aufwachen: ist kein Problem sondern ein normaler Vorgang, kein Grund, oft zu essen …

8.8 Ernährung: Hast du Hunger oder bist du müde?

Ganz gleich, ob Kinder gestillt werden oder die Flasche bekommen, in jedem Fall sollten sie ausreichend mit Nahrung versorgt werden. Sie sollen satt und zufrieden feststellen, dass die Welt ein schöner Ort ist.

Wenn kleine Babys (null bis drei Monate) stetig und gut zunehmen, etwa 170–330 g pro Woche (das variiert individuell und nach Alter), ist es wenig wahrscheinlich, dass etwaige Unruhezustände am Hunger liegen. Ich empfehle ein Schlafprotokoll und wenn nötig Gewichtskontrollen, um Klarheit über die Erlebnisrealität des Babys zu gewinnen.

Für stillende Erstmütter ist es hilfreich, wenn Hebammen oder Beratende ausführlich über das Stillen informieren, verschiedene Stillpositionen zeigen und das Trink- und Schlafverhalten des Babys erläutern.

Stillen

Für die Mütter ist es wichtig zu wissen, dass die größte Milchmenge zu Beginn des Stillvorgangs, gleich nach Einsetzen des Milchspendereflexes, freigesetzt wird und dass am besten an beiden Seiten gestillt werden sollte, insbesondere wenn das Kind wenig zunimmt. Und sie sollten wissen, dass überlanges Stillen eher der Beruhigung dient als dem Sattwerden – und dass Stillen in der Regel als Wachzeit gewertet werden muss.

Natürlich sind die Übergänge fließend. Für das kleine Baby ist Trinken sehr anstrengend und das „Wegschlummern“ an der Brust normal.

Dennoch rate ich, die Mütter zu motivieren, die Befindlichkeiten der Kleinen auseinanderzuhalten, also die Frage: „Hast du Hunger oder bist du müde?“

Meistens trifft beides zu. Und so kontingent, wie Eltern diese Zustände mit Nahrung oder Schlaf beantworten, wird für das Baby irgendwann auch klar, wie sich „ausgeschlafen“ und wie sich „satt“ anfühlt. Wenn aber ständig nur unbefriedigende Mischzustände vorherrschen (zu müde, um zu trinken, und zu hungrig, um zu schlafen), finden die Eltern keinen Ansatz, um die Situation zu verändern. Auch das Kind findet keine echte Befriedigung, kann seinem Befindlichkeitszustand keinem passenden Verhalten zuordnen und erlebt diesen unklaren Mischzustand als Normalität. Und genau das ist dann meist sehr anstrengend für alle Seiten und ein Grund für eine profunde Beratung.

Flaschenfütterung

Für Mütter, die Flasche geben, ist es wichtig zu wissen, dass tagsüber eher alle drei Stunden gefüttert werden sollte und nachts eher längere Intervalle angestrebt werden.

Bei Schrei- und Verhaltensproblemen sollte zunächst die Schlafsituation geregelt werden, bevor eine Milch gewechselt wird. Häufige Milchwechsel sollten unterbleiben.

Bei sehr langer Trinkdauer eines heranwachsenden Kindes sollten die Eltern auch die Benutzung eines größeren Saugers oder ein anderes Modell erwägen.

8.9 Altersgemäße Tagesprojekte

In der heutigen Hochglanzwelt von Instagram & Co., mit den glücklichen, perfekt geschminkten Mamas ohne Augenringe, wird gestrahlt und um die Wette gepostet, was das Zeug hält. Der dadurch produzierte „Babycontent" ist jedoch oft extrem weit weg von der erlebten Realität.

Alles muss „ganz easy", „echt entspannt" und „total unkompliziert" gehen. Das gerade erst selbst eroberte Erwachsenenleben soll sich durch den neuen Erdenbürger möglichst wenig verändern – als sei dieses ein Gradmesser einer gelingenden Elternschaft.

So entstehen aus einem Sammelsurium eigener Wünsche, Sehnsüchte, Träume und unreflektierter Fremderfahrungen fest geprägte Vorstellungen und Erwartungen an das eigene Kind.

Und manchmal ist es ein Grund zur Enttäuschung, wenn das reale Baby so ganz anders ist als das Erträumte.

Dann ist es gut, wenn wir als Beratende den Eltern die Welt ihres Babys erklären. Sie zu einem Perspektivenwechsel und zu einem „Sich-einfühlen" ermutigen. Ihnen zum Beispiel zeigen, wie ein altersgemäßer Alltag ausschauen könnte und was notwendig ist, um eine sichere Bindung und gute Entwicklung zu gewährleisten.

Oft kommen Fragen auf wie: „Was kann ich meinem Kind am Tag Sinnvolles anbieten?", „Wie kann ich ihm etwas Gutes tun?", „Wie spielt man mit kleinen Säuglingen?"

Das Spiel des kleinen Babys ist das soziale Spiel. „Es spielt mit dem Ausdruck seiner Augen, der Mimik und den Lauten, die es hervorbringt" (Largo 2014). Dazu braucht es ein aufmerksames Gegenüber, eine Person, die sich auf dieses Spiel einlässt, es ermuntert, mit ihm spricht, lacht und schmust, es spiegelt und nachahmt und die ihm zeigt, wie Menschsein geht.

Wertvoll sind auch **Zeiträume ohne Input**. Natürlich braucht es dazu eine gute Befindlichkeit, und die Eltern können auch aus der Ferne das „Spiel der Hände" (vier Monate alte Babys) beobachten. Das Baby kann sich ausgiebig mit seinen Händchen beschäftigen, diese in den Mund stecken, daran saugen und ruhig werden oder sie betrachten und kennenlernen.

In diesem Alter handelt es sich um „Lebensanfänger:innen", und Eltern sollten ihrem Kind unbedingt zeigen, dass **die Welt ein schöner Ort** ist: „Du bist geborgen in unserer Liebe, und wir kümmern uns um dich." Das Baby bekommt auf diese Weise eine Ahnung von sich, seinen Gefühlszuständen, seinen Eltern und deren Verhaltensantworten.

Um die Eltern in ihren intuitiven Kompetenzen zu bestärken und in ihrer Feinfühligkeit zu unterstützen, ist es gut, das Neugeborene oder den kleinen Säugling und vor allem die bestehende Unreife immer wieder zu erläutern. Für einen durchstrukturierten Erwachsenen mit normaler Hirnfunktion ist es schwierig, sich in ein unreifes Babygehirn mit „ganz langer Leitung" hineinzuversetzen. Auf diese langsamen Prozesse muss man sich jedoch einlassen. Hier braucht es vor allem Zeit und Muße: Zeit zum Beobachten, zum Hinfühlen und vor allem zum Liebhaben.

Wochenbett

Die Zeit des Innehaltens nach der Geburt, die 40 Tage des Wochenbetts, ist heutzutage aus der Mode gekommen. Wir benötigen eine gesellschaftliche Aufwertung und ein neues Verständnis für das Wochenbett, denn es ist eine sehr besondere Zeit und ein wichtiger Baustein beim Familie-Werden.

Außer Zeit und altersentsprechende Informationen zur Verfügung zu stellen, könnten Hebammen sich selbst als Modell zur Verfügung stellen, den Eltern direkt zeigen, was Babys in diesem Alter lieben, genießen und brauchen. So können Sie den Eltern helfen, ihr Baby zu lesen, eventuell dessen Bedürfnisse übersetzen, um dann einen konkreten Handlungsvorschlag zu geben: zum Beispiel, wie sie ihr Baby erreichen können, bevor sich Aufregung breitmacht, die dann jede weitere Interaktion erschwert oder blockiert.

Ammensprache

Wer soll den Eltern die Ammensprache vermitteln, wenn nicht die Hebammen? „Sprich mit deinem Baby so, dass es dich versteht!" – also leise, langsam, lockend, weich und wiederholend.

Achtsamer Umgang mit einem Baby heißt Halt geben, lagern, auf Wärme achten, langsame, fließende Bewegungen, immer gleiche Wiederholungen, mit weicher warmer wohltuender Stimme.

Blickkontakt

Der Blickkontakt ist eine wichtige Aufmerksamkeitsübung (und übrigens ein Leben lang wichtig), doch dazu braucht es Zeit und Geduld. Meist gelingt das Fokussieren ab der achten Woche. Anfangs ist es etwas mühsam, aber mit einiger Übung gelingt es immer sicherer, den Blickkontakt herzustellen. Den Lohn dafür, das erste gezielte Antwortlächeln ihres Kindes, vergessen Eltern nie mehr. Auch die aktive Blickabwendung des Babys hat eine wichtige Funktion. Hier ist es wichtig, insbesondere bei unsicheren Eltern, zu vermitteln, dass dies kein Desinteresse an ihnen ist, sondern eher ein Überhitzungsschutz des kindlichen Gehirns, das sich vor Reizüberflutung schützt.

Reizoffene, regulationsschwierige Kinder haben eher das Problem, dass sie nicht wegschauen können und sich daher auch nicht vor Überforderung schützen können (das wäre dann der Auftrag an die Eltern).

Mimik

Auch die Mimik ist sehr interessant für kleine Gefühlsanfänger:innen, denn woher weiß ein Baby, wie ein gutes Gefühl aussieht? Wie schaut es aus, wenn Mama müde ist – oder lustig? Oder sauer? Und was bedeutet es, wenn ihre Augen auf oder zu sind?

Nachahmung

Mit der Nachahmung von Gesten und mimischen Ausdrucksformen beginnt das spielerische Kennenlernen des Gegenübers. Vorbilder sind wichtig, weil sie spiegeln, handeln, lautieren und lächeln und das Baby dadurch die Erfahrung machen kann, dass sein eigenes Verhalten zuverlässig bestimmte Reaktionen bei den Eltern auslöst. So lernt das Kind dabei auch etwas über sich selbst.

Zwiegespräche

Eltern sollten motiviert werden, die Babylaute zu imitieren, meist sind es Gurrlaute wie aggrr, ägihh. Babys lieben es, wenn ihre Laute wie ein Echo zurückkommen und sich so ein früher Dialog entwickelt, an dem Eltern und Kind teilhaben, diesen entdecken, gestalten und genießen. Bei diesen frühen Zwiegesprächen geht es um wechselseitige Aufmerksamkeit. Das Baby kann üben, seine Aufmerksamkeit zu fokussieren, aufrechtzuerhalten und selbst zu regulieren, indem es den Blick zu- oder auch abwendet.

Wohlgefühl

Es braucht Einfühlungsvermögen und einen Perspektivenwechsel, dann können Eltern rausfinden, wie sich ihr Baby wohlfühlen kann. Und zwar dadurch, dass es zum richtigen Zeitpunkt das richtige liebevolle Angebot erhält und damit ein gutes Gefühl einhergeht. Denn ohne Wohlgefühl keine Entspannung und ohne Entspannung kein Schlaf, aber auch nichts anderes Angenehmes.

Aufmerksamer Wachzustand

Für Wellness auf dem Wickeltisch, Elterndialog, Spiel- und Späßchen sollte das Baby ruhig und aufmerksam sein. Dieser besondere Moment, nämlich der aufmerksame Wachzustand, ist nicht immer leicht herzustellen. Erst in diesem Zustand gelingen die Dialoge zwischen Eltern und Kind, der Blickkontakt, das Imitieren der Babylaute, die Blickfolge, Mimik und Zungenspiele sowie Genussstreicheln, Massagen, Singen und das Erzählen von einer Welt, die erst noch erfahren und verstanden werden muss.

Ob Ruhigwerden und Schlafen oder Hungrigsein und Essen oder ob Wachsein und Zuwendung und Unterhaltung genießen, aber auch Phasen ohne Input: Alles hat seine Zeit und alles hängt mit allem zusammen. Hebammen und andere Beratende können hier einen entscheidenden Einfluss nehmen auf die „positiven Gegenseitigkeiten“ und eine gesunde Entwicklung in den betreuten Familien.

!

SINNVOLLE TAGESGESTALTUNG IM ÜBERBLICK

- Dem Baby helfen, seine Befindlichkeiten richtig zuzuordnen: Müde – Schlafen, Hunger – Nahrung, Aufregung – Beruhigung.
- Hilfreich dazu ist der Blick auf das Kind und auf die Uhr (gegebenenfalls Schlafprotokoll).
- Schläfchen bei Zwischenerwachen verlängern.
- Positive Wachzustände genießen, zum Beispiel Wellness auf der Wickelablage (Beziehungspflege).
- Zwiegespräche, Ammensprache, Blickfolge, Laute imitieren, Gestikspiele.
- Wachphasen ohne Unterhaltung: Möglichkeit für das Baby, sich selber und die „Welt in Ruhe“ zu erleben.

8.10 Herausforderungen der Beratung: gleiche Sprache, unterschiedliches Verständnis, fixierte Vorstellungen

Wir alle wissen: Wahrnehmung ist zutiefst subjektiv. Obgleich sich sicherlich jede Beratende bemüht und meist sogar die gleiche Sprache gesprochen wird, verstehen und hören verschiedene Menschen unterschiedliche Inhalte und Botschaften.

Was bedeutet denn Schlafen?

Tags oder nachts? Ist das Baby beim Stillen wach oder schläft es? Solche Dinge gilt es für die Mutter herauszufinden. Sie soll ja wissen, was das Baby erlebt, denn sie sollte ihm helfen können, diese Zustände einzusortieren.

Beim Thema „Schlafen“ gibt es also sehr viel Interpretationsspielraum und deshalb lautet mein Rat: ein Schlafprotokoll! Da sehen alle relativ objektiv, was das Baby erlebt. Da gibt es unterschiedliche Wahrnehmungen.

So kommen verzweifelte Eltern zur Beratung und klagen über Bauchschmerzen und Verdauungsprobleme ihrer zwölf Wochen alten Elisa. Beim Stillen schreie das Kind die Brust an, es schreie beim Wickeln, Anziehen oder Baden, der komplette Alltag sei schwierig. Immer sei Elisa unzufrieden und schreie aufgrund der vermuteten Verdauungsprobleme so viel – aber Schlafprobleme gäbe es keine, die Nächte seien erstaunlich gut …

Bei genauem Blick auf das Schlafprotokoll zeigt sich, dass Elisa tagsüber fast gar nicht schläft, und wenn, dann nur zufällig und unregelmäßig – zum Beispiel beim Autofahren, in der Trage oder an der Brust. Doch auch in diesen Situationen nur ganz kurz. Stattdessen sind die Tage geprägt durch stundenlange Quengel- und Schreiattacken sowie langen Mahlzeiten an Brust und Flasche im Wechsel. Elisa wird im Wesentlichen umhergetragen, lässt sich tagsüber gar nicht ablegen, schläft aber nachts relativ gut.

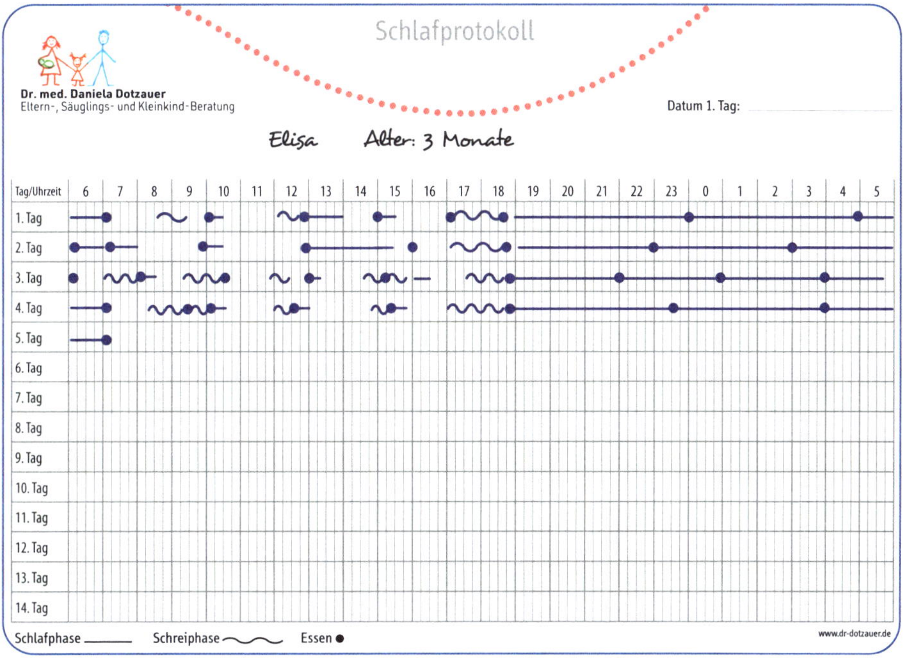

Abb. 22: Schlafprotokoll 5 – Elisa

Verdauung?

Für diese Eltern standen die Probleme Bauchweh und Füttern derart im Vordergrund, dass sie seit drei Monaten das Geschrei ihres Kindes als Äußerungen von Bauchschmerzen, Hunger oder beidem interpretierten. Daher wurde sehr oft gestillt, der vermeintliche Nahrungsmangel mit zusätzlicher Formulagabe ausgeglichen, das Bäuchlein massiert, die Darmflora aufgebaut, Darmgase unter Zuhilfenahme eines Fieberthermometers entweichen gelassen und schließlich auch noch Schmerzzäpfchen verabreicht.

Das Thema Tagschlaf spielte für die Eltern keine Rolle, denn das Kind schlief ja manchmal eher zufällig im Auto, im Kinderwagen oder in der Trage und die Nächte waren altersgemäß ganz erträglich. Aus diesem Grund waren sie der Meinung: „Wir haben kein Schlafproblem."

Schlafdefizit wird durch Schlafprotokoll sichtbar

Das angefertigte Schlafprotokoll zeigte, dass ihr Kind an mehreren Tagen tagsüber gar nicht geschlafen hatte und der Vergleich mit dem altersgemäßem Schlafbedarf Elisa ein großes Schlafdefizit bescheinigte. Erst als dieses offensichtlich wurde, ließen sich die Eltern langsam auf die Idee der Tagschläfchen ein.

Es war ein mühsamer Prozess, ihnen zu vermitteln, dass die meisten Probleme da herrührten, dass ihr Kind am Tag viel zu wenig, ja oft sogar gar nicht und auf keinen Fall altersentsprechend schlief. Im Übrigen besserte sich die Schreisymptomatik nach einigen Tagen mit altersgemäßem Schlafen sofort.

Festgefügte Erklärungsmodelle

Es gibt also allerlei verfestigte Ideen und Vorstellungen, die Eltern vorrangig als Erklärungsmodell entwickeln. Dieses ersehnte Modell liefert ihnen eine mögliche Handhabe zur Verbesserung der Situation.

So bekommt man beispielsweise erklärt, dass es notwendig sei, dem Baby nachts alle zwei Stunden Nasentropfen zu verabreichen. Oder man hört eindrucksvolle Schilderungen, dass es notwendig sei, das Kind in der Nacht alle zwei Stunden mithilfe des Fieberthermometers „zu entlüften“ (also den Analring zu dehnen und eventuelles Darmgas entweichen zu lassen). Andere Eltern bieten im Wechsel diverse Getränke im Übermaß an, mit entsprechenden Wickelaktionen als Konsequenz. Es ist schwierig und aufwendig, solch festgefügte Erklärungsmodelle zu verändern.

Wirklich satt?

Natürlich darf der Fokus nicht nur beim Schlafen liegen. Es muss die Gesamtsituation erfasst, hinterfragt und verstanden werden. Zum zufriedenen Allgemeinzustand braucht es außer der liebevollen Zuwendung einen feinfühligen Umgang, regelmäßige Tagesschläfchen und natürlich auch ausreichend Nahrung. Das ist beim Stillen manchmal gar nicht so leicht zu beurteilen. Zumal man auch die junge Mutter nicht verunsichern und ihre Zuversicht zum Stillen nicht erschüttern möchte. Dennoch muss auch dieser Aspekt abgeklärt und die Gewichtszunahme im Auge behalten werden. Grundsätzlich sollte immer bei der Betreuung nach der Geburt eine ausführliche Stillberatung erfolgen.

Empfehlungen der Geburtsklinik zur Prävention von SIDS

Die Empfehlungen zur Verhinderung des plötzlichen Säuglingstods (Kapitel 5.10) funktionieren nur bei einem Teil der Babys.

Doch was passiert mit den Eltern der Kinder, bei denen diese Empfehlungen eben nicht funktionieren? Diese Eltern fragen sich: „Warum lässt sich mein Baby nicht ins Babybett, auf der empfohlenen stabilen Matratze im kühlen Zimmer ablegen?“, „Warum zappelt es unruhig, reißt seine Arme hoch und schreit sofort los?“, „Warum will es immer wieder auf meinen Arm?“, „Darf ich mein Stillbaby denn nicht mit ins Bett nehmen?“

Was sagen wir diesen Eltern? Das Neugeborene kommt gerade aus der gleichmäßigen Wärme des Mutterleibs, es war geborgen und hatte keine Nöte. Und jetzt plötzlich findet sich das Neugeborene in einer Welt wieder, die hell, hart, kühl, von der Schwerkraft bestimmt und mit zahlreichen Problemen (Schlaf-Wachsein, Hunger-Sättigung-Verdauung etc.) behaftet ist.

Ab jetzt heißt es also für die Eltern, selbst zu denken und ein eigenes Gefühl für die Schlafbedingungen ihres Kindes zu entwickeln. Natürlich muss seine Umgebung sicher gestaltet werden, aber bitte so, dass sich ein Baby auch wohlfühlen kann. Denn ohne Wohlgefühl gibt es für niemanden eine Entspannung, und sei er auch noch so klein. Und ohne Entspannung gibt es keinen Schlaf. Eltern sollten deshalb sehr viel Zeit mit der Beobachtung ihres Kindes verbringen, mit offenem Herzen hinspüren und sich einfühlen in ihr Kind, sich informieren, um dann individuelle, bewusste Entscheidungen zu treffen, hinter denen sie auch stehen können.

Einschlafkampf

Manche Familien beschreiben immer wieder einen sogenannten „Einschlafkampf". Es ist ein Kampf gegen und um das Einschlafen. „Das Baby muss erst noch mal richtig schreien, bevor es dann einschläft" schildern manche Eltern. Wenn ein schreiendes kleines Baby lange umhergetragen wird und die Eltern unbeirrt bei ihren schlafhinführenden Maßnahmen bleiben, schläft das Kind aus Erschöpfung ein. Dieser Schlaf ist beim kleinen Baby zwar besser als keiner, aber das Kind verknüpft diese Situation negativ. Es wehrt sich immer heftiger, das Einschlafen gelingt immer schwieriger und wir haben einen „Einschlafkampf", welcher vom ruhigen friedlichen Einschlafen weit entfernt ist.

Einschlafen soll positiv besetzt werden

Sicherlich kann das mal passieren, sollte aber nicht Schule machen. Wir kommen ins Traumland eben nur durch das Tor der Entspannung. Und genau das ist die Schlüsselfrage bei der Schlafberatung: Wie können Eltern ihr Kind in einen entspannten Zustand versetzen?

Das ist natürlich individuell sehr unterschiedlich, und die Eltern müssen dieses für ihre neue Familienkonstellation auch selbst herausfinden. Doch vieles hängt mit dem richtigen Zeitpunkt und günstigen Rahmenbedingungen zusammen, Eltern sollten ihre Antennen öffnen und hinfühlen: „Ist unser Kind satt, ruhig, zufrieden, müde (im richtigen Maße)?", „Ist es noch ‚online'? ‚Lauscht es meiner Stimme noch oder ist es schon ‚offline' und schreit gleich los?" Wie kann dann Entspannung gelingen? Vielleicht kann man mit etwas Ablenkung diese Situation auflösen? Oder besser gar nicht erst entstehen lassen …

In jedem Fall gibt es den Zusammenhang mit einem Wohlgefühl, für welches die Eltern sorgen.

8.11 Das Wichtigste in Kürze: kleine Säuglinge

- Das kleine Baby sorgsam und frühzeitig in seiner Schlaf-Wach-Organisation unterstützen.
- Befindlichkeiten klären: zuerst für die Eltern, diese klären sie dann für ihr Baby.
- Wird das Baby sicher satt? Gewicht kontrollieren – gegebenenfalls Stillberatung.
- Kleine Säuglinge nicht wachhalten.
- Der Aufregung zuvorkommen, Hineinsteigern vermeiden, auf Entspannung achten.
- Wenn es schwierig wird: frühzeitige Unterstützung, Reizreduktion, Tragehilfe, Halt geben, Tragen, Lagern.
- Wir nehmen jeden Schlaf, ganz gleich wo und wie.
- Verlässliche Routinen fördern den Schlaf-Wach-Rhythmus.
- Altersgemäßen Tagesablauf empfehlen (Schlafprotokoll).
- Wachzeiten kurzhalten: Eine Stunde wach reicht am Anfang (morgens kürzer, abends länger)!
- Einschlafen geht nur über Entspannung, Entspannung geht nur über Wohlgefühl.
- Einschlafroutine: Runterkuscheln und auf den Schlaf einstimmen.
- Beim Zwischenerwachen: Schlafstimmung aufrechterhalten, Weiterschlafsprache.
- Abendroutine gestalten.
- Nacht erklären, minimales Handling.
- Entlastung suchen.
- Notfall-Szenario ansprechen.

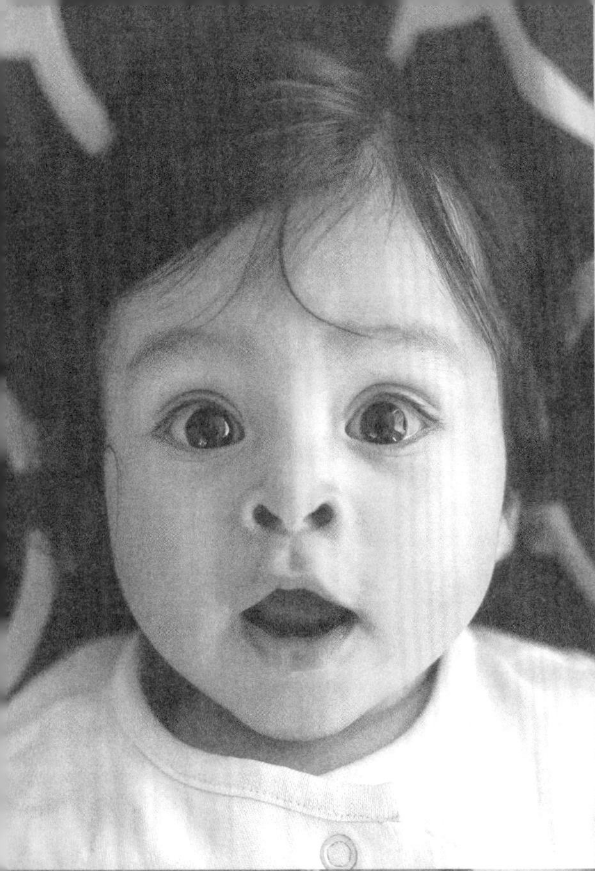
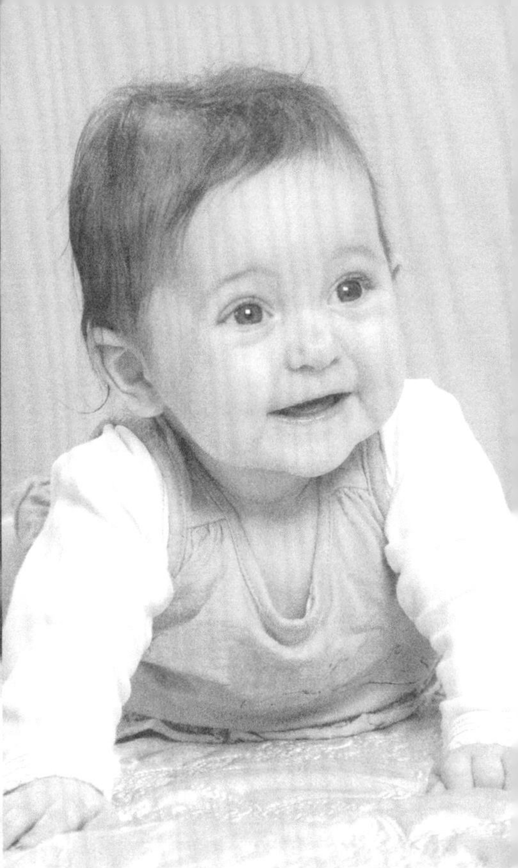
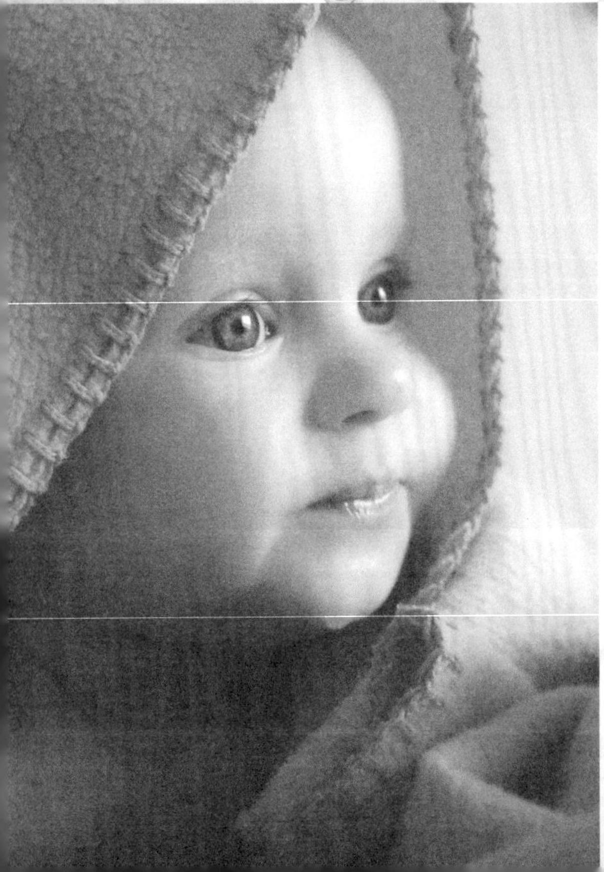
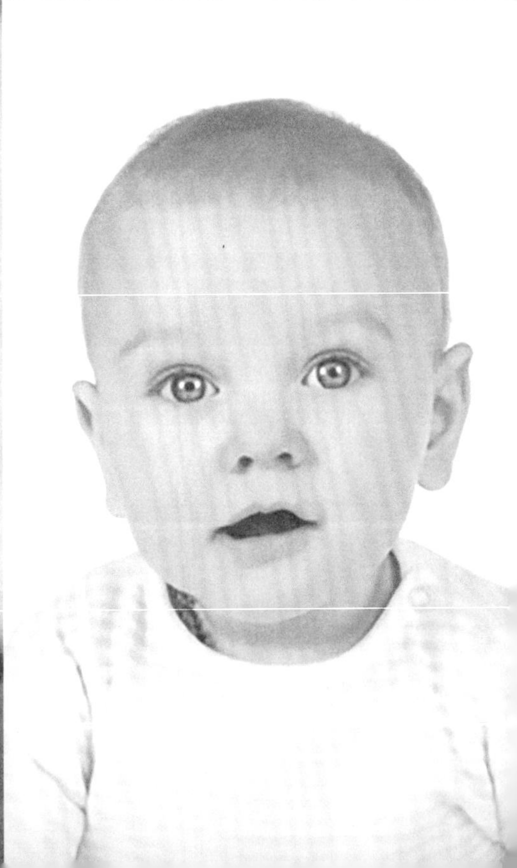

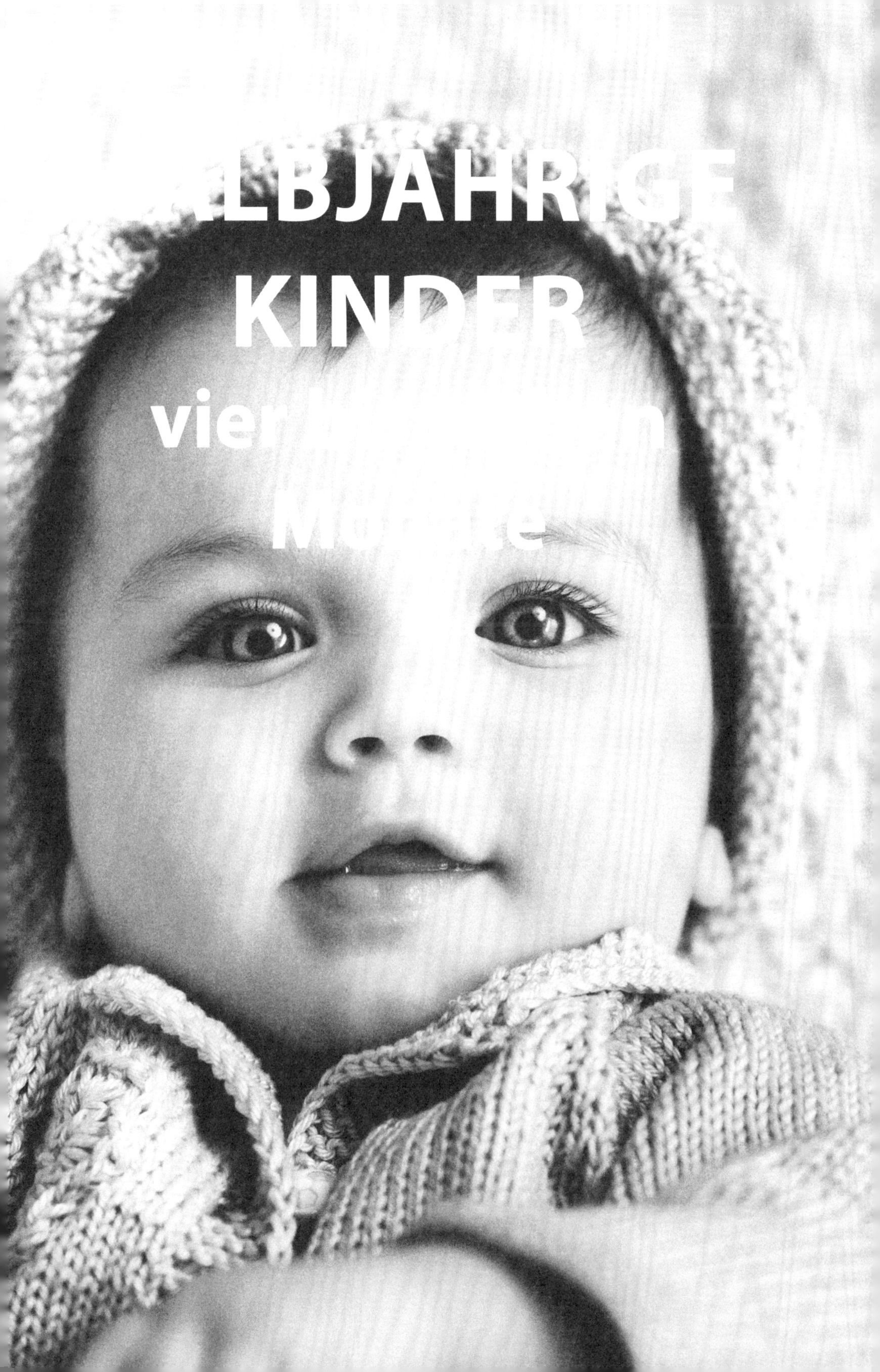
ALBJÄHRIGE
KINDER
vier

9 Halbjährige Kinder: vier bis sieben Monate

Mit etwa einem halben Jahr sind Kinder sehr aufmerksam und lassen sich extrem leicht ablenken. Bei entsprechender Ablenkung trinken sie tagsüber nicht mehr so gut und kompensieren dies in der Nacht.

Tagsüber haben sie dadurch weniger Hunger und sind dann weniger an Nahrung interessiert. Das kann die Einführung der Beikost erschweren.

Die motorische Entwicklung beginnt, sie drehen sich in die Bauchlage, robben durchs Bett und sind motorisch unruhiger.

Das Schlafverhalten verändert sich

Mit zunehmender Hirnreifung kommt es bei halbjährigen Kindern zu mehr geordneten Schlafzyklen, die sind jedoch deutlich kürzer als beim Erwachsenen. Bei jedem Übergang der verschiedenen Schlafphasen gibt es ein kurzes Zwischenerwachen. Ob der Säugling dann weiterschläft oder wach ist, hängt von verschiedenen Faktoren ab. Dies sind die wichtigen Momente, für die wir die Eltern sensibilisieren und sie in ihrem Handeln unterstützen können.

Konkret heißt das, dass Babys in diesem Alter meist tagsüber nach 30 Minuten erwachen und nachts circa alle zwei Stunden. Das ist physiologisch, deshalb müssen alle lernen, damit umzugehen – das Baby, seine Eltern und auch die Beratenden.

Instrumentelles Schreien und Steuern der Eltern

Beim nächtlichen Erwachen wird die gewohnte Einschlafsituation erwartet. Um diese herzustellen, weiß das Kind sich zu helfen – es schreit seine Eltern herbei, allerdings schläft ein aufgeregtes, schreiendes Kind deutlich schwerer ein als ein ruhiges.

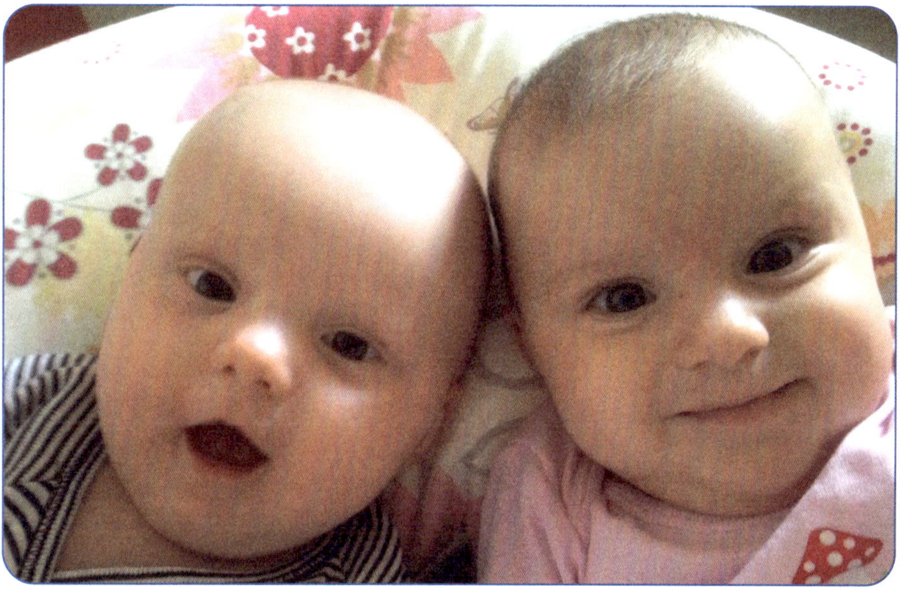

Abb. 23: Die Zwillinge Anna und Carlotta

***Anna und Carlotta** sind zweieiige Zwillingsmädchen, sechs Monate alt und sehr unterschiedlich in ihrem Temperament, im Wesen und in ihren Vorlieben. Jede bekam ein Kuscheltuch geschenkt. Während Carlotta ihr neues Tuch begeistert in die Hände nahm, daran herumfummelte, nuckelte, schnuffelte und sich anschmiegte, wusste Anna gar nichts damit anzufangen. Sie warf es kurzerhand aus dem Stubenwagen, orientierte sich an den belustigt umherstehenden Erwachsenen und wollte auf den Arm. Dort war die Aussicht ja auch wesentlich besser, sie war mitten im Geschehen, wanderte von einem Arm auf den nächsten und freute sich über die spannenden Dinge, die so ein Familientreff bietet.*

Im weiteren Verlauf lässt sich immer wieder beobachten, dass Carlotta auch im Liegen verschiedenste Objekte eingehend untersucht, in den Mund nimmt und diese von einer Hand in die andere gibt. Anna findet daran wenig Unterhaltungswert. Sie weiß genau, wie ihre Eltern ticken, quengelt und landet zuverlässig auf dem Arm.

Beim Einschlafen zeigen sich beide Kinder ebenso von unterschiedlichen Seiten. Für Anna ist es wirklich schwer, abzuschalten. Sie schaut mit großen Augen umher und möchte sich gar nicht von den Reizen des Tages verabschieden. Sie jammert, quengelt und möchte noch mehr sehen, hören, mehr Bewegung und am liebsten gleich wieder ins Helle – zu den wirklich spannenden Dingen.

Carlotta findet tatsächlich auch Genuss an der Abendflasche, sie lässt sich noch etwas umhertragen, legt aber bald den Kopf ab und signalisiert, dass sie das mit der

Schlafbereitschaft wirklich verstanden hat. Sie drückt sich fast weg vom Arm und will ins Bett gelegt werden. Glückselig saugt sie an ihrem Schnuller, fummelt an ihrem Kuscheltuch herum und ist mit sich und der Welt zufrieden.
Anna hat inzwischen nochmals an der Brust getrunken und lässt sich jetzt maulend von der Mama im dunklen Schlafzimmer umhertragen, stellt aber klar, dass ein Ablegen ins Kinderbett auf keinen Fall infrage kommt. Da braucht es Geduld und gute Nerven, was ja bekanntlich am Abend besonders schwer ist. Die Mama erzählt ihrer Tochter und sich selbst, was für ein schöner Tag heute war und dass jetzt alles passt – alle sind müde und gaaaaaanz entspaaannt. Das Singen geht über in ein Summen und irgendwann ist nichts mehr zu hören aus dem Schlafzimmer – beide schlafen: die Mama im Elternbett auf der Mamaseite und Anna im Nestchen auf der Papaseite.

Das Nestchen besteht aus einer Bettschlange gefüllt mit Dinkelspelzen, dies markiert den Babyschlafbereich, dient zur Lagerung und sorgt für Geborgenheit, Halt und Orientierung.

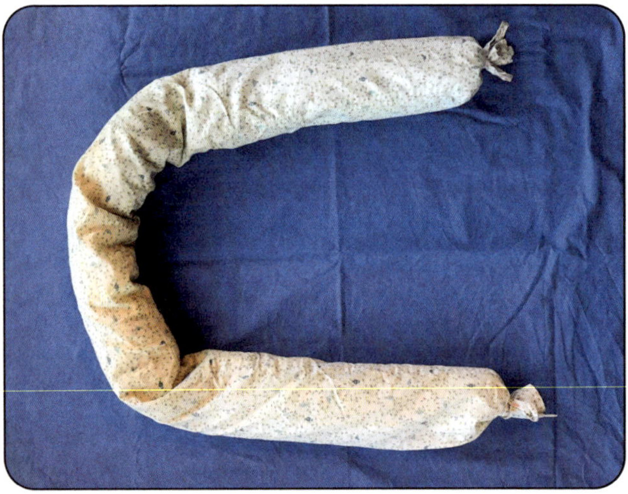

Abb. 24: Bettschlange als Nestchen

Dann kommt die Nacht: Anna meldet sich alle zwei Stunden und möchte gestillt werden. Das passiert anfangs auch. Von Carlotta hört Mama aus dem Stubenwagen kruschelnde Geräusche, ein Blick auf Carlotta zeigt, dass sie ihr Kuscheltuch sucht, dann tönt ein lautes Schmatzen durch das Schlafzimmer: Sie hat es gefunden. Das Geräusch wird leiser, und Carlotta schläft wieder ein.

Anna auch – an der Brust. Als Anna sich nach zwei Stunden erneut ihren Weiterschlafservice einfordert, kann die Mutter wieder feststellen, dass auch Carlotta erneut wach ist. Diesmal erscheint Carlotta sehr wach, sie meckert etwas, worauf Mama sie umlagert, also einmal auf die andere Seite dreht („bitte wenden"). Das reicht ihr völlig, sie saugt dankbar an ihrem Schnuller und schläft weiter. Gott sei Dank, denn Anna ist inzwischen auch sehr wach, obwohl sie gestillt wurde. Neuerdings fummelt sie gern an Mamas Ohren, aber der ist alles egal, sie ist einfach zu müde, schlummert ein und so ist schnell klar: Mama steht zur Regulation nicht mehr zur Verfügung (höchstens ihre Ohren). Die schläft richtig weg und mit ihr dann etwas später auch Anna, zumindest für zwei Stunden.

9.1 Alterstypische Phänomene: Gewohnheiten

Das Baby wird älter, reifer und allerlei anstrengende Veränderungen treten auf. Tagsüber sind halbjährige Kinder unglaublich aufmerksam, interessiert an allem. Die Nahrungsaufnahme tritt jetzt oft in den Hintergrund, denn es gibt so viel Spannendes am Tage zu erleben.

Schlafen und Essen sind Grundbedürfnisse jedes Menschen, und natürlich muss das Baby ausreichend Kalorien zu sich nehmen. Doch ob die nötigen Kalorien auf 24 Stunden verteilt, auf den Tag oder die Nacht verlegt werden, dieses hängt von den Eltern ab.

In erster Linie sind Eltern nachts müde, dennoch entscheiden sie darüber, wie der Tag und die Nacht ihres Kindes verlaufen, über das Nahrungsangebot und darüber, wann Schlaf und wann Unterhaltung stattfindet. Dies Angebot wird zur Normalität und im weiteren Verlauf zur Gewohnheit des Kindes.

Carlotta schläft ja mithilfe ihres Kuscheltuchs durch, also nimmt sie nachts keine Kalorien zu sich. Das wiederum bedeutet, dass sie tagsüber ziemlich hungrig ist und mit viel Appetit gern trinkt und isst.
Anders bei Anna. Sie trinkt nachts alle zwei Stunden und ist tagsüber sehr zufrieden mit einigen wenigen Stillmahlzeiten. An Brei hat sie generell wenig Interesse. Sie hat ihre Kalorienaufnahme auf 24 Stunden verteilt und kein Problem damit.

Grundsätzlich erwartet das kleine Baby in unklaren Situationen, wie dem nächtlichen Erwachen, eine Regulationshilfe durch seine Eltern. Es braucht Hilfe zum Weiterschlafen, weil es das allein noch nicht kann. Doch die Eltern haben es in der Hand, an welche Hilfe sich das Baby gewöhnt, und so werden die Handlungen der Eltern zur Erwartungshaltung des Babys. Manche Mütter stillen alle ein bis zwei Stunden oder geben eine Flasche mit Milch oder Wasser, sie tragen den Nachwuchs durch die Wohnung, hopsen auf dem Pezziball, stellen weißes Rauschen und Föhngeräusche an oder sie lagern ihre Kinder, die sich nur noch kurz rückversichern und ihre Lage verändern wollen, schnell mal um. Das klappt allerdings nur, wenn die Kinder gar nicht erst richtig wach werden, sondern schnell Hilfe zum Weiterschlummern erhalten. Wenn sie also lernen würden: „Aufwachen ist kein Problem – ich schlaf einfach schnell weiter…"

So wie bei Carlotta: Sie wacht auch auf (das registriert die Mama, da sie wegen Anna ohnehin wach ist), aber Carlotta kann sich selbst helfen. Sie sucht und tastet im Bett umher, findet ihr Kuscheltuch, benutzt es und schläft wieder ein.
Anna fordert zweistündlichen Stillservice und begeistert sich neuerdings für Mamas Ohren …

9.2 Besonderheiten: häufiges nächtliches Erwachen

Typisch für dieses Alter sind kurze Tagschläfchen von meist 30 Minuten sowie vor allem das häufige nächtliche Erwachen, etwa alle zwei Stunden.

Dieses Erwachen im Schlafphasenwechsel ist ganz normal und sollte nicht automatisch als Hungergefühle fehlgedeutet werden.

Tja, was heißt da fehldeuten? Anna schreit so lange, bis die Brust im Mund ist. Die Mama sagt: „Anders kann ich sie nicht beruhigen." Abends schläft Anna ja auch am liebsten an der Brust ein.

Die Babys vergewissern sich, ob noch alles in Ordnung ist. Dabei vergleichen sie die Erwachens- mit der Einschlafsituation und sind irritiert, wenn diese sich unterscheiden.

Wer mit Einschlafstillen oder Tragen in den Schlaf gezaubert wurde, erwartet beim Erwachen die Mutterbrust im Mund oder sich auf dem elterlichen Arm. Wenn sich dieses anders darstellt, gibt es erst einmal Alarm. Die Mutter kommt und versucht, die Welt wieder zu ordnen, indem sie erneut stillt oder das Kind trägt.

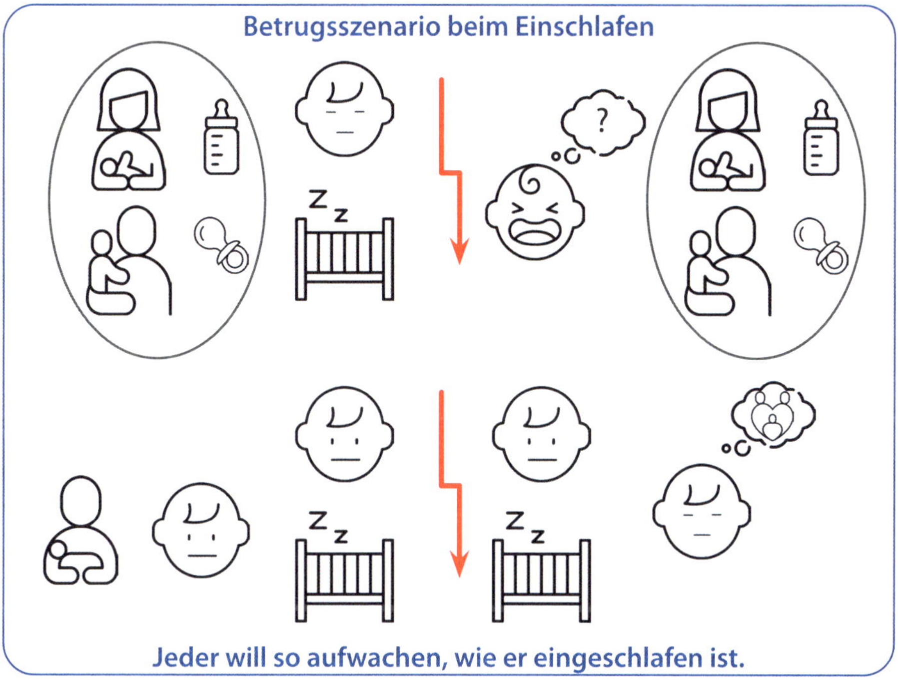

Abb. 25: Betrugsszenario beim Einschlafen

Der erste Schritt, um vom Einschlafstillen wegzukommen, besteht darin, das Einschlafen vom Trinken zu trennen. Also wird das Stillen oder die Flasche vorverlegt und darauf geachtet, dass das Kind dabei nicht einschläft. Dann kann die Einschlafroutine aus der Ruhe heraus beginnen, die auch Papa übernehmen kann (bei Zwillingen besonders wichtig!). Das Kind wird im Laufe der Zeit mitbekommen und lernen, dass es ruhig und zufrieden im Bett liegt und ohne Saugen und Schlucken einschlafen kann. Genau dies ist das Ziel! Der Weg dahin geht nur in kleinen Schritten (Kapitel 6.4).
Auch das dauert und in unserem Beispiel heißt dies für die Nacht noch lange nicht, dass Anna automatisch weiß, wie sie die Schafphasen verknüpfen soll. Doch ein Anfang ist gemacht.

Einschlafassoziation

Jeglicher Weiterschlafservice wird verständlicherweise dankend angenommen, denn beide Teile, Eltern und Kind, möchten möglichst rasch wieder einschlafen. Das Baby gewöhnt sich daran – und oft wird es durch die elterlichen Hilfsmaßnahmen satt und gleichzeitig schlafbereit.

Das Problem dabei ist, dass die liebgewonnenen Gewohnheiten im Bedarfsfall, also alle zwei Stunden, lauthals eingefordert werden. Dadurch wird schnell ein Erregungszustand erreicht, der das Weiterschlafen erschwert oder gar unmöglich macht. In der Situation des Erwachens kommt dann nur wieder das erwartete, gewohnte Verhaltensmuster infrage, denn durch den kindlichen Protest wird jede elterliche Verhaltensveränderung im Keim erstickt. Deshalb werden diese Muster oft sehr lange, teilweise über Jahre hinweg aufrechterhalten – und ein Ausstieg erscheint den Eltern aus dieser Situation unmöglich.

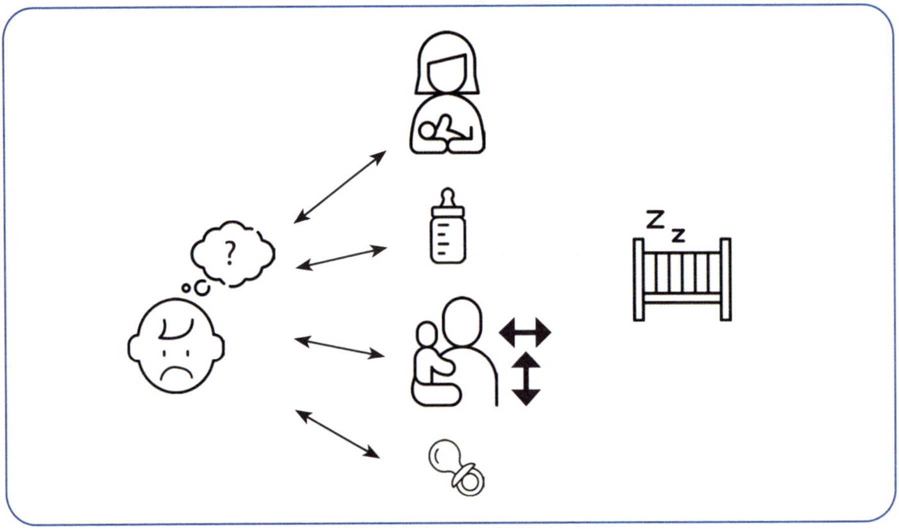

Abb. 26: Weiterschlafservice

Nicht so bei unseren Zwillingen. Denn Anna lernte immer mehr, dass statt der automatisch angebotenen Brust nun rasch die beruhigende Mamahand kam, die sie rhythmisch klopfte, sie umlagerte und die ihr half, Schnuller und Kuschel zu finden. Die Kuschel jedoch wurde stetig abgelehnt, dafür waren jetzt Mamas Ohren der Hit.
Dazu gab es nun jedoch eine klare Ansage: „Mamas Ohren? – Geht gar nicht!" Anna sollte lernen, stattdessen ihre eigenen Ohren zu befingern. Leichter gesagt als getan, doch mit Geduld und Ausdauer ließ sie sich im Laufe der Zeit auch davon überzeugen, dass die eigenen Ohren sich auch gut anfühlten. Den Sinn des Kuscheltuchs konnte Anna allerdings weiterhin nicht nachvollziehen.

Wenn es doch das Kuscheltier Mama gibt, das interaktiv besser und schneller weiß, was ich zum Beruhigen brauche … wozu dann einen Stofflappen, aus dem weder Milch noch Beruhigung rauskommt und der sich nicht mal nach Ohr anfühlt?"

Notfalls nahm Mama Anna zu sich, sie stand aber nicht auf und ging auch nicht umher, denn die Zwillingsmama war völlig übermüdet, und Papas Hilfsangebot wurde vom Stillkind brüsk zurückgewiesen. Also kümmerte sich Papa mehr um Carlotta. Für Anna gab es von Mama Beruhigung im Bett mit Meckern, Maulen, Motzen, eigenen Öhrchen und nur im Notfall die Brust.
Das führte bereits dazu, dass sich die erste Nachthälfte verbesserte. Meist schlief Anna bis Mitternacht und beim Zwischenerwachen konnte sie anders beruhigt werden. Papa hatte es gut, seine Einsätze bei Carlotta waren selten notwendig.
Dann versuchte Mama das Stillen immer mehr nach hinten zu verschieben. Kein Stillen vor 1.00 Uhr, dann kein Stillen vor 2.00 Uhr usw. Es wurde immer zügig anders beruhigt, mit einer Anna inzwischen schon bekannten und vertrauten Weiterschlafsprache, bis nur noch einmal in den frühen Morgenstunden um 5.00 Uhr gestillt wurde. Damit konnten alle leben und vor allem auch bis 5.00 Uhr schlafen, dann kurz stillen und noch einmal bis 7.00 Uhr weiterschlafen. Nicht immer, aber meistens.

Die Nachtmahlzeiten, ganz gleich, ob Brust oder Flasche, sollten sukzessive abgeschafft werden. Die Kinder können sich schrittweise daran gewöhnen, ihre Kalorien tagsüber zu sich zu nehmen. Nachtfläschchen können verdünnt und reduziert werden, auch nächtliche Stillmahlzeiten werden nach hinten verschoben und damit seltener. Doch unabhängig von den Kalorien braucht das Kind eine Wiedereinschlafidee: am besten erst gar nicht richtig wach werden. Daher ist eine schnelle soziale Rückversicherung (schschsch – alles ist gut, nimm den Schnuller/Kuschel/Ohren) wichtig. Das Baby kann lernen „Aufwachen ist kein Problem", man muss ihm allerdings trotzdem zeigen, wie selbstständiges Weiterschlafen gelingen kann. Hilfreich sind dazu körperliche Nähe, wie im Beistellbett oder im Elternbettnestchen, die schnelle soziale Rückversicherung, Maßnahmen, die die Selbststeuerung unterstützen (Schnuller, Kuschel, Daumen, Ohren) und die Tatsache, dass diese nächtliche Anforderungssituation gemeinsam ausgehalten und gemeistert wird.

9.3 Altersgemäßes Schlafen und Tagesstruktur: drei Tagesschläfchen

Ein Baby im Alter von fünf bis sieben Monaten schläft meist dreimal am Tag und hat Wachzeiten zwischen zwei bis drei Stunden. Morgens sind die Wachzeiten eher kürzer, doch im Tagesverlauf und insbesondere am Abend können die Kinder schon etwas länger wach bleiben. Der Nachtschlaf beträgt circa elf Stunden, der Tagschlaf in Summe drei bis vier Stunden über den Tag verteilt.

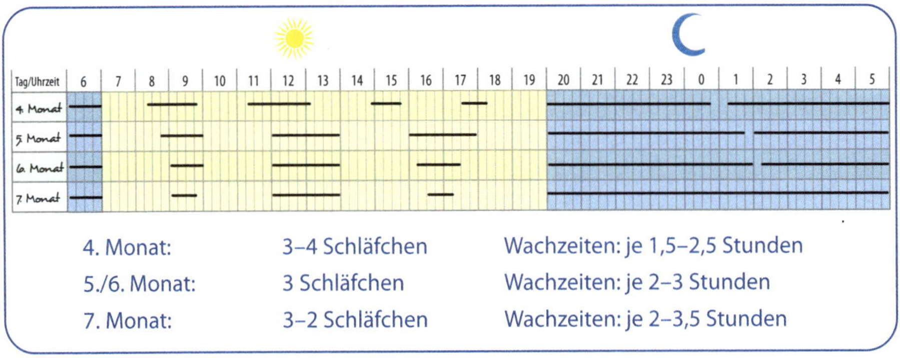

Abb. 27: Altersgemäßes Schlafverhalten 2 – Schlafbedarf 4–7 Monate

Anna und Carlotta wachten morgens gegen 7.00 Uhr auf, ihr erster Tagschlaf dauerte meistens 30 Minuten und ging von 9.00 Uhr bis 9.30 Uhr, dann schliefen Sie im Zeitraum von 12.00 bis 14.00 Uhr noch einmal, ihr dritter Tagschlaf war von etwa 16.30 Uhr bis 17.00 Uhr. Die Zubettgehzeit abends war 20.00 Uhr.
Der erste Tagschlaf, der Morgenschlaf, gelingt meist am leichtesten, sodass an diesem gut geübt werden kann: Das Baby wird schön runtergekuschelt, ist also schlafbereit und kommt dann schrittweise wacher ins Bett.
Bei Zwillingen findet der gemeinsame Mittagsschlaf aus Synchronisationsgründen im Kinderwagen statt. Bei Anna und Carlotta gelang dieses jedoch erst, nachdem der Kinderwagen mit einem weicherem Unterbett und kleinen Lagerungsrollen ausstaffiert worden war und die Zwillinge auch in dieser fahrenden Kiste Gemütlichkeit, Begrenzung, Halt und Stabilität erfuhren.
Das dritte Schläfchen, der Vorabendschlaf, ist meist am schwierigsten zu realisieren. Es ist für den weiteren Verlauf des Abends jedoch wichtig. Bei unserer Beispielfamilie bürgerte sich eine Vorabendrunde im Kinderwagen oder im Tragetuch bei Mama und Papa ein.

9.4 Einschlafhilfen: selbst steuerbar?

Selbst steuerbare Einschlafhilfen, wie Schnuller und Kuscheltuch/-tier, müssen erst kennengelernt, mit Bedeutung verknüpft und – vor allem – zunehmend selbstständiger genutzt werden (Kapitel 6.2).

Wer sich nicht selber helfen kann (Schnuller, Kuscheltuch, Finger, Öhrchen etc.), wird Mama oder Papa nutzen.

> **SELBST STEUERBARE EINSCHLAFHILFEN**
>
> - Schnuller: tagsüber viel in die Hand geben, unterwegs Schnullerkette, ins Bett kommen mehrere Schnuller, nicht einfach „abstöpseln" sondern auf Initiative warten. Ab dem 6. Monat gehört der Schnuller in die Hand!
> - Eigener Daumen/eigene Öhrchen/eigene Haare: angewachsen, muss nicht gesucht werden, aber trotzdem als Hilfe entdeckt und erfahren werden. Der elterliche Finger ist ungeeignet.
> - Kuscheltuch/-tier: in allen Entspannungs-, Tröste- und Beruhigungskontexten üben – auch außerhalb des Bettes. Zum Spielen, beim Trinken, Wickelablage, Kinderwagen, auf dem Arm bei der Einschlafroutine.

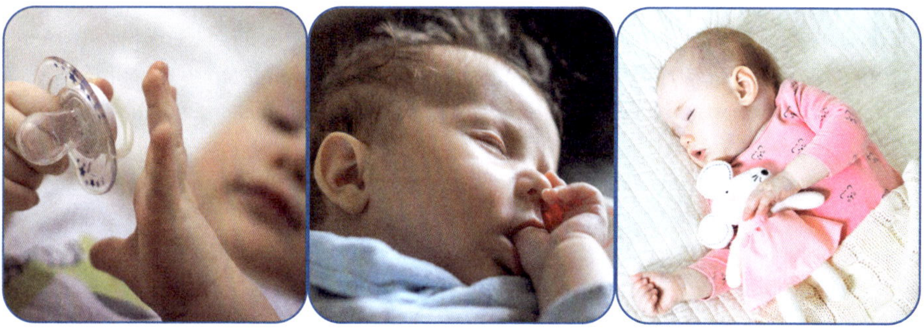

Abb. 28: Selbst steuerbare Einschlafhilfen

Für die müde Zwillingsmama bedeutet dies, ihren Kindern grundsätzlich zuerst einmal eine Möglichkeit zu geben, sich nachts selbst zu helfen. Denn der nächtliche zweistündige Weiterschlafservice nagt an ihren Reserven.
Anna nimmt, seitdem sie drei Monate alt ist, den Schnuller. Sie bekommt ihn auch tagsüber während des Spielens, denn es ist noch ziemlich schwierig für sie, den Schnuller selbstständig zu nutzen: Erstens müsste sie auf die Idee kommen, das zu tun, zweitens müsste sie ihn suchen und drittens richtig in den Mund befördern. Bis dies gelernt ist und im sprichwörtlichen Sinne „wie im Schlaf" klappt, sie den Schnuller in der Nacht, wenn sie aufwacht (Zwischenerwachen), tatsächlich selbstständig nutzen kann, wird es noch einige Zeit dauern.

Oft wird der Schnuller nicht selbstgesteuert genutzt. Denn die vom Schreien ihres Kindes gesteuerten Eltern finden den Schnuller schneller und treffsicherer als das Kind selbst. Der Eigenanteil des Kindes an der Beruhigung beschränkt sich dann auf das Saugen am Schnuller. So kann das elterliche „Schnullerstecken" über viele Monate und Jahre aufrechterhalten werden. Was nicht nötig ist: Das Kind kann lernen, sich selbst um seinen Schnuller oder sein Kuscheltuch zu kümmern. Allerdings nur, wenn die Eltern sich in ihrer Co-Regulation zurücknehmen.

Natürlich ist es viel sicherer, als Eltern den Schnuller schnell in den Babymund zu stöpseln, aber Anna sollte lernen, ihren Schnuller zu suchen und diesen selbstständig zu nutzen. Zunächst wird der Schnuller tagsüber nun auf der hohlen Hand angereicht und Anna dazu geführt, sich den Schnuller selbst zu nehmen. Nachts wird gemeinsam nach dem Schnuller getastet, und Anna bekommt den Schnuller in die Hand, anfangs wird die Hand noch geführt. Das ist besonders in der ersten Nachthälfte günstig, denn da besteht noch viel Schlafdruck. In den frühen Morgenstunden wird der Schnuller dann doch in den Mund gegeben, denn „pädagogisch wertvolle" Maßnahmen zu dieser Tageszeit könnten finales Wachsein nach sich ziehen, und das kann sich eine Zwillingsmutter nicht leisten.
Übrigens werden gleich mehrere Schnuller im Bett verteilt, damit sich die Wahrscheinlichkeit erhöht, bei der nächtlichen Suche auch auf einen Schnuller zu treffen. Ein Nestchen oder eine Bettschlange (bitte sicher gestalten) können dafür sorgen, dass die Schnuller nicht unentwegt aus dem Bett fallen.
Es wird auch weiter mit dem Kuscheltuch geübt. Es liegt beim Stillen auf dem Dekolleté oder ist beim Flaschegeben dabei. Bei allen Tröste-, Beruhigungs- und Entspannungssituationen ist das Kuscheltuch im Einsatz. Es muss zunächst mit Bedeutung aufgeladen werden, denn es steht für Vertrautheit und Beruhigung. Beim Einschlafen und in der Nacht liegt es seit dem sechsten Monat an Annas Seite (wer Bedenken hat, wartet noch zu). Doch Annas momentaner Fokus sind die Brust und Mamas Ohren.
Bei Carlotta ist es leicht, bereits nach kurzer Zeit liebt sie ihr Kuscheltuch, und man kann deutlich sehen, wie sie sich damit beruhigt. Was für ein Glück! Bei Zwillingen ist es doppelt wertvoll, wenn die Eigenregulation langsam spürbar wird. Der selbstständige Gebrauch des Schnullers ist zwar noch weit weg, aber wer mit seiner Kuschel ruhig werden kann, muss sich keine Gedanken darüber machen, wie der Schnuller nachts in den Mund kommt.

Ein Kuscheltuch/-tier wird benötigt, um das Kind in die Eigenregulation zu führen, doch diese muss erst erlernt werden (Kapitel 6.2). Dasselbe gilt für den Schnuller: Tagsüber sollte er auch zum Spielen zur Verfügung stehen, er gehört in die Hand und es wird nicht einfach „abgestöpselt"! Nachts liegen viele Schnuller ums Kind herum und es wird dabei unterstützt, einen davon zu finden.

> Kein Baby interessiert sich primär für ein passives Stoffobjekt, und doch kann es entdecken, dass es sich gut anfühlt, wenn es etwas in der Hand hat, die unruhigen Fingerchen beschäftigt sind und ein gutes Gefühl damit verknüpft ist.

Alternativ spielen diese Fingerchen an Mamas Brust, ihren Haaren, Ohren, Hautfalten, im Gesicht oder an den Händen.

Es macht absolut keinen Sinn, ein Kind auf ein elterliches Körperteil zu konditionieren! Denn die Verknüpfung von Beruhigung und elterlichem Körperteil wird äußerst stabil. Und dieses bedeutet einerseits, dass der dazugehörige Elternteil stets verfügbar sein muss, aber schlimmer noch: Aus der Sicht des Kindes gehört zur Beruhigung dann auch unabdingbar dieser Elternteil dazu. Die Welt ist nur dann in Ordnung, wenn die Erfüllungsgehilfen präsent, wach und interaktiv zur Verfügung stehen. Daher werden solche Eltern beim nächtlichen Zwischenerwachen geweckt, um Weiterschlafservice gebeten – und das alle zwei Stunden im Schlafphasenwechsel.

Ausquartierung

Weitere Probleme jedoch entstehen häufig dann, wenn jemand auf die Idee kommt, das Baby ins Kinderzimmer auszuquartieren. Die anfänglich positiven Effekte werden schnell abgelöst von der einsetzenden Maximalsirene, die erfahrungsgemäß nötig ist, um die Eltern über ihren Weiterschlafservice-Job zu informieren und lautstark ins Kinderzimmer zu beordern. Der Elternteil, der die nächtlichen Strecken hinter sich bringt, gelangt meist schnell zu der Ansicht, dass nun nur noch das Familienbett die Lösung sein kann. So zementiert sich für das Kind die Überzeugung, dass Beruhigung nur am Körper der Eltern zu finden ist.

Lässt die Hilfestellung zu lange auf sich warten, besteht die Gefahr von glockenwachem Kind, welches empört und echauffiert ist, mit dem Risiko einer längeren nächtlichen Wachphase.

Durchschlafen

Auch Erwachsene wachen nachts auf, wissen davon aber üblicherweise morgens nichts mehr – das heißt, sie vergessen es, weil diese Phasen sehr kurz sind und Erwachsene das Weiterschlafen normalerweise gelernt haben. Dass sie das Erwachen ihrer Kinder als Störung empfinden, ist völlig normal.

Nur ist es unrealistisch, darauf zu hoffen, dass Kinder irgendwann weniger aufwachen. Dieses wird nicht eintreffen, und nur diejenigen Kinder, die sich selbst helfen können, schlafen ohne Unruhe zufrieden weiter.

Also brauchen wir Geduld, Ausdauer und einen Plan. Der Schnuller und/oder das Kuscheltier sind immer dabei, sind beim Stillen und Trösten immer präsent und sie können im Laufe der Zeit ganz vertraut und dem Kind eine „kleine Heimat“ werden. Welche ihm auch nachts beim Zwischenerwachen helfen kann, wenn Mama und Papa schlafen.

Hat das Kind etwas anderes für sich entdeckt, wie beispielsweise den Daumen, die Öhrchen oder die Haare, ist es nur wichtig, dass dieser Daumen, die Öhrchen und die Haare die eigenen sind und nicht die von Mama oder Papa.

Anna nutzte gerne den Schnuller, aber das Kuscheltuch pfefferte sie ihrer Mama um die Ohren. Sie ließ sich lieber von ihr trösten. Schließlich entdeckte Anna beim nächtlichen Trösten die Ohren – zunächst die von Mama. Doch nach einiger Zeit des Übens und der entschiedenen mütterlichen Rückmeldung registrierte Anna dann auch ihre eigenen Öhrchen. Das war ziemlich praktisch, denn diese waren schließlich angewachsen und immer verfügbar.

9.5 Einschlafroutine: Einschlafsprache und neue Gewohnheiten

Eine Einschlafroutine ist eine positiv besetzte Verhaltenskette, um das Kind auf den Schlaf einzustimmen. Eine günstige Schlaferwartungshaltung baut das Kind nur bei positivem Erleben auf.

Wenn aber bisher das Einschlafen nur mit Stillen oder Trinken gelang, ist es der erste Schritt, das Stillen oder Trinken vom Einschlafen zu trennen.

Das ist nicht ganz leicht, denn das Einschlafstillen ist bereits eine liebgewonnene Gewohnheit, und Gewohnheiten zu verändern ist schwierig. Es wird unter Umständen Protest geben und, wie wir wissen, ist ein protestierendes Kind weit weg von der Entspannung, die zum Einschlafen nötig ist. Deshalb wird das oben beschriebene Einschlafsetting oft so lange beibehalten.

Veränderung von Gewohnheiten: Je älter das Kind, desto schwieriger ist sie.

Wichtig ist, dass diese Maßnahme nicht gegen das Kind durchgeführt wird, sondern das Kind braucht eine neue Einschlafidee. Dazu sollten seine Eltern es ihm ganz leicht machen und auf günstige Randbedingungen achten.

GÜNSTIGE RANDBEDINGUNGEN SCHAFFEN

1. Günstiger Zeitpunkt: morgens (erster Tagschlaf)
2. Ausreichend Wachzeit in diesem Alter: zwei Stunden
3. Sicher satt und gleichzeitig ruhiger Zustand, keine Aufregung – Vorschlafruhe!
4. Langsame Reizreduktion: abdunkeln
5. Positive Verknüpfung
6. Kein Einschlafkampf – notfalls ablenken

Das Trinken vom Einschlafen trennen

Nicht beim Trinken einzuschlafen, das gelingt einem Baby am besten am ersten Tagschlaf. Morgens, zwei Stunden nach dem Aufwachen gibt es keine Notwendigkeit, zwingend zum Einschlafzeitpunkt zu stillen oder zu füttern. Nach dem Morgenerwachen sollte man die oft sehr schöne gemeinsame Zeit im Bett noch genießen (Morgenkuscheln). Dann empfehle ich eine Morgenroutine, und wenn sich dann der Hunger breit macht, gibt es eine Morgenmahlzeit.

Bei unseren Zwillingen ist es morgens immer sehr schön im Elternbett, alle genießen das langsame Wachwerden, meistens gegen 7.00 Uhr. Bis dann alle wachgeschmust auf dem Wickeltisch, nach der Morgenwäsche und frischer Windel in ihren Kleidern landen, ist es 8.00 Uhr und Zeit für das Frühstück: die Brust oder Morgenflasche. Dabei wird sicher nicht eingeschlafen! Danach gibt's Spiele und Späße mit Papa und auch ein wenig selbstständiges Spiel im Laufstall. Mit voranschreitender Zeit wird die Laune schlechter und so landen die Mädchen auf dem Arm. Papa schnappt sich Carlotta und geht ins Schlafzimmer. Mama kommt mit Anna auch mit und dunkelt das Zimmer langsam ab. So hat jeder ein Baby auf dem Arm, erst einmal senkrecht, wie zum Bäuerchen, über der Schulter. Carlotta kennt dies bereits – sie weiß:

Jetzt kommt wieder die Nummer mit dem LaLeLu.

Sie wird schwerer, rutscht nach unten in die Waagerechte, dreht ihr Gesicht in Papas Ellenbeuge und ist ganz ruhig. Er legt sie vorsichtig in ihr Bettchen, sie schaut noch kurz, hat ihren Schnuller im Mund und ihre Kuschel in der Hand. Papa tritt zurück vom Bettchen, beobachtet sie aus der Ferne und schaut, was Mama und Anna so treiben.
Mama trägt Anna in der gleichen Art, aber die Kleine meckert vor sich hin, möchte sich nicht von den Reizen des Tages verabschieden und auf gar keinen Fall die Augen schließen.

Sie braucht einfach länger, um schlafbereit zu werden. Mama geht zwischendurch sogar noch mal ins Helle, um Anna etwas von ihrer Protesthaltung abzulenken. Verdutzt hält Anna inne mit ihrem Gemecker, und in der kurzen Ruhe spürt sie ihre Müdigkeit, lauscht auf Mamas Stimme und genießt dann doch das Singen und Wiegen. Das Ablegen erfolgt dann im schlafenden Zustand, aber morgen wird Mama es etwas früher versuchen.

Dieser Prozess wird immer gleich gestaltet, damit ein Wiedererkennungseffekt eintritt. Es wird dunkel, leise, langsam und langweilig. Und zunächst wird das Kind senkrecht getragen.

Kinder mit einem halben Jahr wollen nicht einfach in die Waagerechte genommen werden, da gibt es sofort Protest, also erst mal senkrecht!

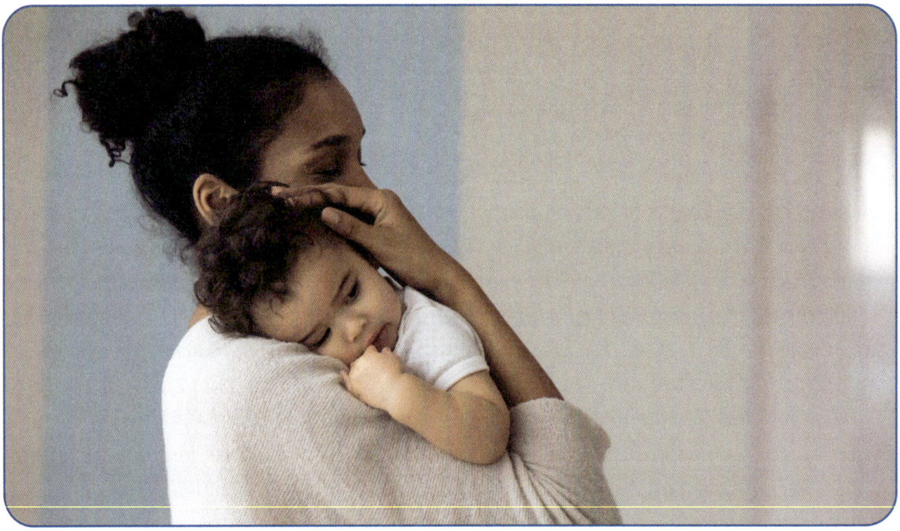

Abb. 29: Einschlafroutine 4–7 Monate

Es ist wichtig, geduldig zu sein und dieser Entwicklung Zeit zu geben. Wenn das Kind nicht mehr viel schaut, nicht mehr interagieren will und seine Müdigkeit spürt, legt es das Köpfchen ab und signalisiert: Jetzt bin ich schlafbereit! Dann kann es in die Waagerechte rutschen, wie zum Stillen, braucht aber nicht zu trinken, denn dieses wurde schon vorher erledigt und es fühlt sich nun nicht hungrig, sondern müde. Leises Singen und Wiegen begleiten diesen Vorgang. Die Eltern erfinden für ihr Kind eine „Einschlafsprache". Es sollte dann sehr „schlafnah" abgelegt und zum Einschlafen geführt werden. Schlafanfänger:innen werden mit Mama/Papa im Elternbett abgelegt – Fortgeschrittene werden ins Kinderbett gelegt.

Zunehmend selbstständiger

Das Kind kann nun stets einen Hauch wacher abgelegt werden. Im weiteren Verlauf sollten sich die Eltern aus dem eigentlichen Einschlafprozess schrittweise zurückziehen. Erst dadurch ermöglichen sie es ihrem Kind, eine eigene Einschlafstrategie zu erfahren. Mit Wegschauen, Wegdrehen, Wegrücken (Kapitel 6.1) wird das Kind zunehmend besser in die Lage versetzt, mit weniger Elternhilfe einzuschlafen.

Zu dieser immer gleich gestalteten, positiv besetzten Einschlafroutine, die dem Baby dazu verhilft, schlafbereit zu werden, kann man auch „runterkuscheln" sagen. Und damit ist eigentlich alles schon gesagt.

Bei positiver Verknüpfung geht das Ganze nach ein paar Tagen schon schneller, und das Kind hilft etwas mit. Es baut eine Schlaferwartungshaltung auf, die nicht mehr ans Stillen geknüpft ist.

Okay, es geht nach einiger Zeit tatsächlich leichter, Anna runterzukuscheln, sie auf den Schlaf einzustimmen und sie auf dem Arm einschlafen zu lassen. Aber wie kann es jetzt gelingen, dass sie wach ins Bett kommt, dass sie noch registriert, dass sie im Bett liegt und dieses auch noch in Ordnung findet?

Auch dieses geht nur in kleinen Schritten. Zu Beginn unserer Bemühungen sind wir froh, wenn Anna ohne Meckern auf dem Arm einschläft, also wird sie erst einmal schlafend abgelegt. Wenn dieses dann spürbar schneller gelingt, hilft Anna ja selbst schon ein bisschen mit, sie hat dann bereits eine Schlaferwartung aufgebaut und kommt dadurch immer einfacher und schneller in den Schlaf. Nebenbei bemerkt, hat auch Mama die Situation besser im Griff, sie erkennt genau Annas Befindlichkeitsanzeichen und kann die Randbedingungen (Wachzeit, Schlafdruck, Erregungszustand, Ruhigwerden, Unterstützungsmaßnahmen) besser abstimmen. Beide lernen: „Ah ja, so geht Entspannung!"
Anna fühlt sich jetzt wohl im Einschlafprozess und will auf dem Arm bleiben, sie will nicht abgelegt werden. Deshalb versucht sie, ihre Mama zu steuern und davon zu überzeugen, dass das Ablegemanöver keine gute Idee ist. Im Moment des Ablegens beginnt sie zu meckern, und wenn ihre Mama sich nun davon beirren lässt und sie sofort wieder auf dem Arm zum Schlafen bringt, lernt Anna nichts Neues.
Besser ist es, hier Überzeugungsarbeit zu leisten und dem Kind mit Lauten wie schschsch, weichen Worten und Handlungen (im Bett probieren, Popo klopfen, streicheln, ruckeln) zu zeigen, dass das Liegen im Bett auch okay ist. Man kann sich auch danebenlegen. Das klappt nie beim ersten Mal! Das heißt, Mama nimmt sie noch mal raus, beruhigt sie und probiert es noch einmal. Als Hilfestellung kann man sich eine Skala von null bis zehn, wobei null gleich glockenwach und zehn tief schlafend ist. Jeden Tag soll Mama nun versuchen, Anna einen Hauch früher abzulegen. Also bei 9,9 dann 9,8, dann 9,7 und spätestens bei 9,5 gibt

es Protest und dann beginnt erst die Überzeugungsarbeit. Ganz sanft, aber bestimmt! Wenn dies nicht gelingt, wird Anna noch einmal aus dem Bett genommen, wieder runtergekuschelt und erneut abgelegt. Das kann man durchaus wiederholen. Meckern, Maulen, Motzen ist dabei auch in Ordnung, wichtig ist nur, dass es nicht eskaliert und ins Schreien übergeht, denn dann ist alle Schlafbereitschaft passé und der Schlaf rückt in weite Ferne.
Wenn aber darauf geachtet wird, dass sich das Kind nicht aufregt und die Eltern stetig dranbleiben, erlebt das Kind Eltern mit einem guten Plan. Im Laufe der Zeit wird es so auch für Anna ganz normal, abgelegt zu werden, im Bett noch ein wenig zu schauen, am Schnuller zu saugen, an ihren Öhrchen zu spielen und sich dem Schlaf zu überlassen.
Ein wichtiger Aspekt für die Eltern dabei ist, sich bereits dann zurückzunehmen und das Kind nicht über die Notwendigkeit hinaus in den Schlaf zu streicheln und zu begleiten, denn beim Erwachen wird sonst der streichelnde Elternteil vermisst und mit Alarm herbeigerufen.

Das Reduzieren der elterlichen Hilfe ist also wichtig, denn nur wenn die Eltern ihre Co-Regulation zurücknehmen, kann das Kind seine eigenregulativen Fähigkeiten entdecken und einüben.

DIE WICHTIGSTEN ASPEKTE BEIM EINSCHLAFEN

1. Günstige Randbedingungen suchen, wie Stillen/Flasche vorverlegen, ohne einzuschlafen, satt, ruhig und müde.
2. Einschlafroutine etablieren und positiv besetzten, Entspannung vermitteln.
3. Kind schrittweise wacher ablegen.
4. Elterliche Aufmerksamkeit vom Einschlafprozess abziehen.

So können Kinder lernen: Einschlafen geht ganz leicht

Wenn das Einschlafen mit Einschlafroutine beim Morgenschlaf zur Gewohnheit geworden ist, kann dieses auch am Abend versucht werden. Es ist zu dieser Zeit allerdings viel schwieriger, denn die Erlebnisse des ganzen Tages lasten auf Kindern und Eltern.

9.6 Abendroutine: zur Schlafenszeit geborgen, satt, ruhig und müde

Um gut entspannen und einschlafen zu können, müssen sich Kinder sicher und geborgen fühlen, sie müssen satt, müde und schlafbereit sein. Haben sie die besprochene Einschlafroutine gelernt, dann wissen sie ja: Einschlafen geht ganz leicht.

Aber wie kommen wir dahin? Was ist wichtig am Abend?

Wir haben uns schon sehr früh eine gute Abendroutine angewöhnt. Davor haben wir einfach in den Abend hineingelebt und die Zeit oft aus den Augen verloren. Spiele und Späße waren immer kurz schön – vor allem mit dem heimkommenden Papa –, aber dann bekamen wir die Quittung mit überanstrengten Kindern, die sehr aufgekratzt und schwer zu beruhigen waren. Alles gestaltete sich dann schwierig: das Wickeln, das Bettfertigmachen, das Stillen und manchmal sogar die Flasche.

Ein einfacher Trick ist es, frühzeitig auf die kindliche Befindlichkeit zu achten und alles etwas früher und klarer zu gestalten. Also wird statt der ausufernden Spielchen ein Vorabendschlaf installiert. Das Zeitfenster dafür wird so gewählt, dass die darauffolgende Wachzeit nicht zu lange bis zum Abendeinschlafen ist. In diesem Alter (hier: mit sechs Monaten) reicht eine Wachzeit von circa zweieinhalb bis drei Stunden am Abend. Die Empfehlung für die Zwillinge, die um 20.00 Uhr ins Bett gehen, wäre ein Vorabendschlaf etwa von 17.00 bis 17.30 Uhr.
Dann kommt die Essenszeit: Gegen 18.00 Uhr stehen Abendbrei, Stillen oder Flasche auf dem Plan, später wird daraus die Abendessenszeit. Dann sind die Babys gut drauf, satt und fit für die Spiel- oder Badezeit. Also gibt es Spiele und Späße mit Papa oder eine gemeinsame Badewanne. Oft ist dies eine „wilde Sache“, und deshalb ist es klug, einen „Sicherheitsabstand“ zum Nachtschlaf zu wahren. Daran schließt sich die Wickelzeit an, in der ein Wellnessprogram mit Cremen, Ölen und Massieren genossen wird. Ab da wird es bereits ruhig im Zwillingshaus, doch manchmal ist es noch zu früh, um schon ins Bett zu gehen. Dann bleibt nichts anderes übrig: Es muss noch einmal ein bisschen getragen werden, denn ein Unterhaltungsprogramm macht jetzt gar keinen Sinn mehr.
Jetzt kommen auch die Papas zum Zuge: einfach rumtragen, nichts mehr wollen, nichts mehr müssen – so sieht die abendliche Tragezeit aus. Später wird daraus die ruhige Schoßzeit und noch später die Bilderbuchzeit. Dann gibt es die Abendmahlzeit (ein letztes Mal Brust oder Flasche vor der Nacht) und dabei sollte das Kind nicht einschlafen! Es folgt noch eine schöne Einschlafroutine in den Armen der Eltern, dann kommen die Kinder sehr schlafnah ins Bett, und das Einschlafen gelingt zunehmend selbstständiger. Bei Carlotta ist dies genau so, sie ist eher froh, wenn sie ins Bett kommt und möchte gar nichts mehr von ihren Eltern. Anna braucht etwas mehr Fingerspitzengefühl, aber auch sie kommt ins Bett, nutzt ihre Öhrchen, saugt am Schnuller, ist mit sich zufrieden und die Eltern gehen aus dem Zimmer, die Kinder sind noch wach und der Schlaf kommt ganz schnell.

Diese Abendroutine gibt sowohl den Eltern als auch den Kindern eine altersentsprechende Struktur und ist besonders hilfreich bei regulationsschwierigen Babys und bei mehreren Kindern.

Meistens wird dem Prozess des Schlafbereit-Werdens zu wenig Augenmerk geschenkt, da die Randbedingungen beim gewohnten Einschlafstillen oder den gewohnten Einschlafassoziationen nicht so wichtig sind. Beim selbstständigeren Einschlafen ist es aber sehr wichtig, was davor passiert.

ABENDROUTINE IN ÜBERBLICK

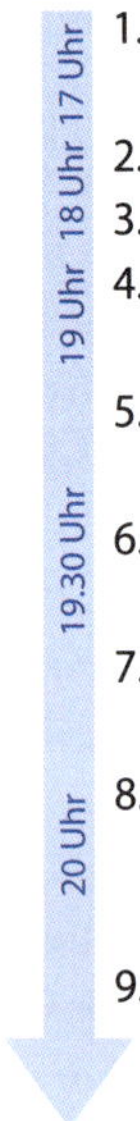

1. Vorabendschlaf mit anschließend altersgemäßer Wachzeit bis zum Abendschlaf
2. Essenszeit: zwei Stunden vor dem Schlafen
3. Spiel- und Badezeit: altersgemäß und klar beenden
4. Wickelzeit: bettfertig machen, Schnuller und Kuschel sind dabei
5. Tragezeit: tragen ohne Input, falls nötig (oft bei vier Monate alten Kindern)
6. Letzte Mahlzeit: im Hellen, nicht dabei einschlafen lassen
7. Einschlafroutine: schöne gemeinsame Kuschelzeit im Dunkeln (Kuschel, Schnuller)
8. Einschlafzeit: schlafbereites Kind ins Bett legen, wenig Unterstützung; Elternaufmerksamkeit möglichst weg vom Einschlafprozess
9. Schlafenszeit: beim Zwischenerwachen prompt aber moderat helfen; nur zu sinnvollen Zeiten (bei Hunger stillen – circa zweimal pro Nacht)

9.7 Vorgehen in der Nacht: Aufwachen ist kein Grund zum Essen

Bereits im ersten Teil dieses Buches (Kapitel 5.2) wurden die Schlafzyklen ausführlich beschrieben. Im Alter zwischen vier und sechs Monaten beginnt das Aufwachen etwa alle zwei Stunden im Schlafphasenwechsel. Das sind Schlafeffekte dieses Alters und das Kind erwartet seinen Weiterschlafservice.

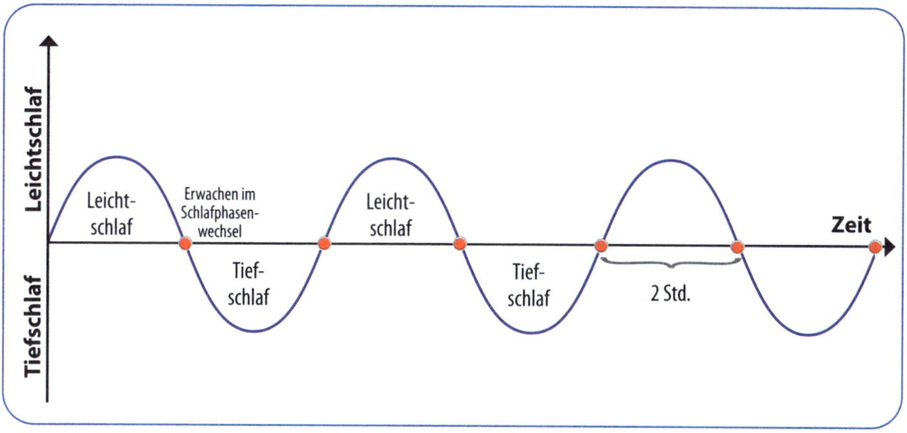

Abb. 30: Schlafphasen (stark vereinfacht) wechseln in der Nacht ca. alle 2 Std.

Weiterschlafservice

Der elterliche Weiterschlafservice wird eingefordert in Ermangelung eigener Strategien.

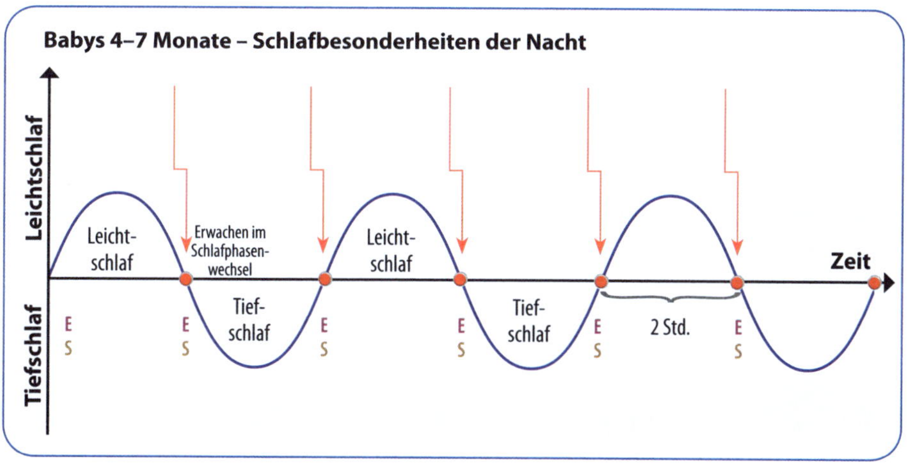

Abb. 31: Weiterschlafservice beim Erwachen im Schlafphasenwechsel

Wenn Kinder mit Elternhilfe (wie Tragen) (E), Stillen (S) oder Flasche (F) einschlafen, dann im Schlafphasenwechsel aufwachen, die Schlafphasen nicht verbinden können und die Elternhilfe vermissen, gibt es Alarm. Sie fordern lautstark ihren gewohnten Weiterschlafservice ein. Ganz gleich, ob es sich um Umhertragen, Stillen, Schnullerstecken, Flasche oder Pezziball handelt. Andernfalls steigern sie sich nachts derart in Erregung, dass die Eltern ratlos sind, wie sie dieses Muster je verändern können.

Folgen der nächtlichen Kalorien

Wenn die Mama beim nächtlichen Zwischenerwachen auf die kindliche Frage „Wie geht es jetzt weiter?“ stets antwortet: „Natürlich mit Essen“ (Stillen/Flasche) etabliert sich ein nächtlicher zweistündlicher Still- und Fütterrhythmus. Dieser beruhigt das Kind zwar schnell und bringt es zum Weiterschlafen, aber dieses Muster kann sich zementieren und über Monate und Jahre so bleiben. Darüber hinaus nimmt das Kind auf diese Weise den Großteil der benötigten Kalorien nachts zu sich, hat tagsüber deshalb keinen Hunger und erst recht keine Lust auf Beikost.

Übrigens wird nach dem Abstillen der Zwei-Stunden-Rhythmus oft mit der Wasserflasche aufrechterhalten …

Was passiert mit den Tagschläfchen?

Auch tagsüber verändert sich das Schlafverhalten. Plötzlich haben wir nur noch kurze Schläfchen von etwa einer halben Stunde – mit einem Kind, das aufwacht und schlecht drauf ist. Gelingt es den Eltern zum Beispiel beim Mittagsschlaf, das Baby schnell zum Weiterschlafen zu motivieren (also die Schlafphasen zu verbinden) und den Tiefschlafanteil noch mitzunehmen, dann haben sie voraussichtlich ein Kind, das beim Erwachen nach vielleicht 90 Minuten gutgelaunt und ausgeschlafen ist. Leicht gelingt dieses meistens in der Trage oder im Kinderwagen, denn die Bewegung hilft beim Weiterschlafen.

Doch wie funktioniert eine Motivation zum Weiterschlafen?

„Bei unseren Zwillingen stellt sich dies beim Tagschlaf so dar: Anna schläft jetzt schon selbstständiger ein, ja, und sie wacht fast immer nach 30 Minuten auf. Am liebsten würde sie tagsüber vier- oder fünfmal eine halbe Stunde schlafen. Und nachts erwartet sie, trotz selbstständigerem Einschlafen, die Brust. Und wenn sich diese Erwartung nicht zackig erfüllt, brüllt sie los. Was kann ich als Mama tun, um dieses Verhalten zu verändern?“

Wenn die Kinder nachts aufwachen, ist es anfangs notwendig sehr prompt, aber moderat zu reagieren. Kinder in diesem Alter sollen lernen: Aufwachen ist kein Problem. Nehmen wir Anna: Sie schläft in einem Nestchen (Bettschlange) im Elternbett. Ihre Mama sollte immer, wenn Anna wach wird, versuchen, sofort mit der Weiterschlafsprache zu reagieren: „Schschsch, alles gut“, dann die Augen zustreicheln, Popo schuckeln, Umlagern „bitte wenden“, sie notfalls nochmals auf den Arm – aber nicht sofort an die Brust nehmen, die Flasche anbieten oder gar aufstehen.
Diese Weiterschlafsprache kann übrigens auch beim Mittagsschlaf im Bett geübt werden. Speziell Zwillingsmamas empfehle ich gern den Kinderwagenschlaf (abgedunkelt) zur Mittagszeit, da dort beide Kinder gleichzeitig schlafen und das Weiterschlafen durch den bewegten Kinderwagen ermöglicht wird. Später muss sich das natürlich ändern!

Kinderwagen: Darf nach dem ersten Zwischenerwachen und gelungenem Weiterschlafen stehen bleiben – aber nicht gerade nach 30 oder 45 Minuten!

Und nachts? Für das Erwachen gegen 21.00 bis 22.00 Uhr hat die Weiterschlafsprache schon ab und zu funktioniert. Aber wie geht es weiter?

Wir nehmen uns die erste Nachthälfte bis etwa Mitternacht vor: Es gibt einfach keine Milch vor 0.00 Uhr.

Und was stattdessen?

Die Nutzung der Weiterschlafsprache: Bei Carlotta ist dies selbstverständlich, auch sie erwacht manchmal, aber nie im Leben käme ihre Mama auf die Idee, ihr noch mehr Milch zu geben. Sie isst schon zweimal Brei und trinkt noch dreimal 240 Milliliter Milch am Tag und ist damit gut zufrieden.
Carlotta bekommt rasch mit „schschsch" den Schnuller in die eine Hand, die Kuschel in die andere, sie wird maximal einmal umgedreht und nach 30 Sekunden ist Papa wieder aus dem Zimmer.
Anna hätte inzwischen am liebsten die Brust oder ein Fläschchen, aber Mama versucht auch Weiterschlafsprache: „Schschsch, alles gut, nimm die Öhrchen, nimm den Schnulli", schuckeln, Popo klopfen, umdrehen, letztendlich auf den Arm nehmen – aber Milch gibt's jetzt keine!
Oder doch? Anna lässt nicht locker, und bevor jetzt alles eskaliert, gibt's es nur ganz wenig von allem. Stillende Mütter legen nur kurz an und für „Flaschenfans" gibt es nur wenig und vor allem verdünnte Milch.
Nun könnte man denken: „Warum nicht gleich so?" Doch Anna soll ja etwas Neues lernen. Und das ist ein Prozess, ebenso wie das schrittweise Abgewöhnen der nächtlichen Kalorienzufuhr. Diese muss dringend reduziert werden, denn am Tag hat Anna im Gegensatz zu ihrer Schwester nur wenig Appetit.

Nach einiger Zeit wurde Anna nur noch zweimal gestillt, einmal um halb eins und das andere Mal in den frühen Morgenstunden gegen halb fünf.

Das gleiche Vorgehen gilt für Flaschenkinder, die Milch wird schrittweise verdünnt und reduziert und nach hinten verschoben.

Im weiteren Verlauf gab es für Anna noch einmal die Brust in den frühen Morgenstunden, und damit konnten alle leben und meist auch gut schlafen.

Für das Weiterschlafen ist entscheidend, wie hoch der Schlafdruck ist, wie wach und/oder erregt das Kind ist, was es erwartet und wie die Weiterschlafsprache der Eltern gelingt. Und natürlich kann auch eine Krankheit für die Schlafunterbrechung verantwortlich sein.

Für Anna bedeutet das Weiterschlafen: „Schschsch, nimm die Öhrchen, nimm den Schnuller, schlaf auf der anderen Seite weiter, ich klopf dich, ich singe, summe …“. „Notfalls kommst du auf meinen Arm, du bist bei mir, alles ist gut. Aber aufstehen kann deine müde Zwillingsmama nicht. Wenn es nicht anders geht, gibt's halt ein paar Schlucke Wasser … und dann nimmst du den Schnuller.“ Meckern, Maulen und Motzen werden ausgehalten, aber auch unbeirrt weitergetröstet wie am Tag. Wenn der Trost Anna nicht erreicht, wird sie sich in ein Schreien hineinsteigern. Das jedoch wäre kontraproduktiv – denn wer sich maximal aufregt, wird nichts Neues lernen!

9.8 Ernährung: Beikost

Dieses ist kein klassisches Kapitel zur Beikosteinführung. Hier geht es nicht darum, welche Lebensmittel wann geeignet sind und was wann wie gegessen werden sollte. Es geht um grundsätzliche Aspekte bei dieser neuen Entwicklungsaufgabe, die wiederum nur gemeinsam von Eltern und Kind gemeistert werden kann.

1. Zum guten Essen braucht es vor allem Hunger, Lust und Freude. Dazu sollte nachts die Kalorienzufuhr reduziert werden.
2. Ernährung sollte tagsüber stattfinden. Dem Körper ist es ab dem sechsten Monat gleich, wann er auf seine Kalorien kommt, ob nur tagsüber oder verteilt über 24 Stunden.
3. Es braucht Vertrauen auf beiden Seiten! Es wird nicht ausgetrickst, es gibt keine Ablenkung, es besteht gute Stimmung und die Eltern forcieren das Füttern auf keinen Fall.
4. Kindliche Eigenregulation beim Essen: Nur wer zum Löffel schaut, bekommt diesen auch angeboten. Wer das Essen ablehnt, ist fertig. Die Eltern beenden das Angebot und versuchen es morgen mit weichen Stückchen oder besserer Laune ihres Nachwuchses.

5. Kindlichen Eigenanteil am Essen fördern: Nicht den Löffel vor dem Mund parken, sondern auf Blickzuwendung des Kindes warten. Nicht automatisch den Löffel am Gaumen abstreifen, sondern dem Kind die Chance geben, selbst aktiv zu werden. Denn: Wer den Löffel am Gaumen abstreift, will, dass Nahrung in den Mund kommt (Eltern). Und: Wer die Nahrung haben will, schaut hin und versucht diese vom Löffel runter zu kriegen (Kind).
6. Müde Kinder werden nicht gelöffelt, denn Löffelmahlzeiten sind anstrengend.
7. Abendbrei gibt es zwei Stunden vor dem Schlafen. Das Stillen zur Nacht oder die Nachtflasche gibt es circa 30 Minuten vor dem Schlafen.
8. Gemüse und Obst haben wenig Kalorien. Daher dem Gemüse auch Proteine (Fleisch oder Fisch) sowie Beikostöl und dem Obst auch Getreide zusetzen. Im Bedarfsfall wird die Mahlzeit mit Stillen oder Flasche ergänzt.
9. Muttermilch ist verhältnismäßig süß, für Essens- und Löffelanfänger:innen sollte das mitbedacht werden.
10. Baby Led Weaning (BLW) ist eine gute Alternative, fördert die eigenregulativen Fähigkeiten, dauert aber oft lang. Es kann auch mit Löffelkost kombiniert werden.

„Goldene Essensregel":
- Essen nur mit Hunger, Lust und Freude!
- Eltern entscheiden, wann und was gegessen wird, aber das Kind wie viel!
- Keine Tricks!

9.9 Altersgemäße Tagesprojekte und neue Entwicklungsaufgaben

Das Baby ist nun bereits ein halbes Jahr auf der Welt und begeistert von deren Vielfältigkeit. Es kann gut auf Entfernung sehen, verfolgt bewegte Objekte und ist an allem und jedem interessiert. Also sehr leicht ablenkbar. Das Stillen in Gesellschaft geht längst nicht mehr so einfach und ungestört wie zuvor. Dem Kind sind verschiedene Phänomene klar geworden, zum Beispiel: Wenn ich schreie, funktioniert meine Mama, wenn ich ganz laut schreie, funktioniert Mama noch besser.

Instrumentelles Schreien

Dieses instrumentelle Schreien verfehlt nicht seine Wirkung. Insbesondere Eltern mit einer anstrengenden Anfangszeit sind darauf getrimmt, proaktiv, sofort und schnellstmöglich alle Probleme zu lösen, am besten noch bevor das Kind diese überhaupt wahrnimmt – so verhindert beispielsweise ein schnelles Schnullerstecken im Schlaf das komplette Aufwachen. Diese Form der Fürsorge ist am Anfang sinnvoll, sollte aber im Laufe der Zeit entwicklungsentsprechend verändert und angepasst (reduziert) werden (Kapitel 6.1).

Tagschläfchen

Kinder sollten tags nicht der Einfachheit halber nur an der Brust, unterwegs im Tragesystem oder im Kinderwagen schlafen. Das Baby sollte sich auch an den Schlafort gewöhnen, den es nachts vorfindet. Meine Empfehlung: den ersten Tagschlaf und das Abendeinschlafen im Bett mit Einschlafroutine üben.

Gemeinsamer Spaß

Die gemeinsame Aufmerksamkeitsregulation von Eltern und Kind bekommt im zweiten Lebenshalbjahr eine ganz neue Qualität. Das Abstimmen eines gemeinsamen Aufmerksamkeitsfokus in allen Alltagsinteraktionen und im gemeinsamen Spiel ist eine wichtige Entwicklungsaufgabe. Eltern sollten wissen, dass es wichtig ist, wie sie mit ihrem Kind im Alltag umgehen. So geht es beispielsweise auf der Wickelablage nicht vorrangig um die frische Windel, sondern um das liebevolle Miteinander im direkten Vis-à-vis – mit ungeteilter Aufmerksamkeit. Das stärkt die Beziehung, verbindet und ist wertvoll. Die ungarische Kinderärztin und Kleinkindpädagogin Emmi Pikler prägte den Begriff der „beziehungsvollen Pflege“ und erklärte den achtsamen Umgang mit dem Säugling mittels Blickkontakt, sprachlicher Begleitung, Vorankündigung und Miteinbeziehens des Kindes als wichtige Grundlage für Bindung und Beziehung (Pikler 2002).

Spiele

Kinder in diesem Alter erkunden selbstständig Gegenstände, vorzugsweise mit Mund und Händen – und das ganz allein. Ihre Hände funktionieren immer besser, und sie können immer geschickter greifen. Das Loslassen ist wesentlich schwieriger, so dauert es länger, bis es willentlich gelingt. Doch dem „Begreifen“ der Welt steht jetzt nichts mehr im Wege.

Gegenstände erkunden und finden (auch wenn diese teilweise verdeckt sind), Geben-Nehmen-Spiele, Guckguck-da-Spiele sowie die Entdeckung physikalischer Gesetze: Kind wirft runter, Papa hebt auf, sind in diesem Alter beliebt.

Das Entfernungssehen entwickelt sich, Blickverfolgung und Blickkontakt bekommen eine neue Dimension. Jetzt funktioniert das schon über eine etwas größere Entfernung, was auch in der Nähe-Distanz-Regulation hilfreich ist.

Solange ich immer wieder Papas Augen sehe, kann der auch mal etwas anderes machen …

> **Ausdauernder Blickkontakt** ist eine wichtige Aufmerksamkeitsübung, und die Fähigkeit dazu hat lebenslange Relevanz.

Die Mini-Zumutung

In den ersten Lebensmonaten sollten alle Eltern versuchen, ihrem Kind die Schönheit dieser Welt zu zeigen. Damit meine ich, proaktiv und prompt dafür zu sorgen, dass es zu möglichst wenig erlebten Dramen kommt und das Kind, im Falle eines Falles, dabei niemals allein ist. Denn wenn das Baby wiederkehrend die Erfahrung macht, dass sich immer jemand kümmert und dass es sich darauf verlassen kann, entwickelt es eine Sicherheit und Vertrauen in seine Eltern, in die Welt und in sich selbst. Für eine gute Entwicklung und Bindung ist es wichtig, dass Babys im Lauf der Zeit eine verlässliche elterliche Vorhersagbarkeit erleben, dass bestimmte Zustände kontingentes Verhalten nach sich ziehen. Dieses erfahren sie durch ihre Eltern, sie integrieren den Zusammenhang und wissen im Laufe der Zeit Bescheid, wie die Eltern, die Welt und sie selbst funktionieren.

Aber es geht nicht darum, den Kindern allumfassende Glückseligkeit vorzutäuschen, denn im alltäglichen Miteinander gibt es nicht immer nur gute Gefühle, denn immer wieder passieren Dinge, die nicht angenehm sind, wie zum Beispiel die klassischen Langeweile-Hunger-Müde-Durst-Krisen:

- Es ist langweilig am Boden, und das Baby möchte hochgenommen werden.
- Das Geschwisterkind hat gerade einen Trotzanfall, und Mama ist nicht verfügbar.
- Das Baby sitzt im Autositz und will raus, die Fahrt ist aber noch nicht zu Ende.
- Das Baby will nach dem Baden nicht angezogen werden.
- Das Baby ist müde, hat aber Hunger und will trotzdem nicht essen.
- Das Baby will an die Brust, und Mama fährt gerade Auto.
- Was passiert mit diesen negativen Gefühlen? Wie können solche Situationen bewältigt werden? Ziel ist es, dem Kind zu zeigen, dass es zwar ungemütliche Situationen gibt, diese aber immer wieder gut geregelt werden.

Diese unguten Gefühle können mit Elternhilfe etwas aus dem Fokus rücken, dadurch besser ausgehalten und eingeordnet werden. Natürlich nur mithilfe der Bezugsperson und nur kurz, in sehr beschränktem Umfang: Das Baby bekommt Blickkontakt, man versucht es mit Sprechen, Singen und Gesten zu erreichen, gibt ihm als Unterstützung und Hilfe zur Selbsthilfe den Schnuller und die Kuschel und verändert etwas den Fokus mit kleinen Ablenkungsangeboten.

Je nach Situation braucht es gute Ideen, und manchmal darf auch einfach gemeckert werden. Es ist alles eine Frage der Zeit und des Ausmaßes. Meckern, Maulen und Motzen sind ist ja völlig in Ordnung, jeder darf sich über ungemütliche Situationen beschweren. Wichtig dabei ist der Umgang damit und die Erkenntnis, dass alles nicht so schlimm ist und es hilfreiche Handlungsoptionen wie Schnuller und Kuschel gibt. Immer wieder passieren am Tag Dinge, die ein Baby erst einmal nicht einsortieren kann. Kann es dabei jedoch wiederkehrend positive Erfahrungen machen, dass es bestimmte Aufgaben bewältigt hat, entsteht im Laufe der Zeit eine Bereitschaft, Probleme zu bewältigen – und nicht gleich eine radikale Ablehnung bei den kleinsten Unannehmlichkeiten.

Unsere Zwillinge wollen zum Beispiel häufig beide zeitgleich das Gleiche: hochgenommen, gestillt oder unterhalten werden. Das geht aber nicht immer. Mal ist Anna eher dran und ein anderes Mal Carlotta, das entscheidet Mama ganz nach ihrem Gefühl. Und natürlich fühlt sich eine Zwillingsmama immer wieder zwischen den Fronten, aber seit sie die positiven Effekte der „Mini-Zumutung" verstanden hat, findet sie es deutlich leichter.

Diese Zusammenhänge sind es, die Donald Winnicott mit der „good enough mother" (hinreichend gute Mutter) und der too-good-Mother gemeint hat (Kapitel 1.3).

Zeiten ohne elterlichen Input

Erlebnisse, bei denen Kinder für sich selbst etwas erfahren, sind sehr wertvoll – aber vorher meist langweilig. Diese Langeweile müssen Eltern aushalten. Für das Kind ist es leichter und lohnender, die Eltern mit Gequengel zu einem bunten Unterhaltungsprogramm zu bewegen, als sich selbst die Zeit zu vertreiben.

Ist das Baby ausgeschlafen und satt, hatte vielleicht auch schon Bespaßung durch die Eltern, dann kann es sich auch einmal selbst auf der Krabbeldecke vergnügen, Objekte intensiv erkunden, seinen Körper erfahren und in der „Not der Langeweile" (ganz nebenbei) seine Motorik entdecken.

Motorik

Fast alle Babys lassen sich gerne tragen, denn es ist viel spannender, die Welt aus der erhöhten vertikalen Perspektive zu erleben. Sicher auf dem Arm der Eltern und mitten im Geschehen. Der beste Platz auf Erden. Wollen die Eltern nicht mehr tragen, werden die Kinder oft gern in Wippen verfrachtet, da dort der Zufriedenheitsgrad noch relativ hoch ist. Das Baby lernt schnell: Je stärker es sich bewegt, desto heftiger schwingt die Wippe auf und ab und umso befriedigender ist das Erlebnis.

Ich empfehle die Bodenerfahrung als Ganzkörpererlebnis, das nicht so spektakulär ist wie die „wilde Wippe", dafür aber Entwicklungspotenzial hat und komplexe Körpererfahrungen ermöglicht, die für die motorische Entwicklung sehr wertvoll sind.

Die Kinder sollten auf keinen Fall mit Stützkissen hingesetzt werden, nur um der Quengel-Langeweile zu begegnen, denn dieses kann rasch zur motorischen Sackgasse werden. Das frühe Sitzen macht die Kinder innerhalb ihrer Reichweite eigentümlich zufrieden. Der intrinsische Antrieb, sich bewegen zu wollen, um etwas zu erreichen, wird dadurch blockiert.

Das Baby perfektioniert sich im Laufe der Zeit im Steuern der Eltern (instrumentelles Schreien), welche die fehlenden motorischen Kompetenzen ausgleichen und das Kind zum Ort seines Interesses transportieren.

9.10 Herausforderungen der Beratung: Veränderung braucht kleine Schritte

Ganz wichtig ist es, den Eltern die entsprechende Entwicklungsstufe ihres Kindes zu erläutern und ihnen zu erklären, was dies für den Umgang mit dem Baby bedeutet: Klärung realistischer Erwartungen und altersgemäße Einordnung. Wie tickt ein Baby in diesem Alter, was kann es schon selbst, wozu braucht es Unterstützung und was ist ganz wichtig?

Mögliche Informationen:

1. Gutes Einschlafen braucht Schlafdruck (altersentsprechende Wachzeiten) und Schlafbereitschaft.
2. Schlaf ist komplex und Schlafeinstimmung ist wichtig, dieses wird von Eltern regelmäßig unterschätzt.
3. Veränderung braucht kleine Schritte, viele Wiederholungen, positive Verknüpfung, Geduld und Zeit.
4. Eine passende Sprache finden: Wenn das Einschlafstillen wegfällt, darf man beim Einschlafen oder in der Nacht auch reden? Ja klar, wie sollen sonst die Botschaften rüberkommen?

Hier habe ich eine Sammlung typischer Fragen von Eltern in dieser Zeit zusammengestellt.

? ***Wann ist mein Kind müde und woran erkenne ich das?***

! Nach altersentsprechender Wachzeit entsteht Schlafdruck, das Kind wird müde. Wichtig: Oft werden müde Kinder nicht ruhig, sondern unruhig, Augenreiben, Gähnen kommen häufig erst sehr spät, manchmal gar nicht.

? ***Wann ist mein Kind schlafbereit?***

! Wenn es ganz ruhig ist, sich anschmiegt, die Augen schließt und nichts mehr will.

? ***Wie geht eigentlich einschlafen?***

! Nur über Entspannung und Wohlfühlen zum richtigen Zeitpunkt. Eltern können das Ruhigwerden unterstützen: mit Singen und Wiegen, sanfter Berührung und Bewegung und leisen Lauten mit einer regelmäßigen Einschlafroutine.

? ***Was bedeutet allein einschlafen?***

! Das bedeutet selbstständig, aber niemals einsam!

? ***Was bedeutet schreien lassen?***

! Meist ist damit ein Schlafprogramm gemeint, das vorsieht, das Kind sich nach einem vorgegebenen Zeitplan allein zu überlassen und den Wunsch des Kindes nach Nähe beim Einschlafen abzutrainieren (Kapitel 5.6).

? ***Darf ein Kind auch mal schreien?***

! Natürlich darf ein Kind seine Befindlichkeit kundtun und seine Gefühle kennenlernen. Die Eltern reagieren im besten Falle feinfühlig, lassen ihr Kind nicht allein und beantworten die Frage ihres Babys zeitnah und richtig, sodass das Baby lernt, seine Befindlichkeit richtig einzuordnen, wie: „Aha, ich hatte wohl Hunger“ oder „Aha, ich war wohl müde“.

? ***Was ist ein Bedürfnis?***

! Ein Bedürfnis ist ein Zustand oder ein erlebter Mangel, verbunden mit dem Wunsch, diesen zu verändern oder zu beheben. Hunger? Die Lösung ist Essen. Müde? Die Lösung ist Schlafen. Alleine? Die Lösung sind die Eltern.

? ***Was ist eine Gewohnheit?***

! Bestimmte Bedingungen bewirken eine wiederholt gleiche Reaktionsweise. Wird zum Beispiel jedes Erwachen mit Stillen beantwortet, entsteht eine Verknüpfung, also eine Einschlafassoziation oder Weiterschlafgewohnheit, die völlig unabhängig von Hungergefühlen bei jedem Erwachen eingefordert wird. Die Brust wird so zum Schnuller.

? ***Wie geht es, Gewohnheiten zu verändern?***

! Nur in kleinen Schritten. Wenn Gewohnheiten verändert werden sollen, stößt dieses selten auf Begeisterung. Das bedeutet, die Eltern müssen sich um den Kummer der nicht erfüllten Erwartung kümmern und versuchen, in kleinen Schritten einen neuen Weg einzuschlagen – trotz Motzens, Maulens und Meckerns. Mit Geduld und Langmut.

? ***Ist das Familienbett die Lösung?***

! In einem sicheren Nestchen innerhalb des Familienbettes ist der Eltern-Kind-Weg ziemlich kurz, was prinzipiell günstig ist, um nächtliche Aufregung zu vermeiden.

9.11 Das Wichtigste in Kürze: halbjährige Kinder

- Alterstypisch sind kurze Tagschläfchen (30 Minuten) und häufiges nächtliches Erwachen (etwa alle zwei Stunden) und eine Aufteilung in Tagschläfchen – Wachzeiten von zwei bis drei Stunden – Nachtschlaf von etwa elf Stunden.
- Das selbstständige Verbinden der Schlafphasen muss erst gelernt werden.
- Selbst steuerbare Einschlafhilfen wie Schnuller und Kuscheltuch können den Kindern bei der Eigenregulation helfen – dieses muss jedoch erst erfahren und erlernt werden.
- Einschlafroutine dient dazu, dass das Baby sich durch eine positiv verknüpfte ritualisierte Verhaltenskette auf den Schlaf einstimmt, dann selbst mithilft und dadurch zunehmend leichter einschlafen kann.
- Das müde und schlafbereite Kind kann lernen, selbstständig einzuschlafen, wenn die Eltern ihre Aufmerksamkeit beim Einschlafprozess zurücknehmen.
- Dazu braucht es eine Idee, wie Entspannung (auch ohne Trinken und Tragen) gelingen kann – eine neue Beruhigungskultur muss her.
- Das Einschlafen soll vom Trinken getrennt werden.
- Eine gute Abendroutine bewirkt, dass das Kind zur Schlafenszeit nicht nur müde, sondern auch schlafbereit ist.
- Die Antwort auf Aufwachen ist Weiterschlafen und nicht Essen.
- Nachts wird eine Weiterschlafsprache benötigt, die tröstet, sozial rückversichert, dem Kind signalisiert weiterzuschlafen, aber es nicht in seiner Eigenregulation blockiert.
- Weiterschlafhilfe ist beim kleinen Baby notwendig – das heranwachsende Baby kann lernen, sich selbst zu helfen.
- Tages- und Nachtverlauf: Über Kalorien- und Flüssigkeitsverteilung entscheiden die Eltern.
- Die Kalorienzufuhr nachts zu reduzieren, das führt zu mehr Hunger am Tag.

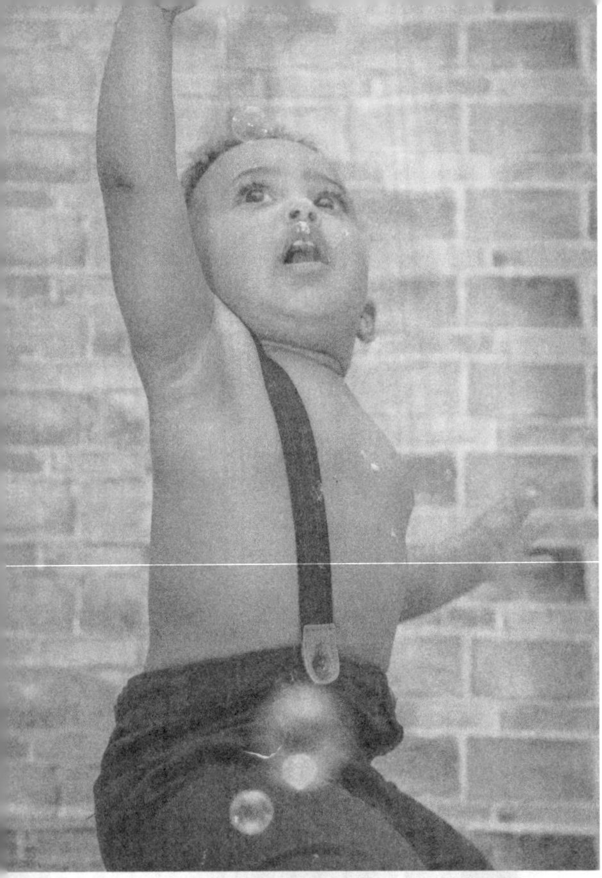
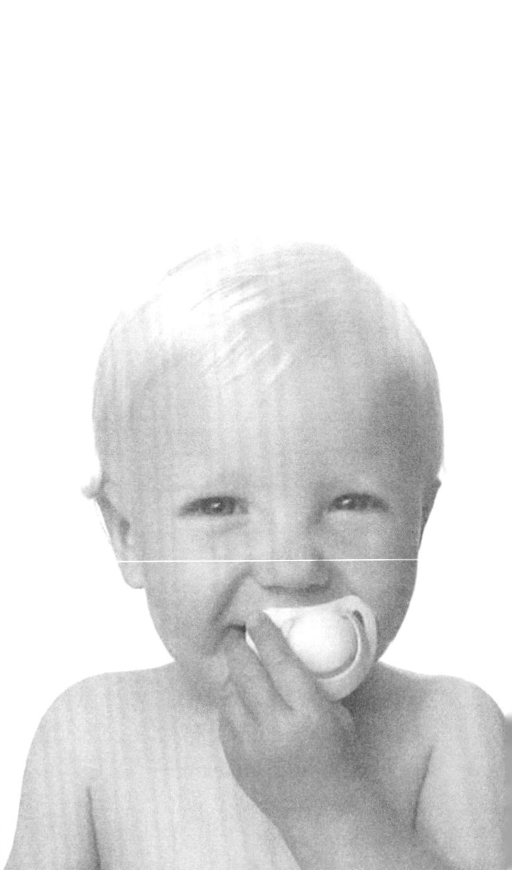
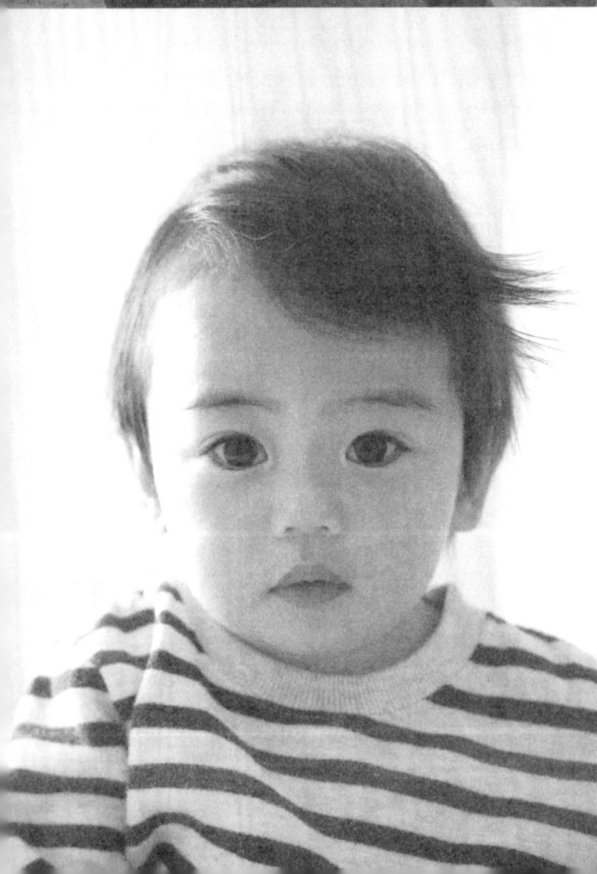
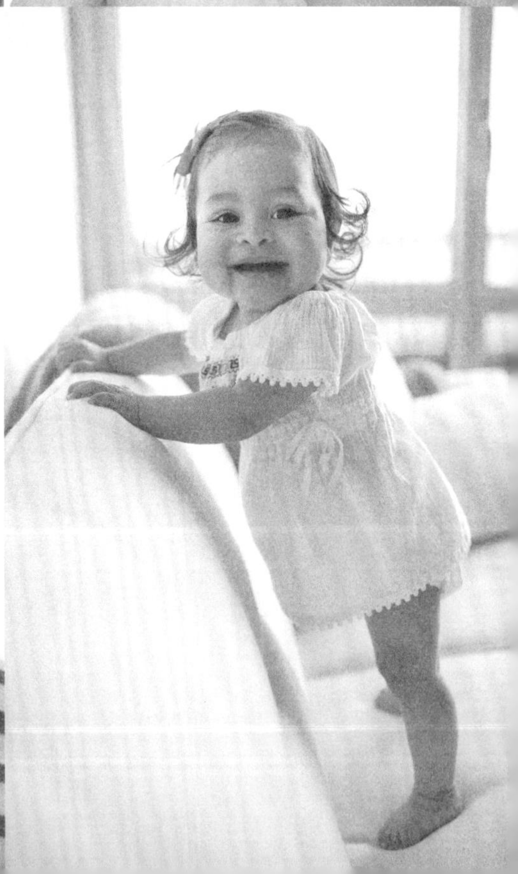

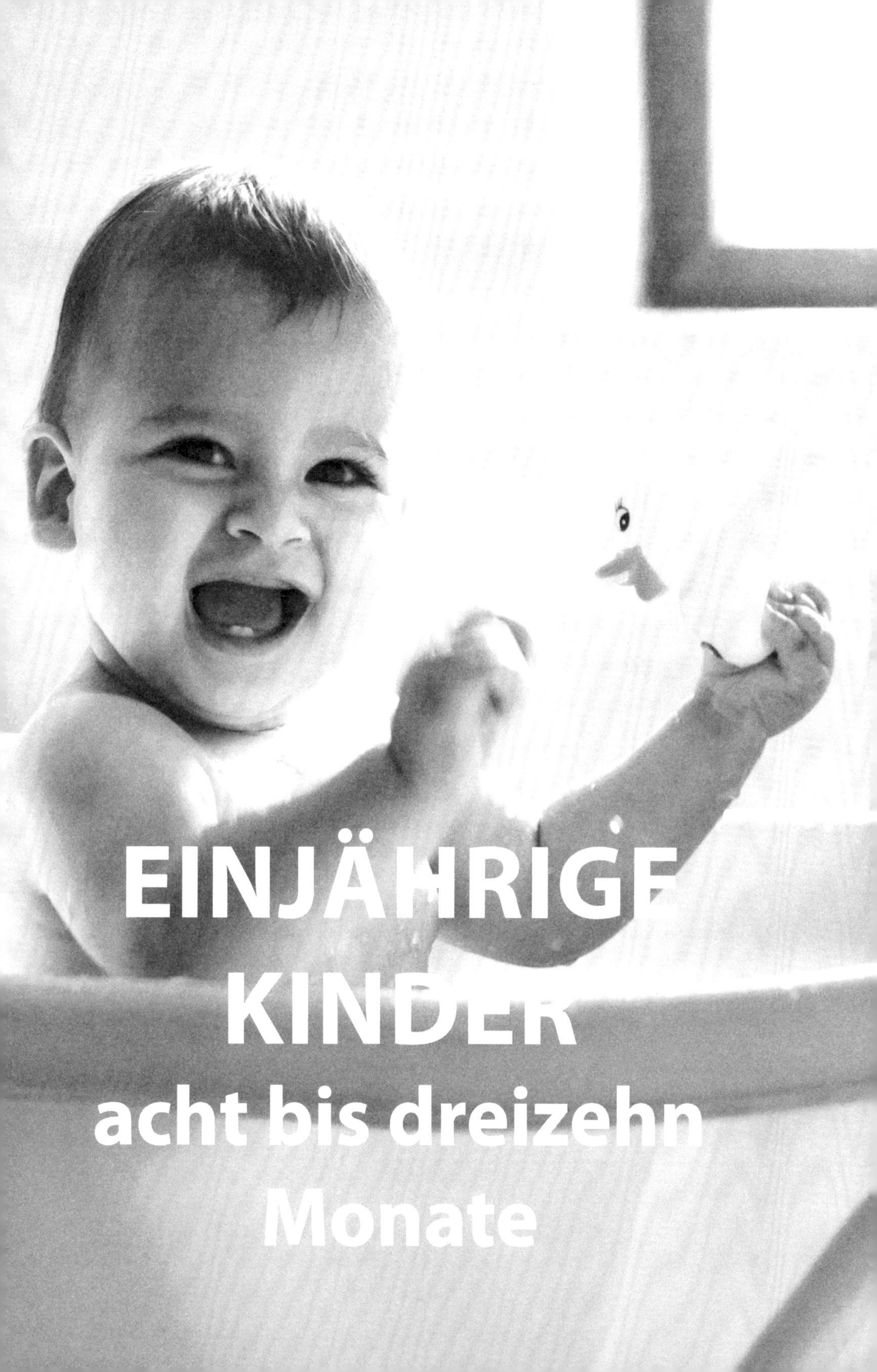

EINJÄHRIGE KINDER

acht bis dreizehn Monate

10 Einjährige Kinder: acht bis dreizehn Monate

!

EINJÄHRIGE

Gewohnheiten werden geliebt, es bestehen feste Erwartungen und eigene Ideen werden entwickelt, erprobt und eingeübt, der kindliche Wille wird durchgesetzt und das instrumentelle Schreien steuert die Eltern.
Die Motorik kommt in Gang, das Kind steht nun am Bett. Es will die Welt entdecken. Trennungs- und Fremdangst sorgen dafür, dass das Baby nicht verloren geht.
Kind kann nur das lernen, was Eltern anbieten, Eltern sollten wissen, was sie tun, Co-Regulation reduzieren
→ Kind kann lernen, sich selber zu helfen.

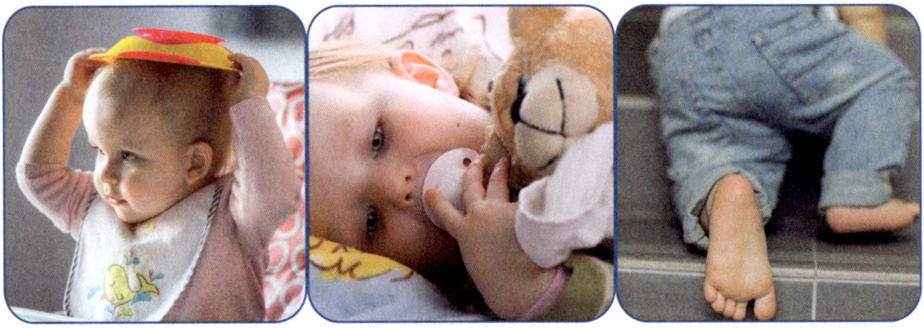

Abb. 32: Aktivitäten, Routinen und Motorik entwickeln sich.

Ab jetzt haben wir es mit größeren Säuglingen und ab dem ersten Geburtstag mit Kleinkindern zu tun. Große, kluge, wissbegierige und motorisch ziemlich aktive Kinder. Typisch für ein einjähriges Kind ist, dass es im Bett turnt, sich am Bettgitter hochzieht, lacht, flirtet und die Eltern beim Einschlafritual zum fröhlichen Miteinander einlädt. Es hat feste Erwartungen und schon einiges verstanden von dieser Welt – zumindest das, was seine Eltern ihm beigebracht haben. All das, was seine Eltern tun und lassen, wird zur Normalität des Kindes. Daraus entwickeln sich Gewohnheiten, die geliebt, erwartet und eingefordert werden.

1

***Jonas** ist 13 Monate alt und schläft eigentlich nur beim Stillen ein. Wenn er denn einschläft! Andernfalls turnt er durchs Ehebett, rauf auf die Mama, runterkugeln in Richtung Bettrand. Dies sichert ihm das prompte Eingreifen von Mama, die ihn dann wieder „richtig" positioniert. Dann wieder rüber, über Mama drüber, auf die Papaseite, um auch dort erneut aus der Absturzzone gefischt zu werden. Ein erneuter „Stilleinschlummerversuch" scheitert, denn Jonas ist inzwischen hellwach und untersucht lieber die Gegenstände auf dem Nachttisch, die prima runterfallen können. Mama versucht es mit Singen, stellt das weiße Rauschen auf dem Handy ein und versucht, Jonas im Arm hin- und herzuwiegen. Das ist Jonas zu eng und viel zu langweilig, er ist bereits offline, biegt sich nach hinten, protestiert über so viel Bevormundung, will weg und sein spaßiges Motorikprogramm fortführen.*

So oder so ähnlich sieht die allabendliche Einschlafprozedur aus, die sich meist über mindestens eine Stunde hinzieht – und Mama in den Wahnsinn treibt. Irgendwann ist Jonas dann doch bereit, etwas an der Brust zu nuckeln, die andere Brust zu kneten und an Mamas Dekolleté zu fummeln. Dabei wird er auch langsam ruhig, Mama bewegt sich nicht mehr, schweigt, will ihn nicht stören, und dann schlafen beide miteinander ein. Früher hat Mama das immer sehr genossen, aber inzwischen ist sie nicht mehr glücklich darüber. Sie fühlt sich an Kind und Bett gekettet und ist genervt, denn sie will auch noch etwas vom Abend haben, traut sich aber nicht mehr aus dem Elternbett, damit Jonas nicht aufwacht. Er wacht ohnehin sehr regelmäßig auf, checkt die Lage, nuckelt und fummelt etwas an der Brust und schläft weiter. Ist Mama nicht da, ertönt seine Alarmsirene, die sie zuverlässig wieder an seine Seite holt. Kurzes Beruhigungsnuckeln und vertrautes Brustkneten sichern das Weiterschlafen. Das geht die ganze Nacht so. Alle ein bis zwei Stunden gibt es die Brust als Weiterschlafservice. Papas tapfere Versuche, seine Frau zu entlasten, scheitern regelmäßig, und nicht selten wird Jonas bei einer solchen „Papa-Intervention" so glockenwach, dass erst einmal eine zweistündige Wachphase überstanden werden muss.

2

***Johanna** ist neun Monate und gewohnt, umhergetragen zu werden. Sie schläft ausschließlich auf dem Arm ein und braucht dazu Bewegung. Sie will das Gefühl des Schwebens. Papa darf sich deshalb auf keinen Fall hinsetzen. Erst wenn sie tief eingeschlafen ist, wird Johanna in ihr Kinderbett gemogelt, aus dem beim nächtlichen Checking lautstarker Protest ertönt. Diesem kann entweder nur mit sofortigem Stillen oder mit erneutem Herausnehmen und Umhertragen begegnet werden. Tagsüber bei Mama schläft Johanna nur im Kinderwagen.*

(3)

Jonathan *ist zehn Monate und braucht zum Einschlafen seine gewohnte Federwiege. Mama sitzt daneben, singt, hält das Händchen und streichelt Jonathan in den Schlaf. Dann wird Jonathan aus der Federwiege genommen und ins Kinderbett gelegt. Bei nächtlichem Erwachen bekommt er als Erstes den Schnuller in den Mund zurückgesteckt, im weiteren Verlauf der Nacht kommen noch etwa zwei Milchflaschen zum Einsatz. In den frühen Morgenstunden ist Jonathan absolut satt, er hat aber, frühmorgendlich typisch, wenig Schlafdruck und ist in einem Zustand, in dem nur wieder die Federwiege hilft. Auch jetzt muss Mama ihren Streichelservice erfüllen.*

(4)

Josefine *ist zwölf Monate und braucht ihre Flaschen. Mama und Papa sind mit dem Einschlafen eigentlich zufrieden, denn Josefine kann ihre Flasche inzwischen selbst halten, und die Eltern dürfen das Kinderzimmer verlassen. Beim nächtlichen Erwachen gibt es jedoch lautstarken Protest. Das kleine Mädchen kann sich den Schnuller noch nicht selbst holen, und es dauert ein bisschen, bis die Eltern parat und wach genug sind, die Milchflaschen zuzubereiten und diese im Kinderzimmer anzureichen. In der ersten Nachthälfte gelingt so zwar das Weiterschlafen, aber meistens wird Josefine ab Mitternacht mit ins Elternbett genommen. Dort kann sie dann ihren Schnuller und die Milchflaschen schneller bekommen. Tagsüber hat Josefine wenig Appetit, und der Mittagsschlaf gelingt ausschließlich nach der Milchflasche im Kinderwagen.*

(5)

Joshua und Jolina *sind Geschwister. Joshua ist zweieinhalb Jahre und Jolina acht Monate alt. Joshua kann nur einschlafen, wenn er ganz nah bei Mama liegt und ihre Haare drehen darf. Weil er dieses gute Gefühl auch beim nächtlichen Erwachen erleben möchte, schläft Joshua in Mamas Bett. Seit Jolina auf der Welt ist, die zum Ein- und auch zum nächtlichen Wiedereinschlafen gestillt wird, hat sich Joshua daran gewöhnt, löffelchenmäßig an Mamas Rücken gekuschelt zu sein und dabei ihre Haare zu drehen und kleine Nestchen zu bauen. Er hat sich auch daran gewöhnt, dass Mama sich zum Stillen zu Jolina dreht.*

Die Mama hat es jetzt allerdings gleich mit zwei verschiedenen Schlafrhythmen zu tun, die sie unterstützen muss. Sie ist völlig verzweifelt, denn mit harmonischem gemeinsamem Schlafen im Familienbett hat diese Situation nichts mehr zu tun. Sie beschreibt eine Zwickmühle, in der sie sich gefangen sieht: Von hinten bearbeiten Joshuas Finger ihre Haare und vorne saugt und fummelt Jolina. In der Mitte ist Mama, die zunehmend aggressiv wird. Und weil sie selbst zusätzlich viel zu wenig Schlaf bekommt, wird sie jetzt manchmal laut, was die Kinder zusätzlich verstört. „Niemand" kann eine plötzlich austickende Nachtmama verstehen (nur wir Leser:innen) und so weinen am Ende drei Menschen in dem doch so geliebten Familienbett. Dem Papa ist es dort inzwischen viel zu turbulent und zu eng geworden, und er ist ausgezogen aus dem Familienbett. „Wie komme ich da nur jemals wieder raus?", fragt Mama:

Nur schrittweise und jeder kann etwas Neues lernen, doch dazu sind die richtige Haltung und die Geduld für kleine Veränderungsschritte nötig.
Die richtige Richtung heißt: Jeder braucht seine eigene Einschlafstrategie, die für gut befunden und nachts selbstständig genutzt werden kann, ohne dass ein Körperteil eines anderen Menschen dazu nötig ist. Eigenregulation oder Selbststeuerung ist ein schwieriger und längerer Prozess, sogar manche Erwachsene haben noch Schwierigkeiten damit. Also brauchen wir Geduld und kleine Schritte.
Die Eltern, Joshua und Jolina sind in der Lage, etwas Neues zu lernen, das ist völlig klar, aber dazu braucht es Energie von den Großen, den Eltern, durch die die kleinen Veränderungen erst ermöglicht werden.
Konkret heißt dies:

1. *Mama sollte sich nicht länger als (über-)optimales Ganzkörperkuscheltier zur Verfügung stellen. Es ist wichtig, beiden Kindern zu vermitteln, dass das Einschlafen schrittweise auch mit weniger Mama und auch mit Papa und irgendwann auch alleine gelingen kann.*
2. *Joshua braucht ein Kuscheltier mit schönen Haaren und eine neue Einschlafidee. Er muss sich das Drehen von Mamas Haaren abgewöhnen und eigene Wege zur Entspannung finden. Wie das geht, zeigt ihm Papa …*
3. *Papa ist nicht länger Zaungast in der Familie. Er sucht einen Weg zu Joshua und zeigt ihm, dass Männer nicht nur toben, sondern auch entspannen können.*
4. *Jolina bekommt ein Kuscheltuch in ihre Fummelhände und erlebt, dass das Stillen vom Einschlafen getrennt wird. Sie genießt das Stillen im Vorfeld, aber erfährt nun, dass sie bei Mama auch mit Singen, Wiegen und Kuscheltuch so ruhig werden kann, dass Einschlafen auch ohne Saugen und Schlucken ganz leicht gelingt.*

!

DIE ROLLE DER ELTERN

- Müde Eltern brauchen schnelle Lösungen.
- Schnell und einfach funktionierende Strategien werden der Einfachheit halber beibehalten (Einschlafen an der Brust/Flasche oder beim Tragen).
- Eltern fühlen sich als gute Eltern, wenn etwas funktioniert, sie vermeiden Konfrontation.
- Eltern genießen für sich selber den friedlichen Moment des einschlafenden Kindes und begleiten gerne in den Schlaf, zumindest abends (nachts soll das Kind es dann selber können).
- Tagschlaf im Bett ist oft schwierig und wird umgangen (Kinderwagen oder Trage).
- Eltern bieten das an, was sie selbst erlebt oder vermisst haben, wie Hand halten, dabei bleiben …
- Eltern haben beim ersten Kind wenig Vorstellung, was altersgemäß gelernt werden kann.

10.1 Alterstypische Phänomene: Gewohnheiten, Trennungsangst und motorische Entwicklung

Mit der voranschreitenden Entwicklung entstehen völlig neue Probleme in Bezug auf das Schlafen. Die Kinder möchten neugierig ihre Umwelt entdecken, und ihre motorischen Fortschritte versetzen sie dazu in die Lage: Jetzt wird sich gedreht und gewendet, der Vierfüßlerstand geübt, über die Eltern in Richtung Absturzzone gekrabbelt oder sich in den Bettstreben verhakt und am Bettgitter hochgezogen – nichts davon ist schlafförderlich.

Auslöser für diese Aktivitäten ist der große zweite bio-soziale Reifungsschub (Kapitel 2.4), der dem Kind die Erkenntnis bringt, dass es sich – getrennt von seiner Mutter – als eigenständiges Wesen erleben kann. In Verbindung mit der motorischen Weiterentwicklung erlebt es sich zunehmend selbstständiger, es entwickelt eigene Ideen und entdeckt seinen Willen. Die Natur hat diesem Entdeckerdrang natürliche Grenzen gesetzt, nämlich die Fremd- und die Trennungsangst. Wie eine unsichtbare Nabelschnur sorgt diese Fremdangst dafür, dass unsere Kinder in der Welt nicht verloren gehen. Das Kind erkennt: Nicht nur es selbst kann wegkrabbeln, sondern Mama auch. Um Mama wieder zurückzuholen, greift das Kind zu einem bewährten Mittel: Es schreit. Dies hört die Mama, sie kommt sofort und schaut gleich nach dem Rechten. Und das ist auch gut und richtig so. Diese unumstößliche Sicherheit des Kindes: „Ich weiß, wenn ich Hilfe brauche – bekomme ich sie immer“ schafft Geborgenheit!

Sicher gebundene Kinder nutzen das Wohlgefühl bei ihren Eltern als sichere Basis. Gerade wenn sich ein Kind sehr sicher sein kann, dass seine Bezugsperson bei Schwierigkeiten immer erreichbar und emotional verfügbar ist und ihm hilft, kann es sich unbesorgt „auf die Socken machen" und die Welt, sich selbst und seine Mitmenschen darin entdecken.

Es erlebt sich selbstwirksam in dem, was es tut, aber auch darin, seine Eltern mit Erfolg zu steuern.

10.2 Besonderheiten: Autonomie leben

Das heranwachsende Baby und seine Eltern – wer hat welchen Job?

Plötzlich sehen sich die jungen Eltern einem Baby gegenüber, das nicht mehr im Bett liegt und meckert, sondern einem Kind, das am Bett steht und aus Leibeskräften schreit. Alarmiert nehmen sie das Kind auf den Arm, und das Kind bekommt auf die Frage beim Erwachen: „Hallo, wie geht jetzt Weiterschlafen?" die Antwort: „Keine Ahnung – wir tun das, was hilft". Und zwar immer genau das, was es bereits gewohnt ist. Das kann ganz unterschiedlich sein, von schicksalshaft bis zufällig, wie unsere verschiedenen Beispiele zeigen. Diese sind übrigens allesamt absolut reale, konkrete Fälle aus meiner Beratungspraxis und keineswegs konstruiert. Und alle eint das gleiche Schema: Den Weiterschlafservice machen die Eltern ….

Weiterschlafservice

Wie mehrfach beschrieben, „helfen" viele Eltern ihrem Kind, das nachts aufwacht und schreit mit Herausnehmen, Stillen, Flasche geben etc. Damit bedienen sie das falsche Muster: Problemlösung ist Elternjob. Dem Kind ist dies egal, Hauptsache es kümmert sich jemand um diese unklare Situation und der Schlaf kommt schnell. Bis zum nächsten Erwachen, dann wird es durch Schreien und Aufstehen erneut die gleichen elterlichen Handlungen in Gang setzen.

Die Bezugspersonen sind der sichere Hafen, dort kann man „auftanken", sich sicher fühlen und dann wieder Herausforderungen meistern. Auch Einschlafen ist so eine Herausforderung, gewissermaßen eine Trennungssituation, für die es das Gefühl der Sicherheit, Entspannung und ein Handlungsschema braucht. Inwieweit die Eltern sich in dieses Handlungsschema verstricken lassen, ist individuell sehr unterschiedlich und abhängig vom elterlichen Angebot und vom kindlichen Eigenanteil.

Was kann ich meinem Kind zutrauen?

Auf jedem Fall kann man sich nur etwas trauen, was einem zugetraut wird. Das gilt ganz allgemein. Beim ersten Kind sind die Eltern vielleicht noch unsicher und sie bringen zudem (jeder für sich) ihre eigenen Einschlaf- und Trennungserfahrungen mit, die den Umgang mit dem Kind beeinflussen.

Die Probleme der schlaflosen Eltern

So suchen verzweifelte Eltern mit ganz unterschiedlichen Einschlafgewohnheiten Rat. Manche stillen ihre Kinder in den Schlaf (Jonas und Jolina), benutzen weißes Rauschen oder lassen sie an der Flasche einschlafen (Josefine). Andere Kinder müssen festgehalten, getragen (Johanna) oder immer noch auf dem Pezziball oder der Federwiege (Jonathan) auf und ab bewegt werden. Wieder andere benutzen ihre Eltern als Kuscheltier, wie (Joshua) beim Haaredrehen.

Diese körperbezogenen Beruhigungsstrategien, also Handhalten, Brustkneten, Hautzwicken, Ohrenfalten, Haaredrehen (Joshua) oder Am-Elternfinger-Saugen, machen die Eltern zum eigentlichen Kuschel- und Beruhigungsobjekt. Eltern stellen sich den unruhigen Fingerchen ihrer Kinder zur Verfügung und verhindern dadurch gleichzeitig jegliches Interesse an „passiven Stoffteilen" ohne Interaktion. Diese Strategien werden dann notgedrungen aufrechterhalten.

Solange Eltern diese Zusammenhänge nicht gänzlich verstanden haben, nämlich dass dieses gewohnte Miteinander im weiteren Verlauf auch nachts vom Kind gewünscht, vermisst, eingefordert und schließlich mit Protest herbeigeschrien werden wird, solange werden sie (getrieben von großer Müdigkeit) lieber den gewohnten Weiterschlafservice liefern. Denn sie wissen, dass er hilft. Gleichzeitig ahnen sie, dass der Ausstieg davon nicht leicht sein wird – oft fehlt es auch an Ideen dazu.

Es braucht ein zweischrittiges Vorgehen:

1. Die Einschlafwelt des Kindes sollte schrittweise verändert werden, zum Beispiel beim ersten Tagschlaf. Viele Eltern umgehen das Problem des Tagschlafes, in dem sie ihre Kinder einfach im Kinderwagen schlafen lassen (wie bei Johanna und Josefine). Angeschnallt, bewegt und mäßig unterhalten, ist der Kinderwagenschlaf in diesem Alter meist praktisch, da schnell und ohne Konflikt zu bewerkstelligen. Damit wird jedoch eine gute Übungsmöglichkeit vertan. Denn genau das wäre die Lernaufgabe. Im Kinderbett können die wilden Räuber schließlich auch nicht angeschnallt werden, sondern sie müssen schlicht lernen, dass Schlafen am leichtesten im Liegen und aus der Ruhe heraus gelingt. Der Trick dabei ist, Schlafdruck und Schlafbereitschaft so zu koordinieren, dass das Kind sich vor lauter Müdigkeit ins Bett wünscht. Die intrinsische Motivation hilft hier mit.

Gutes Einschlafen: ein Trick für die Einjährigen

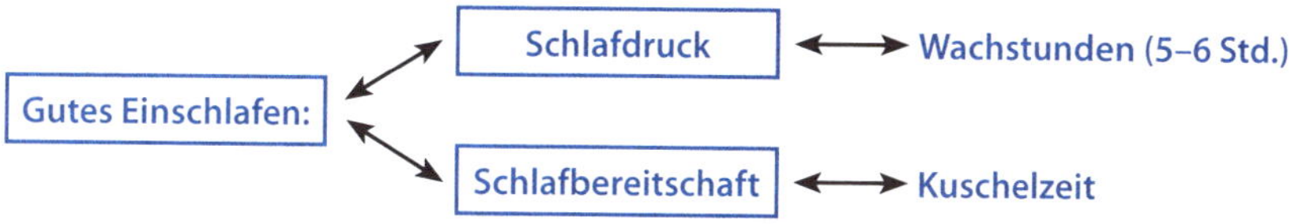

1. auf einen Tagschlaf umstellen → **mehr Schlafdruck.**
2. Abendroutine optimieren: d. h. lange die Objekte des Sortierkörbchens untersuchen und lange Kuschelzeit.
3. Das Kind eher vom Schlaf abhalten, aber mit ruhiger, schlafhinführender Routine, sodass es seine Müdigkeit spürt und von sich aus schlafen will.
4. Darauf achten, dass es nicht auf- und überdreht oder motorisch aktiv wird Eltern schauen oft hilflos beim Toben zu.

Abb. 33: Gutes Einschlafen 8–13 Monate

Wenn das Einschlafen verstanden und allmählich selbstverständlich geworden ist, ist es an der Zeit, auch das Vorgehen in der Nacht zu verändern.

2. Statt des automatisierten Weiterschlafservices muss eine Weiterschlafsprache her, die in jedem Fall eine soziale Rückversicherung liefert, Beruhigung transportiert (schschsch, alles ist gut), aber auch kleine Veränderungen zum Ziel hat. So wird jetzt der Schnuller nicht mehr in den Mund gesteckt, sondern in die Hand gegeben. Später wird der Schnuller gemeinsam gesucht, einer von vielen, die im weiteren Verlauf ihren Weg durch die Kinderhand in den Kindermund finden werden.
   Die Flaschen werden reduziert, verdünnt und zeitlich nach hinten geschoben, es wird so wenig und so kurz wie möglich gestillt.
   Das Umhertragen und das Schwebegefühl werden reduziert, das Kind wird beruhigt, ge- und vertröstet, die Eltern kümmern sich um den Kummer der nicht erfüllten Erwartung.

10.3 Altersgemäßes Schlafen und Tagesstruktur

Je größer die Kinder werden, desto länger können sie auch wach bleiben. Vom achten bis zwölften Monat schlafen sie zweimal am Tag mit morgendlichen Wachzeiten von drei Stunden bis zum ersten Tagschlaf, dann dreieinhalb Stunden bis zum zweiten Tagschlaf und vier Stunden bis zum Einschlafen am Abend.

In diesem Alter sind also zwei Tagschläfchen angebracht. Die Tagschläfchen werden jetzt etwas länger, etwa 45 Minuten bis zum ersten Schlafphasenwechsel.

Die meisten Kinder in diesem Alter schlafen einmal rund 45 Minuten und beim zweiten Mal etwa 90 Minuten (oder anders herum). Die Wenigschläfer:innen kommen mit zweimal 45 Minuten aus und die Vielschläfer schlafen zweimal 90 Minuten.

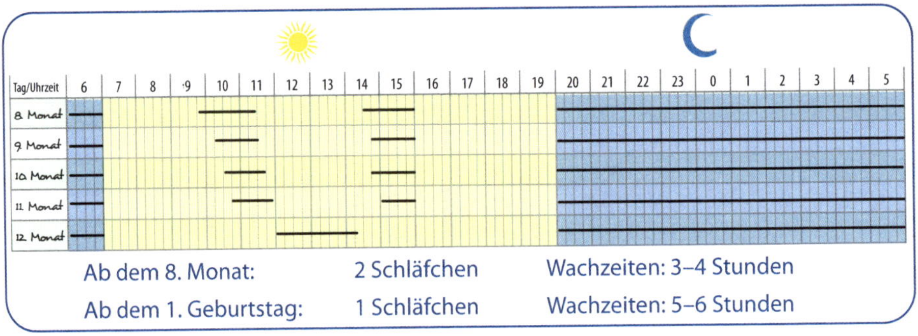

Abb. 34: Altersgemäßes Schlafverhalten 3 – Schlafbedarf 8–13 Monate

Für Jolina (8 Monate), Johanna (9 Monate) und Jonathan (10 Monate) empfehle ich folgende Schlafenszeiten:
Nachtschlaf (11 Stunden) von 20.00 Uhr bis circa 7.00 Uhr. Erster Tagschlaf um 10.00 Uhr und zweiter Tagschlaf um 14.30 Uhr.
Dies kann selbstverständlich nur ein grober Anhaltspunkt sein, denn natürlich fällt es Jolina mit acht Monaten schwerer als Jonathan mit zehn Monaten, drei oder abends gar vier Stunden wach zu bleiben. Aber als grobe Orientierung ist es hilfreich.

Nähert sich der erste Geburtstag, können Kinder immer länger wachbleiben. Den Eltern fällt auf, dass das Einschlafen beim ersten Tagschlaf immer schwieriger wird und der Nachmittagsschlaf immer häufiger wegfällt. Dieses ist ein deutliches Zeichen für eine Veränderung. Bei unkomplizierten Schläfern ist es nicht nötig, von außen einzugreifen. Diese Eltern können sich von ihrem Kind leiten lassen und der Prozess, also die Umstellung von zweimal auf einmal schlafen, passiert von allein. Das geht meist über ein paar Wochen und gelingt unkompliziert.

Bei schwierigen Schläfern (siehe Beispiele) ist es jedoch empfehlenswert, den Schlafdruck zur Einschlafzeit zu erhöhen. Dieses gelingt durch verlängerte Wachzeiten, also durch das aktive Umstellen auf einen Tagschlaf in der Mitte des Tages.

So steigt die körperliche Müdigkeit durch die verlängerte Wachzeit, und bei entsprechender Schafbereitschaft gelingt das Einschlafen leichter.

UMSTELLUNG AUF NUR EINEN TAGSCHLAF

1. Am Vormittag entsprechendes Unterhaltungsprogramm anbieten.
2. Kein Power-Napping kurz vor dem eigentlichen Mittagsschlaf!
3. Schlechte Esser essen noch schlechter, wenn sie müde sind! Daher zum Beispiel einen Joghurt um 11.30 Uhr vor dem Schlafen und das eigentliche Mittagessen erst danach anbieten.
4. Darauf gefasst sein, dass das Kind anfänglich nach den bekannten 45 Minuten erwacht (Zwischenerwachen), und parat stehen und beim Weiterschlafen helfen! Schließlich weiß das Kind ja nicht, dass es an diesem Tag nur einmal hingelegt wird.

Jonas, der wilde Räuber (13 Monate), hat dann optimalerweise gar keine Lust mehr zum „Rumräubern", sondern ist froh, dass er schlafen kann. Mit seinen zwei gepflegten Tagschläfchen kommt prima über den Tag. Er hat auch am Abend noch jede Menge Energie im Familienbett zur Verfügung. Für ein 13-monatiges Kind empfehle ich dringend, auf einen Tagschlaf umzustellen, am besten in der Mitte des Tages zwischen 12.00 und 14.00 Uhr. Das löst zumindest das Thema Schlafdruck. Jonas wacht beispielsweise um 7.00 Uhr morgens auf und hätte so in Zukunft statt drei Wachstunden fünf und wäre damit sicher wirklich müde. Ob er dann besser einschlafen würde, hängt zusätzlich mit seiner Schlafbereitschaft zusammen. Darum müssen sich die Eltern kümmern und eine sinnvolle altersentsprechende Einschlafroutine etablieren. Um die Eigenregulation zu unterstützen und um Jonas zu einer neuen Beruhigungsidee zu verhelfen, empfehle ich, ein Kuscheltier einzuführen und eine neue Einschlafroutine zu etablieren.

10.4 Einschlafhilfen: selbst steuerbar und von den Eltern unabhängig

An dieser Stelle wäre es gut zu reflektieren: Was kann mein Kind eigentlich schon selbst, und was muss ich als Elternteil übernehmen? Denn ein Kind kann nur selbstregulative Fähigkeiten entwickeln, erproben und einüben, wenn seine Eltern dafür Raum und Möglichkeiten schaffen.

Schnuller

Das beste Beispiel ist der Schnuller: Stecken die Eltern ihrem Kind den Schnuller immer in den Mund, kann es nicht lernen, ihn selbst nutzen. Diese vermeintliche Unterstützung können Eltern so jahrelang beibehalten – vor allem in der Nacht.

Mein Rat: Ab dem sechsten Monat gehört der Schnuller in die Hand des Kindes, nicht in seinen Mund. Mehrere Schnuller im Bett erhöhen die Wahrscheinlichkeit für das Kind, auch einen Schnuller zu finden. Die Eltern sollten das Kind also ein Handlungsmodell lehren und ihm zeigen, wie „Schnuller suchen" geht, und nicht das Problem der Schnullersuche für ihr Kind lösen.

Diese Botschaft gilt für das ganze Leben: Eltern sind nicht dazu da, die Probleme der Kinder zu lösen, sondern sie zu befähigen, im Laufe der Zeit eigene Probleme selbst lösen zu können. Für das Problem des nächtlichen Erwachens bedeutet dies: Die schnelle Lösung (elterliches Schnullerstecken) blockiert die kindliche Eigenregulation. Das Kind erfährt dadurch lediglich eine Bestätigung seiner beliebten Technik des instrumentellen Schreiens: Je lauter ich schreie, desto schneller kommt der Schnuller in meinen Mund.

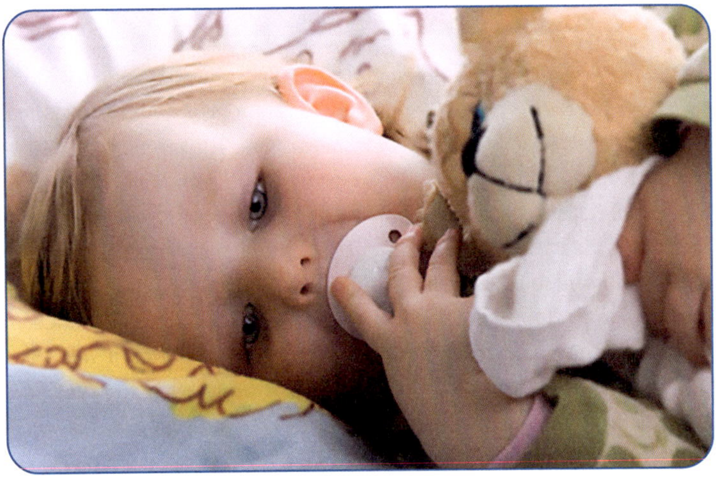

Abb. 35: Dieses Kind sorgt gut für sich: Es hält Schnuller, Kuschel und Tuch, wartet mit offenen Augen entspannt und ruhig auf den Schlaf.

Wozu ein Kuscheltier?

Viele Kinder haben, wollen, mögen keinen Schnuller, weil sie die Brust, die Flasche, den Daumen oder den Finger der Eltern bevorzugen. Daher ist es empfehlenswert, ein sogenanntes „Übergangsobjekts" einzuführen: ein Kuscheltier (Kapitel 6.2).

Zunächst ist das „Stoffding" aus Sicht des Kindes überflüssig, denn es gibt weder Milch noch Beruhigung, es ist „ein weiteres Teil in Mamas Sammlung – ohne Bedeutung".

So wie bei Jonas, der sich wundert, warum jetzt neuerdings „Hasi" mit in der Familie wohnt, beim Stillen immer auf dem Dekolleté liegt und vor allem am Tag zum Einsatz kommt.

Jonas: Eigentlich stört der und ich kann gar nicht mehr so gut an der Brust fummeln. Und tagsüber ist der jetzt auch immer dabei, keine Ahnung warum, aber irgendwie ist der wichtig und alle flippen aus, wenn ich den nehme und mich an ihn kuschle …

Aber auch allen anderen Beispielkindern würde ich ein Kuscheltier wünschen und ihren Eltern empfehlen, ihr Kind damit vertraut zu machen. So vertraut, dass die Kuschel im Laufe der Zeit wirklich beim kindlichen Selbstberuhigungsjob hilft.

Selbstberuhigung

Jedes Kind kann Selbstberuhigung entdecken, doch nur, wenn seine Eltern verstanden haben, dass es wichtig ist, sich schrittweise aus dem Beruhigungsprozess herauszunehmen und nicht immer das bessere Kuscheltier sein zu wollen. Wenn sie ihrem Kind diese Erfahrung gönnen, es ihm zutrauen und geduldig dranbleiben, steht der Selbstberuhigung nichts mehr im Wege.

Perspektivenwechsel, der sich lohnt!

Ein neuer Weg, der eine besondere Beachtung verdient: Der Fokus liegt nun nicht mehr bei den Eltern, die nachts gestört, geweckt und gebraucht werden, sondern beim Kind, seinem Problem und dem Handlungsschema, mit dem es selbstständig sein Problem löst. Es eröffnet dem Kind, sich in seinem kleinen Nachtkosmos selbst zurechtzufinden. Damit hat es auch tagsüber eine Beruhigungsstrategie an der Hand, die beim Größerwerden äußerst hilfreich und wichtig ist. Die stetige Erfahrung: Ich kann in bestimmten Situationen darauf vertrauen, dass ich mir selbst helfen kann – genau das nennt man Selbstvertrauen.

Neue Abhängigkeit oder Geschenk?

Ist ein Kuscheltier sicher etabliert, besorgt man schnell noch ein zweites oder sogar drittes. Eines wohnt in der Kita, eines ist „im Betrieb" und das andere in der Wäsche. Und je größer die Kinder werden, desto häufiger wohnt das Kuscheltier im Bett.

Wenn ein Kind gelernt hat, sich selbst zu beruhigen, ist das ein großes Geschenk für das Kind! Gehen die Eltern nicht immer sofort den einfachsten Weg, sondern bringen ihrem Kind etwas Neues bei, eröffnen sie ihm damit einen neuen Weg. Es kostet Mühe, Geduld und das Wissen um die Notwendigkeit, sich selbst für ein höheres Ziel etwas zurückzunehmen. Denn es geht hier nicht nur um die Nacht, in der auch Eltern schlafen wollen, sondern ebenso um den Tag, der unterschiedlichste Herausforderungen bereithält, wie die Eingewöhnung in die Krippe oder ein plötzlich in Mamas Armen liegendes Geschwisterchen. Es geht um die normalen Krisen des Alltags, die sich leichter meistern lassen, wenn ein Handlungsschema besteht.

10.5 Einschlafroutine: mit Geborgenheit schrittweise selbstständiger einschlafen

Wie kann es nun gelingen, unsere großen Babys oder Kleinkinder in die Entspannung zu führen? Eigentlich ganz leicht, nämlich genauso wie die Kleinen! Immer noch ist Singen und Wiegen und das Runterkuscheln die Methode der Wahl. Doch wir haben es jetzt mit Kindern zu tun, die mehr und mehr ihren eigenen Willen entdecken. Und nur weil Mama und Papa nach einem langen Arbeitstag müde sind und es für sinnvoll halten, den Tag jetzt zu beenden, ist dies noch lange nicht die Intention des Kindes.

Wozu eine Einschlafroutine?

Klug ist es, ein gemeinsames Miteinander zu finden, das beide Teile kennen, lieben, genießen und das zur Entspannung führt. Das kann man dann Einschlafroutine nennen. Optimalerweise kennt das Baby diese schon lange und hat eine positive Verknüpfung. Es weiß mit dem Singen und Kuscheln von Mama und Papa etwas anzufangen, es ist ihm vertraut, sich dadurch auf den bevorstehenden Schlaf einzustimmen, sich zu entspannen, sicher zu wissen, wie Einschlafen geht. Ja, es freut sich sogar darauf, ins Bett zu kommen, noch ein wenig den Geräuschen in der Wohnung zu lauschen und die Welt so in Ordnung zu finden.

Das wäre auf jeden Fall ein zukünftiges Ziel für das Kind. Dieses Kind muss sich nicht sorgen und aufpassen, dass seine Eltern ihm nicht abhanden kommen. Für dieses Kind ist das in Ordnung und gehört zum ganz normalen Familienleben, es hört seine Eltern auf dem Gang, in der Küche oder im Zimmer der Geschwister. Es wird nicht allein gelassen, sondern fühlt sich als der Teil der Familie, der müde im Bett ist, sich entspannt, weiß, wie Einschlafen geht, und sich darauf verlassen kann, dass beim nächtlichen Erwachen noch alles beim Alten ist. Vielleicht schnarcht Papa im Bett daneben, aber auch diese Nachtgeräusche sind vertraut und ohne alarmierende Bedeutung.

Geborgenheit

Bei den wenigsten Babys gelingt dies von Anfang an. Jede Familie hat ihr eigenes Tempo und der Transport von Sicherheit und Geborgenheit ist ein wichtiger Aspekt beim Einschlafen. Doch Geborgenheit ist ein innerer Ort, ein Gefühl der Sicherheit und der Vorhersagbarkeit. Durch immer wiederkehrende Erfahrungen entsteht über die Zeit ein kindliches Wissen, eine unumstößliche Gewissheit, eine unaufgeregte Sicherheit: Wenn ich Hilfe brauche, bekomme ich diese immer. Dieses Gefühl der Sicherheit ist nicht von einer unmittelbaren körperlichen Anwesenheit abhängig.

Ich bin immer sicher – egal, ob Mama mit Papa redet, im Nebenzimmer die Geschwister schimpft, ob sie die Küche aufräumt oder ob sie neben mir im Mamabett schläft und schnarcht …

Probleme: Trennungsangst und Betrugsszenario

In diesem Alter erschweren nicht nur der eigene Wille des Kindes und die Auswirkungen der motorischen Entwicklung das Einschlafen, sondern auch die alterstypische Trennungsangst. Denn Einschlafen ist auch eine Art von Trennung. Umso wichtiger sind kontingente, vorhersagbare und gute Schlaferfahrungen für das Baby. Schläft ein Baby beim Stillen in Mamas Bett ein, wird schlafend ins Kinderbett „umgetopft", erlebt es diesen Prozess nicht bewusst mit. Es wähnt sich noch an der Brust oder auf dem Arm seiner Mutter. Dann in einer völlig anderen Situation zu erwachen, fühlt sich für das Kind falsch an.

Jeder will so aufwachen, wie er eingeschlafen ist!

Lauersituation

Nur durch vehementes Schreien wird die Welt durch die herbeieilenden Eltern wieder geordnet, doch nur bis zum nächsten Erwachen, im schlimmsten Fall passiert dies stündlich. Auf Dauer führen diese Erfahrungen dazu, dass Schlafen als eher problematischer Prozess verinnerlicht wird, bei dem das Kind andauernd aufpassen und „lauern" muss, dass seine Bezugsperson nicht plötzlich verschwindet – dieses kontrollierende Lauern ist ein Ausdruck kindlicher Unsicherheit und hält wach.

Im Gegenzug dazu lauert diese Bezugsperson gerade darauf, dass das Kind endlich einschläft.

Betrugsszenario

Viele Eltern warten, bis ihr Kind fest schläft, um sich dann heimlich und „gefahrlos" wegzuschleichen. Sie denken nicht an das regelmäßige nächtliche Erwachen und erwarten oder wünschen sich, dass ihr Kind in der Nacht dann alleine zurechtkommt.

Dies ist völlig unrealistisch, denn beim Zwischenerwachen vermisst das Kind den begleitenden Elternteil, fühlt sich unerwartet alleine und unwohl. Es bestätigt sich für das Kind, dass Einschlafen eine unsichere und nicht vorhersehbare Angelegenheit ist, bei der man aufpassen muss, dass die Eltern einem nicht abhandenkommen.

Wird dieses problematische Betrugsszenario längere Zeit aufrechterhalten, werden sich die Einschlafzeiten immer mehr in die Länge ziehen, denn Lauern und Kontrollieren halten wach. Ist ein solches Kind dann zwei Jahre alt, ist es sehr wahrscheinlich, dass seine Eltern zur Schlafenszeit ein bis zwei Stunden an seinem Bett verbringen und am Schlafvermeidungsverhalten ihres Kindes verzweifeln.

Einschlafroutine ganz konkret

Damit das Einschlafen also gut gelingen kann, ist es notwendig, **Schlafdruck und Schlafbereitschaft** so zu koordinieren, dass das Kind sich gleichzeitig körperlich müde und schlafbereit fühlt. Es sollte von sich heraus schlafen wollen und optimalerweise keine anderen Ideen oder Erwartungen haben.

Müde Kinder drehen auf und durchkreuzen die schlafvorbereitenden Maßnahmen. Dann braucht es ein wenig Führung und gute Ideen für die Eltern.

Sehr wichtig ist also eine **Vorschlafruhe**. Die Kinder könnten dabei ruhig werden, aber nicht einschlafen. Dann sollte man die Kinder nicht mehr auf den Boden lassen, denn sonst beginnt das wilde Umherräubern von vorn, um die Müdigkeit nicht zu spüren.

Im Schlafzimmer gibt es die immer gleiche Abfolge von schlafhinführenden Maßnahmen, es ist **leise, langsam und langweilig**. Ist das Kind noch nicht spürbar müde, schauen sie noch einmal gemeinsam ein Bilder- oder Spielbuch an, das Kuscheltier ist dabei, der Schnuller auch und die Eltern achten aufmerksam auf körperliche Müdigkeitsanzeichen, wie Gähnen, Augenreiben oder Ankuscheln. Ist die Müdigkeit auch beim Kind angekommen?

Sind die Eltern sich diesbezüglich sicher, machen sie das Licht aus und die **Kuschelzeit** beginnt. Es wird abgedunkelt und Wohlgefühl und Entspannung sollen aufkommen. Singen, Erzählen und Wiegen oder sanftes Umhergehen – dieser Prozess ist notwendig, denn durch das Vorverlegen des Trinkens fehlt jetzt die gewohnte Entspannungsroutine. Da Einschlafen aber nur über Entspannung gelingt, braucht es anderweitige Maßnahmen. Stillende Mamas haben es schwer im Sitzen, denn dann möchte das Kind an die Brust, da es direkt mit der Nase an der Milchbar sitzt.

*Für die Mütter der Brustfans **Jonas (13 Monate)** und **Jolina (acht Monate)** gibt es die Empfehlung, das Kind wie zum Bäuerchen über die Schulter schauen zu lassen, ruhig durch den Raum zu gehen und dem Prozess Zeit zu geben. Natürlich kann dies auch der Papa machen, nur sind Stillkinder verständlicherweise mit ihren Mamas oft besser vertraut, und der Papa wird in schwierigeren Situationen lauthals abgelehnt. Ich empfehle den Papas, dieses eher beim Tagschlaf mit wirklich sattem und müdem Kind zu versuchen. Die Endlosschleife eines Liedes unterstreicht die Monotonie, und jetzt ist Geduld gefragt. Wenn das Kind seinen Kopf ablegt, zeigt es damit „Ich bin schlafbereit“, dann rutscht es in die Waagerechte.*

Es geht darum, seinem Kind beizubringen, den Moment der Entspannung zu genießen, loszulassen und sich mit Wohlgefühl vertrauensvoll dem Schlaf zu überlassen. Bei jüngeren Kindern, wie ***Jolina mit acht Monaten****, ist es kein Problem, wenn das Kind anfangs noch auf dem Arm einschläft. Hauptsache ist, dass diese Einschlafroutine positiv besetzt wird und nicht im Machtkampf endet. Gibt es Protest beim Runterkuscheln, empfehle ich, das Kind von seiner Protesthaltung abzulenken und kurz ins Helle gehen. Das lenkt das Kind ab und verhindert das Hineinsteigern. Es besteht eine gute Chance, das Kind damit zu erreichen und die Einschlafroutine ins Positive zu führen.*

Die größeren Kinder, wie ***Jonas mit 13 Monaten****, sollten nicht auf dem Arm einschlafen, denn sie werden beim Ablegen aufwachen und sich beschweren. In diesem Alter helfen nur Schlafdruck und die innere Motivation, schlafen zu wollen. Wie bereits erwähnt, ist es in diesem Alter sinnvoll, auf einen Tagschlaf umzustellen. Denn nach fünf bis sechs Wachstunden wird auch unser wilder Räuber aus dem Beispiel, wenn die Eltern aufpassen, dass er nicht überdreht, irgendwann auf die Stimme seiner Eltern lauschen, das Singen genießen und die neue Einschlafroutine akzeptieren. Und er wird schließlich froh sein, ins Bett zu kommen. Anfänglich kann dies auch das gemeinsame Bett sein, aber er sollte im weiteren Verlauf verstehen, dass das eigene Bett auch in Ordnung ist.*

Anfangs braucht es noch eine Einschlafsprache bei Protest. Dann kommt sofort die beruhigende Stimme „schschsch, alles gut". Mit dem Kind wird beruhigend geredet und vermittelt, dass das Ablegen gut und richtig ist. Ein sofortiges Aufstehen sollte erschwert bis sanft verhindert werden, denn im Stehen kann man nicht einschlafen. Es wird ihm gut zugeredet und sich verabschiedet. Mama/Papa liegt daneben und dreht sich schließlich weg und kümmert sich um das eigene Einschlafen. Auch wenn dies nur ein elterlicher „Fake-Schlaf" ist, hat dieser seinen Wert, denn erstens steht ein schlafender Elternteil nicht mehr zur Regulation zur Verfügung und zweitens ist dies genau die Situation, die Jonas auch nachts vorfinden wird.

Für ***Josefine, die mit ihren zwölf Monaten*** *nur an der Flasche einschläft, gilt das gleiche Vorgehen wie für die beiden Brustfans.*

Jonathan mit zehn Monaten *ist ja an sehr viel Hilfestellung gewöhnt, hier ist in erster Linie viel Geduld gefragt. Auch er braucht statt Mamas Hand ein Kuscheltier für seine unruhigen Fingerchen. Die Federwiege sollte immer weniger federn und wiegen, den eigenständigen Gebrauch des Schnullers kann er lernen und die nächtlichen Milchflaschen müssen langsam abgewöhnt werden (verdünnen, reduzieren, nach hinten schieben). Die Eltern liegen daneben, geben soziale Rückversicherung und Beruhigung, aber die Hilfestellung wird immer weniger. Sie verabschieden sich von Jonathan und schlummern weg. Alles in so kleinen Schritten, wie sie zu Jonathan und seinen Eltern passen.*

Auch ***Joshua wird sich mit zweieinhalb Jahren*** *schrittweise von den elterlichen Haaren verabschieden. Er kann lernen, seine eigenen Haare zu nehmen oder sich an ein Kuscheltier zu gewöhnen. Die Wahl fällt auf ein Einhorn, das auch schöne Haare hat. Papa etabliert eine gemeinsame Kuschelzeit, er erzählt vom Tag, was besonders schön war, lobt ihn, sagt Joshua, wie lieb er ihn hat, singt für ihn, verabschiedet sich von ihm, dreht sich weg und schläft neben Joshua ebenfalls den besagten „Fake-Schlaf".*

Schrittweise selbstständiger einschlafen

Mit schrittweise selbstständiger einschlafen ist die Phase gemeint, bei der sich die Eltern schrittweise zurücknehmen. Denn nur dann beteiligen sich die Kinder selbst am Beruhigungs- und Einschlafprozess. Die Eltern liefern weiterhin soziale Rückversicherung, sie liegen neben ihren Kindern, helfen aber weniger. Sie verabschieden sich vom Kind, demonstrieren eigenes Schlafverhalten und schließen vorerst die Augen (siehe Beispiel oben).

Es beginnt mit **Wegschauen**: Meist wollen die Kinder das nicht, aber daran lässt sich arbeiten: Augen auf – Augen zu … Kinder können sich auch an Eltern mit geschlossenen Augen gewöhnen, sozusagen an schlafende Eltern. Der nächste Schritt ist es, sich vom Kind **wegzudrehen**, was auch nicht auf Begeisterung stößt und meist mit Hinterherkrabbeln oder Aufstehen beantwortet wird. Manchmal ist dies ein mühseliger Prozess, aber Kinder in diesem Alter können von ihren Eltern alles lernen, nämlich genau das, was ihre Eltern tun. Also heißt es: dranbleiben und geduldig üben. Am Anfang ist es eher ein „Hin- und Her-Gedrehe", doch am Ende steht die Botschaft: „Alles ist gut. Wir sind müde und wir schlafen."

Ist dies geschafft, rücken die Eltern schrittweise vom Kind weg.

Wegrücken bringt langsam und fast unmerklich etwas Distanz zwischen Eltern und Kind, das sich dabei an die verbale Beruhigung gewöhnt. Ab einer gewissen Entfernung reicht der elterliche Arm zur Berührung nicht mehr aus, jetzt genügt ein „Schschsch – alles ist gut". Ab jetzt besteht ein großer kindlicher Eigenanteil. Das entspannte Kind kann schon annähernd selbstständig einschlafen.

Der letzte Schritt, das **Weggehen**, ist dann meist überraschend unproblematisch, denn der langsame Gewöhnungsprozess ermöglicht es den Eltern, sich zurückzunehmen. Beim Weggehen sollten die Eltern nicht einfach still und heimlich „im Off" verschwinden und auch nicht die Tür schließen. Sie müssen weiter soziale Rückversicherung liefern, Normalität vermitteln und ganz normal Kontakt mit dem rufenden Kind halten: „Ich höre dich, nimm den Schnuller/Kuschel, ich bin im Bad und komme gleich, ich mache die Wäsche und singe dir etwas von draußen vor … etc." Sie gehen wieder rein und auch wieder hinaus, aber eines ist dabei ganz wichtig: Das Kind soll nicht alarmiert schreien oder in irgendeiner Weise irritiert sein, sondern Normalität empfinden: „Mama oder Papa geht raus, lärmt im Gang, macht ihr/sein Ding und ich lausche noch kurz, ich bin müde – mir fehlt nichts, ich erwarte nichts, alles, was ich brauche, ist schon passiert oder habe ich bei mir, und dann kommt der Schlaf ganz schnell …"

So ungefähr könnte es aussehen, das Lehren und das Lernen eines guten Einschlafens: Wie lange es dauert, das selbstständige Einschlafen zu lernen, ist individuell verschieden und hängt von unterschiedlichen Faktoren ab. Auch muss es nicht in diesem Alter erlernt werden, aber eines ist klar: Unabhängig davon, wo, wer und mit wem einschläft – jeder Mensch braucht eine Idee von Entspannung und eine eigene Einschlafstrategie, die sich für ihn gut anfühlt und die für ihn gut funktioniert.

Diese zu entwickeln, geht nur im Guten und innerhalb einer guten Beziehung, und es lohnt sich unbedingt, diesem Prozess Achtsamkeit und Zeit zu schenken. Denn guter Schlaf ist für das ganze Leben wichtig.

Familienbett

Ich empfehle, im gemeinsamen Bett mit einer Bettschlange oder Ähnlichem ein sicheres Kindernest zu bauen und einen Kinderbereich zu markieren. Kinder lieben es, mit ihrem Kopf oder auch mit ihrem Rücken Kontakt zu spüren. Diesen kann auch eine Bettschlange liefern. Andernfalls robben sie auf der Suche nach Kontaktmöglichkeiten so lange im Elternbett umher, bis der Kopf meist auf Mamas Bauch und die Füße in Papas Gesicht landen. Die Eltern finden ihren Platz dann auf der Bettkante. Doch auch im Nestchen müssen die Kinder das Liegenbleiben erst lernen.

Kinderbett

Wird das Kind ins Kinderbett gelegt, sollte im Idealfall nur noch wenig Kraft für das Aufstehen zur Verfügung stehen. Denn um die elterliche Aufmerksamkeit und Fürsorge zu gewinnen, ist das meist das Erste, was Kinder versuchen. In diesem Fall ist es wichtig, das Kind nicht gleich herauszunehmen, denn dies wäre ein Verstärker des falschen Verhaltens, sozusagen die Belohnung. Das Hinlegen und Liegenbleiben können erlernt werden!

Ein eindeutiges und freundliches „Leg dich hin“ sollte dazu von den Eltern kommen, die sanft auf die Matratze klopfen und das Hinlegen einfordern. Legt das Kind sich gleich hin, muss sofort ein Impuls zum Wohlgefühl gesendet werden: „Ja – fein“ mit ganz weicher Stimme, geschmeidig belohnend und sanft streicheln. Steht das Kind wieder auf, gibt es eine klare Ansage: „Nein – leg dich wieder hin!“

Man kann es dem Kind auch zeigen und es ein paar Mal wieder hinlegen, aber meist ist dies nicht die Lösung, denn das Kind steht schon während des Hinlegeversuchs wieder auf. Daraus wird dann schnell ein lustiges „Hinlege-Aufsteh-Spielchen“, und das ist das Gegenteil von Schlafbereitwerden. Um dies zu umgehen, sollten Eltern auf viel Schlafdruck und richtige Müdigkeit achten.

Zwickmühle

Einerseits sollen die Eltern sich beim Einschlafprozess zurücknehmen, am besten wegschlafen, und andererseits sollen sie ihrem Kind das richtige Verhalten beibringen, zum Beispiel beim Rumräubern, Aufstehen, Kuscheltier und Schnuller Herumwerfen etc. Dazu braucht es Aufmerksamkeit und die richtigen Botschaften.

Lösung

Am wichtigsten sind günstige Randbedingungen. Das Kind muss sehr müde (mit altersgemäßen Wachstunden) und sehr schlafbereit sein. Denn dann ist das Interesse an elterlicher Interaktion am geringsten. Eigentlich sollten die Eltern eine Stimmung kreieren, in der sich das Kind dann so fühlt: „Bitte Mama/Papa, leg mich hin." In diesem Moment sind intrinsische Kräfte am Werk und die Zurücknahme der elterlichen Aufmerksamkeit gelingt leichter. Ansonsten braucht es Geduld und eines nach dem anderen.

Zuerst wird das selbstständigere Einschlafen gelehrt, mit Schnuller und wenn möglich mit Kuschel. Die ursprünglichen gewohnten Einschlafhilfen werden reduziert.

Bei den Trinkfans (Jonas, Jolina, Josefine) wird das Trinken aus dem Einschlafprozess herausgenommen und vorverlegt.

Bewegungsfans werden weniger getragen (Johanna), weniger gefedert (Jonathan) und an das Bett gewöhnt.

Erst dann kommt er zweite Schritt: Elternaufmerksamkeit schrittweise ausschleichen: wegschauen, wegdrehen, wegrücken, weggehen.

10.6 Abendroutine: zur Schlafenszeit geborgen, satt, ruhig, müde und schlafbereit

Auch hier gilt: bei schwierigen Schläfer:innen, wilden Räuber:innen und Geschwisterkindern den Abend zu strukturieren und eine altersangepasste Abendroutine zu etablieren. Die Kinder haben weder ein Zeitgefühl noch ist ihnen klar, dass sich der Tag dem Ende neigt und die Eltern langsam müde werden.

Ersteltern haben oft noch ihre eigenen liebgewonnenen Erwachsenenrituale, wie das späte Heimkommen und das noch spätere gemeinsame Abendessen. Für Kinder passen diese oft nicht, und so müssen die Eltern erst lernen, dass müde Kinder nicht essen und wilde Kinder nicht schlafen können. Selbst müde und erschöpft von einem langen Tag, lassen sie den Kindern abends oft viel Gestaltungsfreiraum. Das führt jedoch meist nicht zu einem ruhigen, befriedigenden Miteinander, sondern zu anstrengenden Prozessen, die das Schlafbereitwerden und das Einschlafen stetig erschweren und nach hinten verlagern. Am Ende ist alles egal (Hauptsache, das Kind schläft), ganz gleich wie.

Der Zyklus ist der immergleiche: Die Eltern sind erschöpft vom Tag, lassen die Kinder machen, dann kommen sie unvermittelt ins Bett, eine zermürbende Prozedur beginnt.

Um diese Entwicklung zu umgehen oder zu verändern, ist es sinnvoll, die Kinder durch den Abend zu führen mit einer Abendroutine, bei der der gemeinsame Genuss nicht zu kurz kommt.

Die Essenzeit

Ein frühes Abendessen ermöglicht es den Kindern, noch in einem guten Zustand zu essen. Ein Abendessen etwa zwei Stunden vor dem Schlafengehen ermöglicht noch eine wichtige gemeinsame Zeit in einem guten Zustand; die Spielzeit.

Die Spielzeit

Der Blutzuckerboost des Abendessens sorgt für gute Laune, und Eltern und Kind können sich jetzt noch im Spiel erleben. Alternativ kann gebadet werden, denn für die größeren Babys/Kleinkinder ist das Baden eine wilde, spaßige Sache, die besser nicht unmittelbar vor dem Zubettgehen stattfinden sollte. Sinnvollerweise wird diese Spiel- oder Badezeit etwa eine Stunde vor der Schlafenszeit aktiv mit der Wickelzeit beendet.

Die Wickelzeit

Auf das früher so beliebte Wellnessprogramm (Späßchen, cremen, massieren, streicheln, wickeln etc.) haben Kinder in diesem Alter keine Lust mehr. Sie wollen in den Vierfüßlerstand, aufstehen und ihre Geschicklichkeit üben. An dieser Stelle braucht es jetzt ein lohnendes Beziehungs-, Spiel- und Unterhaltungs- und manchmal auch ein Ablenkungsangebot, das das Kind zur Mitarbeit und zum friedlichen Miteinander motivieren kann. Jetzt noch wegen des Liegenbleibens auf dem Wickeltisch zu streiten, ist in Bezug auf das Einschlafen ziemlich kontraproduktiv. Flaschenfans können gleich auf der Wickelablage ihre Flasche trinken, dann hat sich das Aufstehproblem erledigt und das Zähneputzen im Anschluss macht auch endlich Sinn. Lieber also das Programm flott beenden und zum nächsten Punkt übergehen.

Das ruhige Schoßspiel „Sortierkörbchen" – die Bilderbuchzeit

Hierbei geht es darum, dass das Kind selbst seine Müdigkeit spüren kann. Dazu braucht es einerseits Führung und Orientierung durch die Eltern, aber auch einen guten, interessanten Plan, um die kindliche Aufmerksamkeit zu gewinnen und eine Situation der Akzeptanz herzustellen. Je kleiner die Kinder sind, desto schwieriger ist es, einen gemeinsamen Fokus zu finden. Vor allem wenn es viel spaßiger wäre, durch das Bett zu turnen oder noch einmal runter auf dem Boden Krabbelabenteuer auszuleben. Aber genau das soll ja nicht passieren. Wir sind im Schlafzimmer und Brustfans wie Jonas und Jolina könnten jetzt noch mal gestillt werden, aber im Sitzen und im Hellen, wobei sicher nicht eingeschlafen wird. Dann wird langsam abgedunkelt und für Kinder ca. ab dem 8. Monat ist das Sortierkörbchen und das Objekteuntersuchen eine gute Idee. Keine Spielsachen, sondern unbekannte interessante „Erwachsenendinge" aus Bad oder Küche können für das Kind spannend sein. So wird aus dem Elternteil und dem Kind ein Team, es werden gemeinsam Objekte ruhig untersucht, die Aufmerksamkeit wird gebündelt und die Schlafbereitschaft erreicht. Es ist klug, Kindern unter einem Jahr auf diese Art Entspannung zu vermitteln und auch größere Kinder dabei nicht zu überfordern, denn diese Zeit soll vor allem genossen werden, egal ob mit Objekten, Sing- und Fingerspielen, Spielbüchern oder richtigen Bilderbüchern.

Die größeren Kinder, welche bereits die Faszination der Bilderbücher durch das elterliche Erlebnistheater verstanden haben, genießen natürlich die gemeinsame Bilderbuchzeit.

Gähnen, Augenreiben, Seufzen und Ankuscheln zeigt dem Elternteil, dass die Müdigkeit auch langsam im Kindergehirn ankommt. Darauf sollten Eltern achten und erst dann das Licht ausmachen. Denn dann beginnt die Kuschelzeit.

Die Kuschelzeit …

… macht schlafbereit und jetzt geht es darum, die Einschlafroutine, die auch schon am ersten Tagschlaf geübt wird, abends zu etablieren. Tragen, Singen, Summen, leises Erzählen und sanfte Bewegung sollen die Kinder „verführen", sich zu entspannen, zu genießen und lockerzulassen. Denn dann kommt der Schlaf ganz schnell! Das Ablegen ins Bett ist dabei ein Störfaktor, an den sich alle gewöhnen müssen. Bei den kleineren Kindern kann man den Protest mit schrittweise wacherem Ablegen (Minischritte) klein halten oder sogar umgehen. Bei größeren Kindern funktioniert dieses nicht. Für diese Kinder wäre der Trick, sie eher etwas vom Einschlafen abzuhalten, es zwar ruhig, aber fast ungemütlich (aufrecht auf dem Schoß) zu gestalten und es hinauszuzögern, damit sie sich von sich heraus ins Bett wünschen („Bitte Mama – leg mich hin"). Sie erfahren dann die Normalität des Ablegens, das wohltuende Ausstrecken im gemütlichen Bett, und lernen, dass gar kein Protest nötig ist, sondern es sich gut anfühlt, die Eltern dabei helfen, ein Wohlgefühl entsteht und der Schlaf ganz leicht kommen kann. Denn es ist bereits Schlafenszeit.

Die Schlafenzeit

Wenn jetzt keine weiteren Wünsche oder Erwartungen mehr an die Eltern bestehen („Mama/Papa-satt"), kommt der Schlaf ganz schnell. Plötzlich ist es gar nicht mehr wichtig, wo die Eltern sind und was sie machen. Denn es ist erreicht: Das Kind kann selbstständig einschlafen (falls nicht, s. Kapitel 10.4).

Es ist von großer Bedeutung, einem Kind auch zuzutrauen, dass es sich selbstständig dem Schlaf überlassen kann.

Die Schritte müssen zu Eltern und Kind passen

Eltern, die in ihrer eigenen Kindheit nicht erleben konnten, selbstständig einzuschlafen, können sich das oft nicht vorstellen und wollen es ihren Kindern auch nicht zumuten. Selbst als Erwachsene schlafen manche Menschen am liebsten nur gemeinsam ein (mit Partner oder Kind). Empfinden Eltern das selbstständige Einschlafen also als Zumutung, wird auch das Kind dieses so erleben. Der Transport von Normalität ist dann fast unmöglich und sollte nicht zu ehrgeizigen Maßnahmen führen, die dann in ihrer Unentschiedenheit auch noch Verwirrung stiften.

Eltern sollten auf ihr Gefühl hören, denn ihr Gefühl beeinflusst ihr Handeln. Deshalb sollten sie authentisch und überzeugt sein von dem, was sie tun. Wenn die vorgeschlagenen Schritte (wegschauen, wegdrehen, wegrücken, weggehen) zum selbstständigen Einschlafen nicht passend erscheinen, müssen auch nicht alle Schritte gegangen werden, dann bleibt es eben beim Wegdrehen. Dieses würde ich allerdings durchaus empfehlen, denn in vielen Kulturen werden Kinder zwar zum Schlafen mit ins Bett genommen, doch ist es dabei für den Erwachsenen üblich und gelebte Selbstfürsorge, sich beim Einschlafen vom Kind wegzudrehen. Genau das ermöglicht es dem Kind erst, eigene Einschlafstrategien zu entwickeln.

Jede Familie darf ihre eigenen Vorstellungen ohne schlechtes Gewissen leben. Es lohnt sich aber, genau hinzuschauen, woher diese Vorstellungen stammen, denn manchmal mischen sich eigene elterliche Anteile in das Verhaltensmuster, die dann beim Kind wirksam werden.

Veränderung braucht Haltung

Auch wenn das kindliche Schlafverhalten noch anstrengend ist, sollte man Geduld haben und sich Zeit lassen. Erst wenn man von dem, was man tut, überzeugt ist, wird es auch beim Kind ankommen. Und dann ist auch Veränderung möglich, am besten in kleinen Schritten.

ABENDROUTINE IM ÜBERBLICK

Es ist klug, am Abend die Führung zu übernehmen und durch eine sinnvolle Abfolge noch einmal allen Bedürfnissen gerecht zu werden.

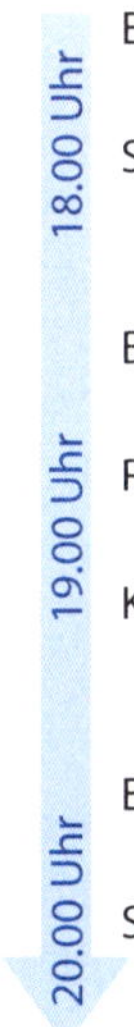

Essenszeit:
  Abendessen früh 18.00 bis 18.30 Uhr

Spielzeit:
  Badewanne oder motorisch aktive Phase 18.30 bis 19.15 Uhr

Badezimmerzeit/Milch:
  bettfertig machen 19.15 bis 19.30 Uhr

Ruhiges Schoßspiel/Bilderbuchzeit/Milch:
  hell, Kind wird ruhig 19.30 bis 19.40 Uhr

Kuschelzeit:
  dunkel, Elternteil sorgt für Entspannung 19.40 bis 19.50 Uhr

Einschlafzeit:
  dunkel, Elternteil verabschiedet sich 19.50 bis 20.00 Uhr

Schlafenszeit:
  20.00 bis 07.00 Uhr

10.7 Vorgehen in der Nacht: Aufwachen gehört dazu

Aufwachen gehört im Rahmen der Schlafphasenwechsel dazu und ist normal in der Nacht (Kapitel 5). Auch habe ich darauf hingewiesen, dass Kinder, die regelmäßig aufwachen, meist eng mit ihren Eltern verknüpfte Einschlafassoziationen haben. Weil sie diese jedoch nicht selbstständig herstellen können, wenden sie sich an ihre Eltern und fordern den Weiterschlafservice ein. Je nachdem, was das Kind erwartet, ist dieser mit mehr oder weniger Aufwand verbunden. In jedem Fall ist das Wiedereinschlafen dann das zufällige Ergebnis der praktizierten Weiterschlafhilfen – wie unsere Beispielkinder zeigen:

- *Jonas will Beruhigungsnuckeln und Brustkneten.*
- *Johanna will getragen werden.*
- *Jonathan braucht Schnuller in den Mund, Flasche, Federn, Streicheln.*
- *Josefine will ins Elternbett und die Milchflasche.*
- *Jolina will Brustfummeln und Beruhigungsnuckeln.*
- *Joshua will an Mamas Haaren spielen.*

Diese Erwartungen benötigen einen klugen Umgang. Dazu gehört zuerst, das „Kuscheltier Mama“ durch ein wirkliches zu ersetzen und zu lernen, den Schnuller nachts selbstständig zu handhaben (Kapitel 6.2). Aber alle Kinder können schrittweise lernen, mit abnehmender elterlicher Unterstützung klarzukommen, um gleichzeitig zu mehr Eigenregulation zu gelangen, dazu müssen Eltern sich um den Kummer der nicht erfüllten Erwartung kümmern – auch wenn es für die Eltern mühselig ist, mitten in der Nacht.

Was heißt das konkret?

Brustfans werden seltener, kürzer und später gestillt, in die Fummelhand kommt das Kuscheltier. Flaschenfans bekommen ihre Flaschen verdünnt, reduziert und später, und es wird gemeinsam geübt, den Schnuller oder/und Kuschel zu finden. Bewegungsfans gewöhnen sich schrittweise an weniger Bewegung, sie werden in den Arm genommen, aber das Schwebe- und Federgefühl wird immer weniger.

Stattdessen gibt es Mitgefühl und Trosteinheiten der „anderen Art“, wie verbale Zuversicht, „körperliche Überzeugungsarbeit“ in Form von Nähe im Arm und beim Kuscheln und ebenfalls den Hinweis auf Kuschel und Schnuller. Im Idealfall kennen die Kinder dieses Trost- und Anteilnahme-Verhalten schon vom Tag, in diesem Alter wird ja nicht mehr wegen jedes kleinen Auas gestillt oder gleich die Flasche gegeben.

Kümmert euch!

Doch bei einer Verhaltensänderung haben alle Kinder den Kummer, dass ihre Erwartungen nicht wie gewohnt eintreffen. Und sie haben bereits die Erfahrung gemacht, dass maximaler Alarm die Eltern meist „zur Vernunft bringt". Diesem Alarmzustand sollte man am besten entweder gleich zuvorkommen oder sich unbedingt darum kümmern, das heißt: Den Kindern werden soziale Rückversicherung, Beruhigung, Verständnis und Anteilnahme signalisiert, sie werden nicht ignoriert, sondern in guter Art und Weise ge- und vertröstet. Man kümmert sich um den Kummer der nicht erfüllten Erwartung mit Ablenkung, Zuversicht und Geduld.

10.8 Altersgemäße Tagesprojekte: Trostkultur, Autonomie und gemeinsames Spiel

Es ist in Ordnung, wenn heranwachsende Babys auch am Tag erleben, dass nicht immer alle Wünsche sofort in Erfüllung gehen können. Geschwisterkindern wird das recht schnell klar, bei Erstgeborenen dauert es erfahrungsgemäß länger. Allzu oft gehen unerfahrene Eltern lieber den Weg des geringsten Widerstands, der primär leichter erscheint und Konfrontationen meidet. Gleichzeitig wird eine Scheinwelt kreiert, die langfristig überfordernd und verunsichernd auf das Kind wirkt. Diese Eltern stellen ihren Kindern viele Fragen, immer mit der Sehnsucht nach kindlicher Zustimmung. Aber was sollen Kinder mit fragenden Eltern anfangen? Sie sind doch selbst bereits den ganzen Tag auf der Suche nach Antworten und Lösungen für die „undurchsichtigen" Herausforderungen des familiären Alltags.

Grenzen setzen

> **Anforderungssituationen:** Gerade tagsüber nicht ängstlich oder gar panisch vermeiden, sondern gut meistern.

Ein typisches Problem in diesem Alter ist das Wickeln. Wie schon in Kapitel 9.9 erwähnt, ist es wichtig, wie wir miteinander umgehen, gerade auch in unbeliebten Situationen. Die Kinder sollten zur Mitarbeit geführt werden, und diese Kooperation sollte sich für sie natürlich lohnen. Für das Wickeln bedeutet dies zum Beispiel, dass es immer erst nach einer Ankündigung erfolgt, begleitet vom Blickkontakt und einer Einladung zu gemeinsamem Spaß und freudigem Miteinander.

Bei Kooperation gibt es Spielchen mit sanften, geschmeidigen Eltern mit „guckguck-da" und „Bussi aufs Bauchi". Das Kind ist emotional dabei und erduldet das „nervige" Wickeln aufgrund des guten Gefühls. Will es das nicht und ist auch für keine Interaktion zu gewinnen, wird keine große Sache daraus gemacht, sondern trotzdem flott fertig gewickelt.

Auch andere Alltagssituationen, wie das Tellerwerfen wegen Langeweile oder Hochstuhlkippeln, führen unaufgeregt zu den logischen Konsequenzen: Der Teller kommt weg und der Stuhl rutscht nach hinten. Ist das Kind satt, ist die Mahlzeit beendet und es darf runter.

Es muss auch nicht bei jedem Toilettengang von Mama zwingend dabei sein, denn auch mit Papa kann es gut spielen …

Auf jeden Fall kann das Kind tagsüber erleben, dass sich nicht jeder Wunsch automatisch erfüllt. Denn wenn jetzt zum Beispiel nachts Gewohnheiten verändert werden sollen, weil Eltern nicht stündlich den Weiterschlafservice leisten können, wird das Kind genau das erleben.

Es ist wichtig, das kindliche Bedürfnis zu sehen – dabei ist es nicht immer zwingend sinnvoll, die Gewohnheiten weiter zu bedienen. Es dürfen Gewohnheiten auch schrittweise verändert und an das entsprechende Alter angepasst werden. Verständnis und Trost sind dabei aber absolut wichtig.

Trostkultur

Welche „Trostkultur“ eine Familie etabliert, ist abhängig von den eigenen Herkunftserfahrungen, altbewährten Strategien und selbst entwickelten Ideen. Auf jeden Fall sollten sich alle Menschen damit auseinandersetzen, wie man sich selbst und auch jemand anderen trösten kann. Denn nur Menschen, die erfahren haben, wie gut Trost sich anfühlt, können später auch sich selbst und andere gut trösten und Trost annehmen. Heranwachsende Menschen brauchen nicht immer die prompte Befriedigung eines Bedürfnisses, sondern vorrangig die Anerkennung des Bedürfnisses – also Verständnis, Empathie und Lösungsmodelle, wie körperliche und seelische Nähe und Geduld. Das gemeinsame Aushalten misslicher Situationen ist anspruchsvoll, es braucht Zeit und einen guten Umgang. In-den-Arm-Nehmen, Wiegen, Singen, Streicheln, Pusten, „Heile, heile Segen“ oder sonstige Trostlieder oder Sprüche werden anfänglich kognitiv sicherlich nicht verstanden, aber über die Jahre auch nicht mehr vergessen. Egal, welches Trostkonzept eine Familie für sich findet, Beratende sollten den Eltern vermitteln, dass Kinder sich auch ohne Brust, Flasche oder prompte Wunscherfüllung beruhigen können. Und wenn sie dies zuverlässig am Tag erfahren, ist es auch in der Nacht nichts Ungewohntes.

Routinen

Um sich einzustimmen und besser zurechtzufinden, lieben Kinder Struktur und Vorhersagbarkeit. Deshalb sind Routinen so wertvoll, sie geben Halt und erleichtern das alltägliche Miteinander. Die Einschlaf- und Abendroutine wurde schon ausführlich erläutert. Darüber hinaus kann jede Familie eigene Routinen für sich finden: Morgenroutinen, Tischroutinen, Wickelroutinen etc.

Routinen liegen gerade voll im Trend, nur geht es bei Familienroutinen nicht um Effektivität und Selbstoptimierung, sondern um Transparenz zwischen Jung und Alt bei der Alltagsbewältigung.

Autonomie und Selbstwirksamkeit fördern

Das Kind als kompetentes Gegenüber zu sehen, ist eine Erziehungshaltung. Natürlich unterstützen Eltern ihre Kinder bei dem, was sie noch nicht selbst können, und sie befähigen ihr Kind, Herausforderungen selbst anzugehen – zeigen ihm also ein Handlungsschema, mit dem es lernen kann, seine Probleme selbst zu lösen.

Die Entwicklungsaufgabe im zweiten Lebensjahr lautet für das Kind „Autonomie leben", für die Eltern heißt dies, auch Autonomie zu zulassen. Wer also schon allein auf ein Sofa krabbelt, muss lernen, wie er wieder runterkommt. Es ist nicht die Aufgabe der Eltern, das Sofakrabbeln zu verhindern, sondern dem Kind eine Technik zur Lösung dieser Aufgabe beizubringen, vielleicht in dieser Art: „Dreh dich um, die Füße zuerst auf den Boden." Wer im Bett aufsteht, wird nicht in ein Hinlege-Aufsteh-Spiel verwickelt, sondern kann lernen, sich wieder hinzulegen. Und wer seinen Schnuller oder Kuschel braucht, kann lernen, diese zu suchen, zu finden und selbstständig zu gebrauchen.

Zeit und Lust für Spiel und Spaß

Kinder sind naturgemäß neugierig, sie wollen Objekte untersuchen, Vertrautes und Regeln entdecken, Zusammenhänge erfahren, sich freuen auf die Erfüllung von Erwartungen, sie wollen Ideen umsetzen, vieles selbst machen, selbst können und sich selbstwirksam erleben. All das können spielende Kinder im selbst-initiierten Alleinspiel (orales, manuelles und visuelles Erkunden) und im Spiel mit ihren Eltern und anderen Bezugspersonen erfahren.

Gemeinsamer Aufmerksamkeitsfokus

Das Entdecken und Abstimmen eines gemeinsamen Aufmerksamkeitsfokus in Alltagsinteraktionen, wie Anziehen, Wickeln, Baden, gemeinsames Spiel, wird in diesem Alter um eine Qualität erweitert: die Fähigkeit zur triangulären Aufmerksamkeit. Das heißt, das Kind kann seine Aufmerksamkeit parallel auf ein Objekt und auf eine Person und deren objektbezogene Absichten lenken. Es lernt, seine Eltern „zu lesen" und die elterliche Aufmerksamkeit aus Gesten, Blickrichtung und Körperhaltung zu beobachten und sich davon leiten zu lassen.

Eltern sollten um die große Bedeutung des gemeinsamen Spielens wissen. Sie sollten sich Zeit dafür nehmen, Ruhe und Muße darin entwickeln, um einen gemeinsamen Fokus zu entdecken. Anfangs sind es Objekte, später Bilderbücher, es ist wichtig, den physikalischen Eigenheiten und Zusammenhängen gemeinsam auf den Grund zu gehen (Spiel mit kleinen und großen Objekten, Behälter füllen und ausleeren, Glocken, Nachziehspielzeuge). Ebenso wichtig ist es, zu genießen, Gefühle zu teilen, Aufmerksamkeitsprozesse zu üben, sich in Handlungen (geben – nehmen) abzuwechseln, sich gegenseitig nachzuahmen (winke-winke, klatschen etc.) und Vorhersagbarkeit im „Spiel mit der Merkfähigkeit" zu erleben (wie Guck-guck-Spielchen, Dinge verschwinden lassen). Zu all dem braucht es entspanntes Miteinander, Lust, Freude und vor allem gemeinsame Zeit.

Alles in Bewegung – keine Zeit zum Innehalten

Haben die Kinder ihre Mobilität erst einmal entdeckt, gibt es kaum mehr ein Halten oder eine Pause. Ihr Motorikprogramm will bedient werden. Es ist Aufgabe der Eltern, aus dieser Daueraktivität auszusteigen. Diese fällt ihnen jedoch oft erst einmal gar nicht auf, da sie in unserer heutigen Zeit selbst einer Informationsflut ausgesetzt und häufig „online" oder mit ihrem „Mental Load" und endlosen To-do-Listen beschäftigt sind. Anfangs finden sie die von Berater:innen empfohlenen Ruheinseln deshalb manchmal nervig bis überflüssig und erkennen erst im Laufe der Zeit die wohltuende Wirkung einer kleinen Auszeit.

Kleine Auszeiten, Ruheinseln am Tag, Zeit zur Ruhe

Unter Ruheinseln werden kurze Ausruhmomente verstanden, die über den Tag verteilt sind und einer allgemeinen Überreizung entgegenwirken. Wie das ausgiebige Kuscheln am Morgen im Bett, noch bevor alles losgeht, am Vormittag beim ersten Tief, nachmittags oder am frühen Abend … Diese Achtsamkeitsübungen kommen nicht nur dem Nachwuchs zugute, sondern haben auch positive Effekte für die Eltern.

Kurze Entspannungseinheiten werden bewusst gestaltet, dazu gibt es den Schnuller und das Kuscheltier, es wird geschmust und gekuschelt. Gerade das Kuscheln muss oft erst „erliebt" werden, denn ehrlich gesagt haben einjährige Kinder dazu ja kaum „Zeit"… Natürlich kann man an der Brust auch relaxen, man kann auch einen Obstteller als Zwischenmahlzeit genießen, einige Minuten auf dem Arm sein, um aus dem Fenster zu schauen oder eine Weile Sing-, Finger- und Schoßreiterspiele genießen, ein Bilderbuch (mit Schnuller und Kuschel) anschauen – und natürlich gibt es auch die Runde im Kinderwagen oder in der Tragehilfe. Dabei soll gar nicht eingeschlafen werden, Ziel ist es, wieder Energie zu schöpfen und dem Gefühl der permanenten Aktivität ganz bewusst entgegenzuwirken.

Trennungen

Warum sollen gerade jetzt – in Zeiten von Fremd- und Trennungsangst – solche Situationen geübt werden? Dies zu erlernen ist wichtig, weil die Schlafsituation auch eine Trennung darstellt und Kinder erfahren dürfen, dass Trennung immer mit Wiederkommen verknüpft ist. Und dass diese Erkenntnis erst im Kleinen geübt und dann schrittweise als etwas völlig Normales erlebt werden kann.

Wichtig sind anfänglich wirklich kleine „Mini-Trennungen" von nur wenigen Sekunden oder Minuten, wie beispielsweise ein Zimmerwechsel, der Toilettengang, der Gang zum Briefkasten oder in den Keller. Schnuller und Kuschel können helfen. Ist eine vertraute Person anwesend, übernimmt diese die soziale Rückversicherung und Einordnung. Gibt es niemanden, bleiben der verbale Kontakt und die soziale Rückversicherung auf die Entfernung.

10.9 Ernährung: Beginn des selbstständigen Essens

Die Verknüpfung sieht so aus: Nachtkalorien reduzieren/abgewöhnen → Hunger am Tag → positive Verknüpfung zwischen Hunger und Essen wird möglich.

Kinder sollten also den Zusammenhang der Befindlichkeit „Hunger“ und die darauffolgende Lösung, nämlich „Sättigung durch Essen“ positiv erfahren.

Ebenso wie ein Kind müde sein muss, um gut zu schlafen, muss es Hunger haben, um Appetit und Lust zum Essen zu entwickeln. Dazu ist es wichtig, dass die nächtlichen Brust- oder Flaschenmahlzeiten nun abgewöhnt werden. Das Kind kann jetzt lernen, seinen Kalorienbedarf innerhalb der zwölf Stunden am Tag zu decken.

Ein Handlungsschema und gutes Vorbild für selbstständiges Essen

Eltern sollten wissen, dass sie diese Befindlichkeiten nicht für ihre Kinder lösen können. Niemand kann für einen anderen hungrig oder satt oder zufrieden sein.

Sie benötigen ein Verständnis dafür, dass mit dem Essverhalten des Kindes nicht bestimmte Erwachsenen-Erwartungen erfüllt werden müssen, wie spezielle Mengen oder besonders gesundes Essen. Das Kind darf erleben, wie die Welt schmeckt, wie es ist, satt zu werden durch die eigene Hand, welche verschiedenen Konsistenzen und Geschmacksrichtungen es zu entdecken gibt und wie wunderbar es ist, diese zu genießen. Optimalerweise orientiert sich das Kind am guten Vorbild der Eltern, die ein gesundes, leckeres und lustvolles Essen vorleben.

Kleine Häppchen für die Finger

Jetzt wäre es altersgemäß und sinnvoll, Fingerfood in passenden Konsistenzen und verschiedensten Geschmacksrichtungen anzubieten. Zu essen sollte leicht sein. Die Kinder müssen lernen, was sie an ihrem Gaumen kleindrücken können, was erst nach ausgiebigem Einspeicheln schluckbar wird, was und wie viel in den Mund passt, sodass es noch geschluckt werden kann. Gemischte Konsistenzen, wie ein Brei mit Stückchen, sind eher schwierig zu handhaben und müssen gewöhnt werden. Manche gewöhnen sich auch nie daran und bevorzugen noch im Erwachsenenalter den Joghurt ohne Fruchtstückchen.

Selbstwirksam satt werden

Eltern können ihrem Kind zutrauen, sich zunehmend selbstständiger um sein Essen zu kümmern. Auch wenn manch ein Erwachsener das selbst anders erlebt hat, wäre es ein wertvolles Geschenk, an dieser Stelle über sich hinauszuwachsen und seinem Kind das Gefühl des selbstständigen Essens und Sattwerdens zu ermöglichen. Die Eltern helfen nur am Rande, um die feinmotorischen Defizite zu kompensieren. Dieses Erlebnis der Selbstwirksamkeit ist, ähnlich wie beim Schlafen, ein elementares Grundgefühl: Es fühlt sich für das Kind gut an, wenn es sich auskennt und sich selbst helfen kann. Dieses Grundgefühl kann lebenslang tragen.

Frühes Abendessen

Wie bereits mehrfach beschrieben, ist es wirkungsvoll, das Abendessen möglichst früh (zwei Stunden vor dem Schlafen) anzubieten – auch wenn dies nicht zu den Essgewohnheiten der Erwachsenen passt.

Gesunde, vielseitige Ernährung

Alle Eltern möchten ihre Kinder gut ernähren. Dazu braucht es positive Gefühle, keine Ablenkung, keinen Druck, kein Austricksen! Es gibt zwei einfache Regeln:

1. Eltern bestimmen, wann und was gegessen wird, das Kind bestimmt wie viel.
2. Eltern dienen als gutes Vorbild und zeigen ihren Kindern, wie schön, lustvoll und befriedigend gutes Essen sein kann.

10.10 Herausforderungen der Beratung

Es gibt zahlreiche Herausforderungen und klassische Problemstellungen zwischen Beratenden und Eltern, wie folgender Abschnitt zeigt.

Eltern sagen: „Das ins Bettbringen ist kein Problem, das geht schnell."
→ Meist übernehmen dann die Eltern den Beruhigung- und Einschlafjob. Dabei wäre es die Aufgabe der Familie, dass das Kind einen Eigenanteil beim Einschlafen übernimmt. Das geht in der Regel nicht schnell.

Eltern sagen: „Mein Kind interessiert sich nicht für ein Kuscheltier."
→ Natürlich nicht, denn aus einem passiven Kuscheltier kommen weder Milch noch Beruhigung heraus und das Konkurrenz-Ganzkörperkuscheltier Mama weiß besser, was das Kind braucht als das Kind selbst.
Ein Kind kann lernen, dass ein primär von den Eltern ausgehendes Wohlgefühl in Verbindung mit dem Kuscheltier auch selbst hergestellt werden kann.

Eltern sagen: „Mein Kind schläft allein ein, ich muss nur dabeibleiben."
→ In diesem Fall sprechen wir nicht von selbstständigem Einschlafen, sondern vom Einschlafen in Anwesenheit der Eltern. Diese Anwesenheit und Aufmerksamkeit wird in der Folge nachts irritiert vermisst und eingefordert. Es kann auch sein, dass das Kind mit den Eltern im Elternbett einschläft, ins Kinderbett „umgetopft" wird und beim Erwachen irritiert ist.
Ein Baby braucht Unterstützung beim Ruhigwerden und Entspannen, dabei sollten Eltern begleiten – sie sollten aber ihrem Kind das selbstständige Einschlafen zutrauen. Einschlafort und Art und Weise des Einschlafens sollte in der Nacht beim Zwischenerwachen verlässlich wiedererkannt werden und nicht zu Irritationen führen.

Eltern sagen: „Mein Kind hat Angst im Dunkeln.“

→ Hier ist die erste Frage: „Was hat dieses Kind im Dunkeln erlebt?“ Dunkelheit ist für ein Baby erst einmal genauso normal wie Helligkeit. Dass im Dunkeln Melatonin ausgeschüttet wird, weniger Reizwahrnehmung stattfindet und dass das Einschlafen dadurch grundsätzlich leichter gelingt, wurde schon ausführlich dargestellt (Kapitel 5). Natürlich kann eine negative Verknüpfung von Einschlafroutine und Abdunkeln entstehen, dies sollte zwar vermieden werden, doch es passiert trotzdem manchmal. Meist wendet sich der Protest mehr gegen die Einschlafroutine und weniger gegen die Dunkelheit. Die Lösung: weniger abdunkeln, von der Protesthaltung ablenken und für positive Stimmung sorgen. Hier kommt es auf die Verknüpfung und die elterliche Interpretation an. Oft sind es eigene Anteile, die Eltern im kindlichen Verhalten wiedererkennen. Negative Verknüpfungen sollten gelöst und das Kind an die Dunkelheit gewöhnt werden – und zwar in dem Maße, in dem es sich für die Eltern gut anfühlt.

Abdunkeln ist nicht bedrohlich, sondern sinnvoll, weil es das Einschlafen erleichtert.

Eltern sagen: „Mein Kind schreit immer beim Einschlafen.“

→ Kinder, die beim Einschlafen schreien, sind nicht entspannt und nicht schlafbereit. Schlafbereitschaft kann allerdings nicht erzwungen werden, sonst entsteht genau das Gegenteil. Man kann sein Kind nur in die Entspannung locken und nicht zwingen, der Weg dahin ist manchmal etwas mühsam, aber es gelingt nur im Guten. Die Eltern sollen versuchen, in einer inneren Verbindung mit ihrem Kind zu bleiben, es von seiner Protesthaltung abzulenken, erzählen, singen, ins Helle gehen, Schatten gucken, diese an der Wand berühren etc.

Eltern sagen: „Mein Kind kann sich nur an der Brust beruhigen.“

→ Die Frage, wie Beruhigung funktioniert, ist sehr wichtig, denn ruhig zu werden ist eine Kunst, die lebenslang benötigt wird, insbesondere vor dem Einschlafen. Alles, was Eltern tun, wird zur Normalität des Kindes und dieses wird gewöhnt, geliebt und eingefordert. Das heranwachsende Baby entwickelt feste Erwartungen, das einjährige Kind hat bereits konkrete Vorstellungen und einen eigenen Willen. Für die Eltern stellt sich die Aufgabe, mit diesem kindlichen Willen umzugehen. Sie kommen nicht daran vorbei zu lernen, mit dem kindlichen Willen umzugehen. Dies erfordert eine klare Haltung, eine Trost- und Verständniskultur und einen guten Plan.

Eltern sind müde und verzweifelt, sie leiden am meisten unter den häufig gestörten Nächten. Deshalb möchten sie meist als Erstes das Nachtsetting verändern und probieren vieles aus, wie das ***Ausquartieren ins Kinderzimmer****.*

→ Wenn aber das Kind noch keine eigene Weiterschlafidee hat, wird in der Nacht lautstark ein Elternteil angefordert. Bis die Hilfe naht, steht das Kind schon im Bett und das Weiterschlafen ist nur mit viel Aufwand und Mühe zu bewerkstelligen.
Der Rat, das Kinderbett wieder zurückzustellen, um eine dezentere Weiterschlafsprache zu üben, wird in der Regel als Rückschritt gesehen, zumindest von dem Elternteil, der in der Nacht nicht aufsteht. Die Lösung einer Matratze im Kinderzimmer, um schnell und zeitnah nur wenig zu helfen und dem Kind so das Weiterschlafen beizubringen, wird oft als unbequem angesehen. Im gemeinsamen Bett besteht die Gefahr, dass der entsprechende Elternteil den Beruhigungs- und Weiterschlafjob für das Kind wieder komplett übernimmt und es deshalb nicht zu einer Verbesserung kommt.

Das Kinderzimmer: eine Erfindung von Erwachsenen. Kinder sollten darauf vorbereitet werden und zuvor gelernt haben, mit dem nächtlichen Erwachen umzugehen.

*Eltern lieben **Schlafbegleitung**. Sie wollen den Einschlafprozess so sanft wie möglich gestalten, am besten sollte der Trennungsaspekt vom Kind gar nicht bemerkt werden. So möchten die Eltern die größtmögliche Geborgenheit vermitteln.*
→ Schlaf ist nun einmal eine Trennungssituation und das sollte nicht verheimlicht, sondern ein guter Umgang damit gefunden werden. Täuschungmanöver verstärken die Unsicherheit und zementieren die Situation.
In vielen Fällen sind diese Erwachsenen als Kinder ebenfalls mit Schlafbegleitung eingeschlafen und können sich daher ein selbstständiges Einschlafen nicht recht vorstellen. Sie empfinden es eher als Zumutung und befürchten ein kindliches Gefühl der Einsamkeit im Moment des Einschlafens. Sie bedenken die Situation beim nächtlichen Zwischenerwachen aber nicht. Dieses Betrugsszenario führt nicht zu mehr Geborgenheit, sondern kann nächtliche Unsicherheit – also Schlafprobleme – verstärken und aufrechterhalten.

Eltern sagen: „Das Einschlafen dauert ewig und ist sehr schwer.“
→ Ein häufiges Problem in allen Altersstufen: Die Kinder kommen zu schnell, unvermittelt und nicht schlafbereit ins Bett und damit beginnt ein nicht enden wollender Prozess. Einschlafen ist komplex, und auch das müde Kind mit altersgemäßem Schlafdruck benötigt schlafhinführende Maßnahmen, um schlafbereit zu werden.

!

HERAUSFORDERUNGEN IM ÜBERBLICK

Schlafbegleitung kann Kinder verunsichern.
Im eigenen Kinderzimmer kommt die Elternhilfe oft zu spät.
Eltern sind interaktives, bestes Kuscheltier, das passive Übergangsobjekt wird abgelehnt.
Eltern übernehmen komplett Beruhigungs- und Einschlafjob, die Kinder bleiben passiv.
Wird der Weiterschlafservice aufrechterhalten, bleiben die Schlafprobleme bestehen.

10.11 Das Wichtigste in Kürze: einjährige Kinder

- Zwei Tagschläfchen werden zu einem Mittagsschlaf (meist ab dem ersten Geburtstag), der Nachtschlaf dauert etwa elf Stunden.
- Alterstypisch ist: Die Motorik kommt in Gang, Trennungs- und Fremdangst, Gewohnheiten werden zu Erwartungen, Absichten und der eigene Wille entstehen.
- Instrumentelles Schreien steuert die Eltern – Eltern können gegensteuern.
- Das Schnullerhandling kann selbstständig erlernt werden.
- Körperbezogene Einschlafhilfen müssen abgewöhnt werden!
- Übergangsobjekt etablieren und den selbstständigen Gebrauch zeigen und anstreben.
- Einschlafroutine soll positiv erlebt werden.
- Elterliche Co-Regulation sollte zugunsten der kindlichen Eigenregulation reduziert werden.
- Selbstständigeres Einschlafen durch: wegschauen, wegdrehen, wegrücken, weggehen.
- Lauern provoziert Schlafvermeidung und in der Folge lange Einschlafzeiten.
- Das Betrugsszenario erhöht nächtliche Unsicherheit und den Wunsch nach gemeinsamem Einschlafen.
- Abendroutine: Zur Schlafenszeit ist das Kind satt, ruhig, müde, geborgen und schlafbereit.
- Selbstständigeres Einschlafen am Tag erleichtert das nächtliche Wiedereinschlafen.
- Die Antwort auf Aufwachen ist Weiterschlafen und nicht Essen oder Trinken.
- Nachts soll Weiterschlafservice durch Weiterschlafsprache ersetzt werden.
- Tagesprojekte: Autonomie zulassen, gemeinsames Spiel und Spaß, gemeinsame Auszeiten, Routinen, Trostkultur, Mini-Trennungen, Grenzsetzung und guter Umgang mit dem kindlichen Willen.
- Selbstständiges Essen fördern und zulassen und die Verantwortung für Hunger, Durst und Sättigung beim Kind lassen.

Ausklang

Babyschlaf

Das Thema Schlaf sollte von Anfang an mit Achtsamkeit bedacht werden, denn es hat Auswirkungen auf das Leben der ganzen Familie. So können chronische Schlafprobleme die Familie sehr schnell an den Rand der Verzweiflung bringen und die Eltern-Kind-Beziehung stark belasten.

Die Erfahrungen von Geborgenheit, Trost, Beruhigung, Wohlgefühl, Entspannung, Locker- und Loslassen sind wichtige Grundbedingungen für guten Schlaf.

Perspektivenwechsel

Wie können Eltern all das ihrem Kind vermitteln? Worauf kommt es dabei an?

Es kommt darauf an, sich gegenseitig zu erreichen. Dazu müssen Eltern klein, weich, leise und langsam werden – so können sie sich in das kleine Wesen hineinversetzen. Das ist zunächst ungewohnt und sie müssen sich erst einfinden und dann kontinuierlich mit der Entwicklung Schritt halten.

Ein Perspektivenwechsel ist nötig und ich persönlich träume von einer Welt, in der Erwachsene sich auf ihre Kinder einlassen und lernen, die Welt noch einmal mit Babyaugen zu sehen, um sich in das noch unreife kleine Wesen hineinzufühlen.

Hebammen und andere Beratende

Setzen sich Eltern mit der Entwicklung ihres Kindes auseinander, können sie diese bewusst miterleben, mitgestalten und sich dabei ganz neu entdecken. Hebammen und Beratende können diesen Entwicklungszauber mitverfolgen und gemeinsam mit den Eltern stolz sein auf die kleinen Persönlichkeiten, die schon früh durchschimmern und deren Entfaltung sie begleiten dürfen.

Mit ihrem Wissen, ihrer Erfahrung und ihrer Intuition haben sie daran Anteil, beide Welten zueinander zu bringen. Sie können die Eltern lehren, ihre Babys zu lesen, Feingefühl zu entwickeln, angemessen zu reagieren und zu handeln und so einen Grundstein für eine lebenslang gute Schlafkultur legen.

Was für eine großartige Aufgabe!

SCHLAF IST ALTERSABHÄNGIG

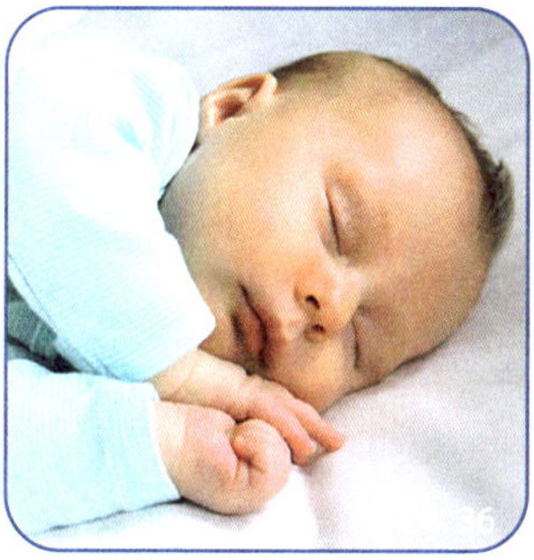

- Kleine Säuglinge: Alle Kinder sollen lernen – Einschlafen geht ganz leicht!
  In den ersten Monaten brauchen schwierige Säuglinge viel elterliche Unterstützung, altersgemäße Wachzeiten, Reizreduktion, Einschlafroutinen, frühe Intervention beim häufigen Zwischenerwachen, Halt, Routinen und Struktur.

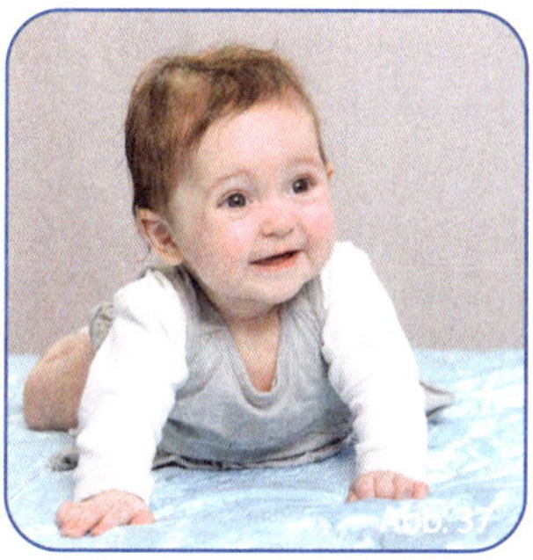

Abb. 37

- Halbjährige Säuglinge: Aufwachen ist kein Problem! Das nächtliche Erwachen im Schlafphasenübergang dient der Rückversicherung. Mit diesem Phänomen müssen Eltern, Hebammen und Therapeuten leben und den Kindern das Ein- und Weiterschlafen lehren („Weiterschlafsprache").

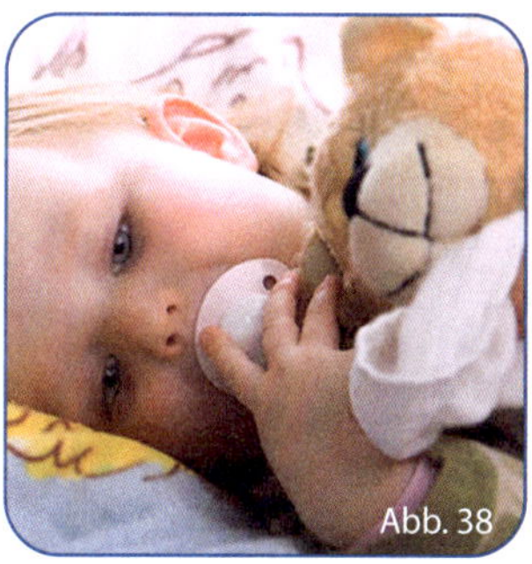

Abb. 38

- Einjährige Kinder: Weiterschlafen kann ich selber! Ältere Babys brauchen zunehmend mehr eigene Strategien, dazu müssen die Eltern klug ihre Co-Regulation zurücknehmen.

Glossar

Abendroutine ist meist unterschätzt. Sie dient der Strukturierung der Abendstunden. So kann allen Bedürfnissen des Kindes Rechnung getragen werden. Durch eine sinnvolle Reihenfolge wird das Kind zur Schlafenszeit → schlafbereit.

Alleine einschlafen ist die Fähigkeit, selbstständig den Weg zur Entspannung zu finden und sich zufrieden und routiniert dem Schlaf zu überlassen – ohne elterliche Begleitung. Diese Fähigkeit muss das Kind erlernen und die Eltern müssen sie lehren.
Das Wort „alleine" wird häufig fälschlicherweise im Sinne von „einsam" missverstanden. Hier wird es ausschließlich im Sinne von „selbstständig" verwendet.

Ausbacken ist umgangssprachlich, bayerisch und bedeutet ausschlummern und fertigschlafen. Hier zum Beispiel Schlafverlängerung in der schwierigen Phase der frühen Morgenstunden.

Baby-Led-Weaning (BLW) bedeutet übersetzt „vom *Baby selbst gesteuerte Entwöhnung*". Dahinter verbirgt sich ein Ernährungskonzept, bei dem das Baby anstelle von Brei von Anfang an feste Nahrung bekommt: Das Baby kann an den gemeinsamen Mahlzeiten am Familientisch teilhaben und bekommt die Möglichkeit, selbstständig und selbstbestimmt mit seinen eigenen Händen zu essen, statt gefüttert zu werden.

Basale adaptive Verhaltensregulation beschreibt ein von Hanuš Papoušek entwickeltes Modell, das die frühkindliche Auseinandersetzung mit der Umwelt und die kindliche Anpassung an diese Umwelt erklärt. Die frühkindliche Regulation (physiologische Anpassungsprozesse) wird durch das Zusammenspiel von aktivierenden (zum Beispiel Erregung) und hemmenden (zum Beispiel Beruhigung) Prozessen ermöglicht. Besteht diesbezüglich eine Dysbalance, kommt es zu einer Fehlanpassung, also zu Verhaltensauffälligkeiten beziehungsweise Regulationsstörungen.

Bed-Sharing steht für das Teilen eines Bettes. Sowohl die Weltgesundheitsorganisation (WHO) also auch Unicef empfehlen das gemeinsame Schlafen in einem Bett, in den USA ist es verpönt, in Japan dagegen absolut üblich. Der Bundesverband der deutschen Kinderärzte spricht sich dagegen aus, während die Schweizer Kinderärzte nicht davor warnen. Einig ist man sich, dass Säuglinge – insbesondere in den ersten drei Lebensmonaten und Frühgeborene und/oder Kinder mit niedrigem Geburtsgewicht – am stärksten gefährdet sind. Es gelten die allgemeinen SIDS-Empfehlungen. Letztendlich muss sich jede Familie informieren und für sich selbst entscheiden.

Bindungstheorie fasst Erkenntnisse aus Entwicklungspsychologie und Bindungsforschung zusammen, die unter anderem belegen, dass Menschen ein angeborenes Bedürfnis haben, enge und von den intensiven Gefühlen geprägte Beziehungen zu Mitmenschen aufzubauen. Diese Konzeption wurde von John Bowlby, James Robertson und Mary Ainsworth entwickelt.

Bindung beschreibt die Beziehung eines Kindes zu bestimmten Personen (seinen Eltern zum Beispiel). Grundlage ist das fundamentale Bedürfnis des Kindes nach einer stabilen Beziehung zu bestimmten Personen/seinen Eltern, denn verlässliche zwischenmenschliche Beziehungen während der ersten Lebensmonate sind für die gesunde Entwicklung des Menschen maßgeblich. Es gibt vier verschiedene Bindungstypen: den sicheren, den unsicher vermeidenden, den unsicher ambivalenten und den unsicher desorganisierten Bindungstypen.

Bonding ist ein Prozess, der unmittelbar nach der Geburt einsetzt, physiologische mütterliche Verhaltensweisen aktiviert und ein erstes festes Band zwischen Mutter und Kind knüpft. Bonding ist ein wichtiger Baustein für eine gute Bindung.

Cluster Feeding beschreibt eine Phase, in der das Baby besonders häufig und viel gestillt wird – zum Beispiel abends (Cluster (englisch) heißt Ansammlung).

Co-Sleeping ist der Oberbegriff für das gemeinsame Schlafen mit dem Baby. Es gibt verschiedene Formen: Familienbett – Beistellbett – separates Babybett im gleichen Raum. Ausschlaggebend für Co-Sleeping ist, dass das Kind in sensorischer Reichweite der Eltern bleibt.

Dreimonatskoliken ist ein veralteter Begriff für → exzessives Schreien in den ersten drei Monaten. Der symptomatische Blähbauch ist dabei nicht die Ursache, sondern die Folge des Luftschluckens während der Schreiepisoden. Für das Ende dieses Phänomens ist der erste bio-soziale Reifungsschub im Alter von drei Monaten verantwortlich.

Durchschlafen beschreibt die Fähigkeit eines Babys, beim nächtlichen Erwachen ohne elterliche Hilfestellung wieder einschlafen zu können.

Einschlafroutine ist eine ritualisierte beruhigende Verhaltenskette, welche das Baby erreicht, es entspannt und die nahende Schlafenszeit ankündigt. **Sie kann auch** → Kuschelzeit genannt werden.

Eltern-Kind-Beziehung beschreibt die soziale und emotionale Beziehung zwischen einem Elternteil und dem eigenen Kind.

Exzessives Schreien beschreibt unstillbare Schreiattacken als Symptom der frühkindlichen Regulationsstörung in den ersten drei Monaten mit typischem Muster (abendlicher Schreigipfel), welche häufig selbstlimitierend nach dem ersten Entwicklungsschub sistieren.

Feinfühligkeit meint die elterliche Wahrnehmung und daraus folgend die korrekte Interpretation der kindlichen Signale sowie prompte und angemessene Reaktionen darauf.

Ferber-Methode ist ein Schlaflernprogramm, bei dem das Kind wach ins Bett gelegt wird und die Eltern nach einem kurzen Einschlafritual das Zimmer verlassen. Protestiert und schreit das Kind, sollen die Eltern nach einem festgelegten Plan zurückkehren, das Kind kurz trösten, es aber nicht herausnehmen, sondern erneut den Raum verlassen und dem Kind so beibringen, dass das Schreien keine weitere elterliche Zuwendung nach sich zieht. Dieses Schlaflernprogramm ist sehr umstritten.

Frühe Hilfen beschreiben Angebote für Eltern und Familien mit Kindern bis drei Jahre. Sie dienen der Stärkung der elterlichen Beziehungs- und Erziehungskompetenz und bieten den Eltern Unterstützung, Beratung und Begleitung.

Gedächtniskonsolidierung ist ein Prozess, bei dem bestehende Nervenverknüpfungen (durch das am Tag Gelernte) verstärkt und neue angelegt werden. Das Erlebte wird im Schlaf in Form neuronaler Aktivitäten wiederholt, sortiert, verarbeitet und ins Langzeitgedächtnis überführt.

Home Video ist ein von den Eltern zu Hause aufgenommenes Video von ihrem Kind oder der Interaktion mit ihm. Anhand dieses Videos können die Eltern – unter Anleitung – die Situation mit ihrem Kind mit etwas Distanz beurteilen. Diese Filme sind hilfreich bei der Beratung und bieten eine Grundlage für eine gemeinsame Sprache zwischen Berater:in und Eltern.

ICD-10 (Internationale statistische Klassifikation der Krankheiten und verwandter Gesundheitsprobleme) ist das wichtigste, weltweit anerkannte Klassifikationssystem für medizinische Diagnosen.

Innere Uhr oder zirkadianer Rhythmus orientieren sich am Tageslicht und an den alltäglichen Aktivitäten.

Intrinsisch meint: von innen heraus, aus eigenem Antrieb.

Integrative Eltern-Säuglings-/Kleinkind-Beratung beziehungsweise Therapie ist eine wissenschaftlich fundierte und praxisorientierte Spezialausbildung im interdisziplinären Bereich der Eltern-Säuglings-/Kleinkind-Beratung und Behandlung. Das Fort- und Weiterbildungs-Curriculum wurde von Prof. Dr. med. Mechthild Papoušek entwickelt (akademie-muenchen.de).

Kuscheln ist immens wichtig zur Entspannung. Erwachsene haben in der Regel langjährige Kuschelerfahrung und daher oft eine andere Vorstellung davon als das Baby/Kind. Dieser Prozess muss erst „erliebt" werden, bevor er entspannend wirkt.

Kuschelzeit ist die Phase des → Schlafbereit-Werdens und kann auch Einschlafroutine genannt werden.

Laryngealer Chemoreflex (LCR) ist ein Atemschutzreflex: eine komplexe Verhaltensreaktion, die durch Stimulation der Kehlkopfrezeptoren ausgelöst wird. Es kommt zur zentralen Apnoe, Atemhemmung, Bradykardie und kardiovaskulärem Kollaps. Es wird vermutet, dass dieser Reflex an der Ätiologie von SIDS beteiligt ist.

Melatonin wird aus dem Hormon → Serotonin gebildet und steuert den Tag-Nacht-Rhythmus des menschlichen Körpers. Je nach Tageslicht wird wenig (bei Helligkeit) oder viel (bei Dunkelheit) Melantonin gebildet. Dieses Hormon synchronisiert die biologische (innere) Uhr, wirkt als Zeitgeber und steuert den Schlaf.

Melatoninsynthese beschreibt die Bildung (Biosynthese) des Melatonins aus dem Botenstoff → Serotonin. Es wird im Gehirn (Zirbeldrüse im Zwischenhirn) gesteuert und durch Licht gehemmt. Produktionsorte: Gehirn, Netzhaut und Darm.

Moro-Reflex ist nach dem Kinderarzt Ernst Moro benannt. Es handelt sich um einen frühkindlichen Primitivreflex, einen Schreck- und Klammerreflex. Auslöser sind: überraschendes Fallen, Zurückneigen des Babys, schnelle Bewegungen, Lageveränderungen, akustische sowie Lichtreize.
Der Reflex löst eine komplexe körperliche Reaktion aus: Die Arme breiten sich ruckartig zur Seite aus, die Finger spreizen sich und der Mund öffnet sich, danach bildet das Kind eine Faust. Beim Moro-Reflex werden Stresshormone ausgeschüttet, der Blutzuckerspiegels sinkt, die Herz- und Atemfrequenz steigt. Dieser Reflex entsteht in der neunten Schwangerschaftswoche und verschwindet mit der Ausreifung des Nervensystems im dritten bis vierten Lebensmonat.

Neurotransmitter sind Botenstoffe, die an chemischen Synapsen die Erregung von einer Nervenzelle auf andere Zellen übertragen.

Paradoxer Reizhunger zeigt sich bei Säuglingen mit Regulationsproblemen. Sie können trotz Ermüdung den Blick nicht abwenden, sie sind auffallend empfänglich für visuelle und vestibuläre Reize und veranlassen die Eltern zu heftiger Stimulation. Die unterbricht dann nur kurzzeitig das Schreien, bewirkt aber keine echte Beruhigung. Diese Babys suchen und fordern paradoxer Weise ständig neue Reize, obwohl sie bereits überfordert, überreizt und übermüdet sind.

Objektpermanenz beschreibt die kognitive Fähigkeit zu wissen, dass ein Objekt/eine Person auch dann weiterhin existiert, wenn es/sie sich außerhalb des Wahrnehmungsfeldes des Kindes befindet. Objektpermanenz entwickelt sich ab dem achten Lebensmonat. Neuere Untersuchungen zeigen, dass mit vereinfachten Aufgaben bereits viel früher (mit dreieinhalb Monaten) Objektpermanenz feststellbar ist.

Online/offline meint in diesem Kontext die Erreichbarkeit des Kindes. Kinder, die sich auf die Eltern beziehen, lauschen, ruhig sind und die elterliche Interaktion/Unterstützung erwarten, sind **online.**
Kinder, die erregt schreien und sich in ihre Erregung eskalativ hineinsteigern, sind **offline.**

Oxytozin ist ein Hormon und wird im Gehirn (Hypothalamus) produziert und von der Hirnanhangsdrüse (Hypophyse) ausgeschüttet. Es wird auch „das Bindungshormon" genannt.

Runterkuscheln bedeutet auf den Schlaf einstimmen. Das wird oft vergessen oder kommt zu kurz.

Schlafbereitschaft kann – muss aber nicht – mit Müdigkeit einhergehen. Ein schlafbereites Kind lässt sich zufrieden auf die schlafhinführenden Maßnahmen ein.

Schreien ist je nach Entwicklungsalter und Reifung unterschiedlich einzuordnen, altersspezifisch zu verstehen und altersgemäß zu beantworten.
Das kleine Baby schreit und gibt ein unwillkürliches, ungerichtetes Signal an die Umwelt, es ist Ausdruck seines Erregungszustandes, es will sofort Aufmerksamkeit und Hilfestellung.
Das größere Baby schreit und lernt, dass sein Schreien die Eltern auf den Plan ruft, und es beginnt, seine Eltern durch sein Schreien zu steuern.
Das einjährige Kind steuert nicht nur seine Eltern, sondern hat schon klar einen eigenen Willen und ist konfrontiert mit ganz neuen Emotionen, wie Angst, Traurigkeit, Wut.
Schreien braucht ein altersgemäßes Verständnis.

Selbstregulation ist die Fähigkeit eines Kindes, das eigene Verhalten entsprechend den kognitiven, emotionalen und sozialen Anforderungen einer bestimmten Situation zu steuern (Posner 2000).

Schlafdruck oder Schlafschuld baut sich während der Wachzeit auf und ist abhängig von dem Alter beziehungsweise der Hirnreifung beim Kind. Neugeborene und ganz kleine Säuglinge können noch keinen Schlafdruck aufbauen.

Schlafhomöostase wägt den Bedarf des Körpers nach Schlaf in Relation dazu ab, wie lange jemand wach gewesen ist. Damit einher geht die Fähigkeit des Gehirns, längere Zeit (altersabhängig) wach zu bleiben; dabei baut sich in der Wachzeit Schlafdruck auf, welcher im Schlaf abgebaut wird.

Schlafprotokoll ist eine grafische 24-Stunden-Aufzeichnung. Es werden die Schlafphasen, die Fütterzeiten sowie die Länge der Schreiepisoden protokolliert. Das Schlafprotokoll ist hilfreich bei der Beratung. Die Erlebnisrealität des Babys wird objektiv abgebildet.

Schütteltrauma (auch „Shaken-Baby"-Syndrom genannt) ist die Folge übermäßigen Schüttelns eines Babys – zumeist begangen von den Aufsichtspersonen/Eltern. Durch die fehlende Kopfkontrolle und den überproportional großen Kopf kommt es zu einem typischen Verletzungsmuster: Es entstehen Scherkräfte, die Blutgefäße der Hirnhäute reißen und es kommt zu massiven Blutungen unter der Schädeldecke. Gehirn, Rückenmark und Netzhaut werden meist schwer geschädigt. Die Prognose ist ungünstig: Von zehn geschüttelten Kindern sterben durchschnittlich zwei bis drei; fünf von zehn erleiden schwere Langzeitschäden. Nur zwei bis drei der geschüttelten Kinder haben eine Chance auf Genesung.

Serotonin ist ein wichtiger Botenstoff, der im Gehirn gebildet wird und im zentralen Nervensystem verschiedene Prozesse steuert. Helles Licht fördert die Bildung von Serotonin, bei Dunkelheit produziert es → Melatonin. Serotonin wirkt stimmungsaufhellend und beeinflusst unsere Emotionen (es wird auch Glückshormon genannt). Unter anderem hat Serotonin Einfluss auf die Bewusstseinslage und den Schlaf-Wach-Rhythmus.

Übergangsobjekt ist nach Donald Winnicott ein vom Kind erwähltes Objekt, das den Raum zwischen Kind und Mutter einnehmen kann. Ein realer Gegenstand (Kuscheltier, Kuscheltuch, Decke, Schnuller etc.), der als vorübergehender Ersatz und Regulationshilfe zur Affektregulation und der Abwehr von Ängsten dient. Hat das Übergangsobjekt seine Aufgabe erfüllt, verliert es an Bedeutung: Das Kind hat gelernt, sich selbst zu regulieren.

Weiterschlafservice beschreibt eine elterliche Interaktion (Stillen, Flasche, Schnuller Stecken, Tragen, mit dem Pezziball Hüpfen) beim nächtlichen Zwischenerwachen, die dem Kind erneut die gewohnte und erwartete Einschlafsituation bietet.

Weiterschlafsprache beinhaltet eine elterliche Botschaft (non-verbal und verbal), die das Baby erreicht, beruhigt, sozial rückversichert und zum Weiterschlafen motiviert.

wellcome ist ein bundesweit agierendes Sozialunternehmen. Es bietet Unterstützung durch ehrenamtliche Helfer:innen, entlastet, berät und vernetzt Eltern (wellcome-online.de).

White Noise oder auch weißes Rauschen beschreibt ein höhenbetontes eintöniges Geräusch, welches alle hörbaren Frequenzen beinhaltet. Es hilft dem Gehirn, unangenehme Frequenzen zu ignorieren, indem es die Störgeräusche überlagert. Dem weißen Rauschen wird eine beruhigende Wirkung zugesprochen, manche Familien nutzen es als Beruhigungs- und Einschlafhilfe.

Anhang

Schreiambulanzen

www.elternsein.info, unter dem Menüpunkt Schreien, dann „Suche Schreiambulanzen".

Frühe Hilfen

Frühe Hilfen – unabhängiges Informationsangebot der Bundeszentrale für gesundheitliche Aufklärung. Frühe Hilfen umfassen ein Netz verschiedener Hilfeangebote vor Ort, die Kindern auch in schwierigen elterlichen Lebenslagen eine gesunde Entwicklung ermöglichen sollen.
www.fruehehilfen.de
www.kindergesundheit-info.de „Frühe Hilfen" in Suchmaske eingeben.

Sozialpädiatrische Zentren

Bundesweite ambulante interdisziplinäre Einrichtungen für Kinder und Jugendliche bei Beeinträchtigung der körperlichen, geistigen und seelischen Entwicklung. Informationen über die Deutsche Gesellschaft für Sozialpädiatrie und Jugendmedizin.
www.dgspj.de

GAIMH

German Speaking Association for Infant Mental Health, Deutschsprachige Gesellschaft für Seelische Gesundheit in der frühen Kindheit
Angebote und Adressen Deutschland, Österreich, Schweiz
www.gaimh.org

Erziehungs- und Familienberatungstellen

www.bke.de

Schwangerenberatungsstellen

www.familienplanung.de

KoKi

Netzwerk frühe Kindheit: Koordinierende Kinderschutzstellen
Anlaufstellen in Bayern per Postleitzahlen-Check
www.stmas.bayern.de „KoKi" in Suchmaske eingeben.

Schatten und Licht

Selbsthilfeorganisation zu peripartalen psychischen Erkrankungen
www.schatten-und-licht.de

Interaktives Netzwerk Schreibabys
www.trostreich.de

wellcome
Ehrenamtliche Praktische Hilfe nach der Geburt, Hilfe im ersten Lebensjahr, Deutschland, Österreich, Schweiz
www.wellcome-online.de

Elterntelefon
Nummer gegen Kummer: 0800 111 0 550, bundesweit anonym und kostenfrei Montag bis Freitag 9.00 bis 17.00 Uhr und Dienstag und Donnerstag bis 19.00 Uhr

Schlafprotokoll
zum Herunterladen www.dr-dotzauer.de unter Service → Downloads

Literatur

Ainsworth MD (1977) Skalen zur Erfassung mütterlichen Verhaltens: Feinfühligkeit versus Unempfindlichkeit gegenüber den Signalen des Babys. In Grossmann KE (Hrsg.) Entwicklung der Lernfähigkeit in der sozialen Umwelt (S. 98–107). Kindler

Amin RS (2000) Gastroesophageal reflux and infant apnea. The Journal of Pediatrics, 137(3), 298–300. doi.org/10.1067/mpd.2000.109737

Anders TF, Halpern LF, Hua J (1992) Sleeping through the night: A developmental perspective. Pediatrics, 90, 554–560.

Barr RG (1998) Colic and crying syndromes in infants. Pediatrics, 102(5 Suppl E), 1282–1286.

Barr RG, Trent RB, Cross J (2006) Age-related incidence curve of hospitalized Shaken Baby Syndrome cases: Convergent evidence for crying as a trigger to shaking. Child Abuse & Neglect, 30(1), 7–16. doi.org/10.1016/j.chiabu.2005.06.009

Benz M, Scholtes K (2015) Von der normalen Entwicklung zur Entwicklungskrise und zur Regulationsstörung. In Cierpka M (Hrsg.) Regulationsstörungen (S. 1–14). Springer doi.org/10.1007/978-3-642-40742-0_1

Biedermann H (2001) KISS-Kinder: Ursachen, (Spät-)Folgen und manualtherapeutische Behandlung frühkindlicher Asymmetrie. Thieme

Bolten M, Möhler E, Gontard A (2013) Ratgeber Exzessives Schreien, Schlaf- und Fütterstörungen: Informationen für Eltern und Erzieher. Hogrefe

Borébly AA (1982) A two process model of sleep regulation. Hum Neurobiol, 1, 195–204.

Canivet CA, Östergren P-O, Jakobsson IL et al. (2008) Infantile colic, maternal smoking and infant feeding at 5 weeks of age. Scandinavian Journal of Public Health, 36(3), 284–291. doi.org/10.1177/1403494807086981

Dilling H, Weltgesundheitsorganisation (Hrsg.) (1992) Internationale Klassifikation psychischer Störungen: ICD-10, Kapitel V (F); klinisch-diagnostische Leitlinien. Huber

Emde RN (1984) The affective self: Continuities and transformations from infancy. In Call JD (Hrsg.) Frontiers of infant psychiatry (vol 2; S. 38–54). Basic Books

Fegert J, Schulz J, Bergmann R et al. (1997) Schlafverhalten in den ersten drei Lebensjahren. Praxis der Kinderpsychologie und Kinderpsychiatrie, 46, 69–91.

Fraiberg S, Adelson E, Shapiro V (1975) Ghosts in the nursery. J Am Acad Child Psychiatry, 14, 387–422.

Freedman SB, Al-Harthy N, Thull-Freedman J (2009) The Crying Infant: Diagnostic Testing and Frequency of Serious Underlying Disease. Pediatrics, 123(3), 841–848. doi.org/10.1542/peds.2008-0113

Garrison MM, Christakis DA (2000) A systematic review of treatments for infant colic. Pediatrics, 106(1 Pt 2), 184–190.

Gormally S (2001) Clinical Clues to Organic Etiologies in Infants with Colic. In Roberts J, Barr RG (Hrsg.) New Evidence on Early Infant Crying. Johnson and Johnson Pediatric Institute Round Table Series

Hayden C, Mullinger B (2006) A preliminary assessment of the impact of cranial osteopathy for the relief of infantile colic. Complementary Therapies in Clinical Practice, 12(2), 83–90; zitiert nach Thiel-Bonnay C, Cierpka M „Exzessives Schreien des Säuglings“ in Cierpka M (2015) Regulationsstörungen: Beratung und Psychotherapie für Eltern mit kleinen Kindern. Springer

Hofacker von N, Papoušek M, Jacubeit T et al. (1999) Rätsel der Säuglingskoliken. Monatsschrift Kinderheilkunde, 147(3), 244–253. doi.org/10.1007/s001120050415

Hofacker von N, Lehmkuhl U, Resch F et al. (2007) Regulationsstörungen im Säuglings- und Kleinkindalter. In Deutsche Gesellschaft für Kinder- und Jugendpsychiatrie und Psychotherapie (Hrsg.) Leitlinien zur Diagnostik und Therapie von psychischen Störungen im Säuglings-, Kindes-, und Jugendalter (S. 357–378); zitiert nach Thiel-Bonnay C, Cierpka M „Exzessives Schreien des Säuglings“ in Cierpka M (2015) Regulationsstörungen: Beratung und Psychotherapie für Eltern mit kleinen Kindern. Springer

Holodynski M (2006) Emotionen – Entwicklung und Regulation. Springer

Iglowstein I, Jenni OG, Molinari L et al. (2003) Sleep duration from infancy to adolescence: Reference values and generational trends. Pediatrics, 111, 302–307; zitiert nach Thiel-Bonnay C, Cierpka M „Exzessives Schreien des Säuglings“ in Cierpka M (2015) Regulationsstörungen: Beratung und Psychotherapie für Eltern mit kleinen Kindern. Springer

Jenkins S, Bax M, Hart H (1980) Behaviour problems in pre-school children. Journal of Child Psychology and Psychiatry, 21(1), 5–17. doi.org/10.1111/j.1469-7610.1980.tb00011.x

Jenni OG (2009) Säuglingsschreien und Schlaf-Wach-Regulation. Monatsschrift Kinderheilkunde, 157(6), 551–557. doi.org/10.1007/s00112-008-1891-8

Jenni OG, Benz C, Largo RH (2008) Schlafstörungen in den ersten beiden Lebensjahren. In Borke J, Eickhorst A (Hrsg.) Systemische Entwicklungsberatung in der frühen Kindheit (S. 164–188). Facultas

Kinsella MT, Monk C (2009) Impact of Maternal Stress, Depression and Anxiety on Fetal Neurobehavioral Development. Clinical Obstetrics and Gynecology, 52(3), 425–440. doi.org/10.1097/GRF.0b013e3181b52df1

Largo R (2014) Babyjahre: Entwicklung und Erziehung in den ersten vier Jahren. Piper

Largo R (2014) Babyjahre: Entwicklung und Erziehung in den ersten vier Jahren. Piper; zitiert nach Papoušek M (2004) „Regulationsstörungen der frühen Kindheit: Klinische Evidenz für ein neues diagnostisches Konzept“. In Papoušek M, Schieche M, Wurmser H (Hrsg.) Regulationsstörungen der frühen Kindheit: Frühe Risiken und Hilfen im Entwicklungskontext der Eltern-Kind-Beziehungen. Huber

Laucht M, Esser G, Schmidt M (1992) Verhaltensaufälligkeiten bei Säuglingen und Kleinkindern: Ein Beitrag zur Psychopatologie der frühen Kindheit. Zeitschrift für Kinder und Jugendpsychiatrie, 20, 12–21.

Lee C, Barr RG., Catherine N et al. (2007) Age-Related Incidence of Publicly Reported Shaken Baby Syndrome Cases: Is Crying a Trigger for Shaking? Journal of Developmental & Behavioral Pediatrics, 28(4), 288–293; zitiert nach Thiel-Bonnay C, Cierpka M in „Exzessives Schreien“ in Cierpka M (2015) Regulationsstörungen. Springer doi.org/10.1097/DBP.0b013e3180327b55

Lehtonen L, Korhonen T, Korvenranta H (1994) Temperament and sleeping patterns in colicky infants during the first year of life. Journal of Developmental and Behavioral Pediatrics: 15(6), 416–420.

Lehtonen L, Gormally S, Barr RG (2000) Clinical Pies for etiology and outcome in infants presenting with early increased crying. In Barr RG, Hopkins B, Green JA (Hrsg.) Crying as a Sign, a Syptom and a Signal (S. 67-95). Mac Keith Press

Mileva-Seitz VR, Bakermans-Kranenburg MJ, Battaini C et al. (2017) Parent-child bed-sharing: The good, the bad, and the burden of evidence. Sleep Medicine Reviews, 32, 4–27. doi.org/10.1016/j.smrv.2016.03.003

Miller AR, Barr RG (1991) Infantile Colic: Is It a Gut Issue? Pediatric Clinics of North America, 38(6), 1407–1423. doi.org/10.1016/S0031-3955(16)38227-X

Minde K, Popiel K, Leos N et al. (1993) The Evaluation and Treatment of Sleep Disturbances in Young Children. Journal of Child Psychology and Psychiatry, 34(4), 521–533. doi.org/10.1111/j.1469-7610.1993.tb01033.x

Mulder EJ, Robles de Medina PG, Huizink AC et al. (2002) Prenatal maternal stress: Effects on pregnancy and the (unborn) child. Early Human Development, 70(1–2), 3–14. doi.org/10.1016/S0378-3782(02)00075-0

Müller-Nordhorn J, Hettler-Chen CM, Keil T et al. (2015) Association between sudden infant death syndrome and diphtheria-tetanus-pertussis immunisation: An ecological study. BMC Pediatrics, 15(1), 1. doi.org/10.1186/s12887-015-0318-7

Papoušek H, Papoušek M (1984) Learning and cognition in the everyday life of human infants. In Rosenblatt JS, Beer C, Busnel MC, Slater JB (Hrsg.) Advances in the study of behavior. Academic., 14, 127-163.

Papoušek H, Papoušek M (1987). Intuitive parenting: A dialectic counterpart to the infant's integrative competence. In Osofsky JD (Hrsg.) Handbook of Infant development (S. 669–720); zitiert nach Papoušek M (2004) „Regulationsstörungen der frühen Kindheit: Klinische Evidenz für ein neues diagnostisches Konzept“. In Papoušek M, Schieche M, Wurmser H (Hrsg.) Regulationsstörungen der frühen Kindheit: Frühe Risiken und Hilfen im Entwicklungskontext der Eltern-Kind-Beziehungen. Huber

Papoušek M, Hofacker von N (1995) Persistent crying and parenting: Search for a butterfly in a dynamic system. Early Development and Parenting, 4(4), 209–224. doi.org/10.1002/edp.2430040406

Papoušek M (1999) Regulationsstörungen der frühen Kindheit: Entstehungsbedingungen im Kontext der Eltern-Kind-Beziehungen. In Oerter R, Hagen von C, Röper G, Noam G (Hrsg.) Klinische Entwicklungspsychologie (S. 148–169). Beltz

Papoušek M (2001) Vom ersten Schrei zum ersten Wort: Anfänge der Sprachentwicklung in der vorsprachlichen Kommunikation. Huber

Papoušek M (2002) Wochenbettdepressionen und ihre Auswirkungen auf die kindliche Entwicklung. In Braun-Scharm (Hrsg.) Depressionen und komorbide Störungen bei Kindern und Jugendlichen (S. 201–230). Wissenschaftliche Verlagsgesellschaft

Papoušek H, Papoušek M (2002) Intuitive Parenting. In Bornstein M (Hrsg.) Handbook of parenting. Erlbaum

Papoušek M (2004) Regulationsstörungen der frühen Kindheit: Klinische Evidenz für ein neues diagnostisches Konzept. In Papoušek M, Schieche M, Wurmser H (Hrsg.) Regulationsstörungen der frühen Kindheit: Frühe Risiken und Hilfen im Entwicklungskontext der Eltern-Kind-Beziehungen. Huber

Papoušek M (2006) Ein guter Start ins Leben. Vortrag: Interdisziplinärer Kongress der Deutschen Liga für das Kind, Bertelsmannstiftung und BZgA, dbb forum berlin

Papoušek M (2009) Persistierendes Schreien: Schreiprobleme im Entwicklungskontext von Eltern-Kind-Kommunikation und -Beziehung. Monatsschrift Kinderheilkunde, 157(6), 558–566. doi.org/10.1007/s00112-008-1893-6

Pikler E, Tardos A (2002) Miteinander vertraut werden Erfahrungen und Gedanken zur Pflege von Säuglingen und Kleinkindern. Arbor

Posner MI, Rothbart MK (2000) Developing mechanisms of self-regulation. Development and Psychopathology, 12(3), 427–441. doi.org/10.1017/S0954579400003096

Powell B, Zeanah J, Kierdorf T (2015) Der Kreis der Sicherheit: Die klinische Nutzung der Bindungstheorie. Probst

Prechtl HF (1984) Continuity of neural functions from prenatal to postnatal life. Spastics International Medical Publication

Rautava P, Helenius H, Lehtonen L (1993) Psychosocial predisposing factors for infantile colic. BMJ, 307(6904), 600–604. doi.org/10.1136/bmj.307.6904.600

Reijneveld SA, Wal van der MF, Brugman E et al. (2004) Infant crying and abuse. The Lancet, 364(9442), 1340–1342. doi.org/10.1016/S0140-6736(04)17191-2

Richman N (1981) A Community Survey of Characteristics of One- to Two-Year-Olds with Sleep Disruptions. Journal of the American Academy of Child Psychiatry, 20(2), 281–291. doi.org/10.1016/S0002-7138(09)60989-4

Roberts DM, Ostapchuk M, O'Brien JG (2004) Infantile colic. American Family Physician, 70(4), 735–740.

Sarimski K (2004) Evaluation verhaltenstherapeutischer Interventionen bei Schrei-, Schlaf- und Fütterungsstörungen. In Papoušek M, Schieche M, Wurmser H (Hrsg.) Regulationsstörungen der frühen Kindheit: Frühe Risiken und Hilfen im Entwicklungskontext der Eltern-Kind-Beziehungen. Huber

Savino F (2007) Focus on infantile colic. Acta Paediatrica, 96(9), 1259–1264. doi.org/10.1111/j.1651-2227.2007.00428.x

Schieche M (2004) Schlafstörungen: Aktuelle Ergebnisse und klinische Erfahrungen. In Papoušek M, Schieche M, Wurmser H (Hrsg.) Regulationsstörungen der frühen Kindheit: Frühe Risiken und Hilfen im Entwicklungskontext der Eltern-Kind-Beziehungen. Huber

Schlarb AA, Schneider B (2018) Schlaf im Säuglingsalter. Somnologie, 22(4), 273–284. doi.org/10.1007/s11818-018-0186-0

Scholtes K, Demant H, Benz M (2015) Schlafstörungen in der frühen Kindheit. In Cierpka M (Hrsg.) Regulationsstörungen (S. 57–75). Springer

Scott G, Richards MP (1990) Night Waking in Infants: Effects of Providing Advice and Support for Parents. Journal of Child Psychology and Psychiatry, 31(4), 551–567. doi.org/10.1111/j.1469-7610.1990.tb00797.x

Sferra TJ, Heitlinger LA (1996) Gastrointestinal Gas Formation and Infantil Colic. Pediatric Clinics of North America, 43(2), 489–510. /doi.org/10.1016/S0031-3955(05)70417-X

Sondergaard C (2000) Fetal growth and infantile colic. Archives of Disease in Childhood – Fetal and Neonatal Edition, 83(1), 44F – 47. doi.org/10.1136/fn.83.1.F44

Stern D (1985) The Interpersonal world of the infant: A view from psychoanalysis and developmental Psychology. Basic Book

Straw J, Jones P (2017) Parent-infant co-sleeping and the implications for sudden infant death syndrome. Nursing Children and Young People, 29(10), 24–29. doi.org/10.7748/ncyp.2017.e945

Sturm A, Clarenbach P (1997) Checklisten der aktuellen Medizin, Checkliste Schlafstörungen. Thieme

Thiel-Bonney C (2009) Frühkindliche Regulationsstörungen: Interventions- und Behandlungsmöglichkeiten am Beispiel des exzessiven Schreiens. Monatsschrift Kinderheilkunde, 157(6), 580–586. doi.org/10.1007/s00112-008-1894-5

Thiel-Bonney C, Cierpka M (2015) Exzessives Schreien des Säuglings. In Cierpka M (Hrsg.) Regulationsstörungen (S. 29–55). Springer

Ward TC (2015) Reasons for Mother–Infant Bed-Sharing: A Systematic Narrative Synthesis of the Literature and Implications for Future Research. Maternal and Child Health Journal, 19(3), 675–690. doi.org/10.1007/s10995-014-1557-1

Wessel MA, Cobb JC, Jackson EB et al. (1954) Paroxysmal fussing in infancy, sometimes called colic. Pediatrics, 14(5), 421–435.

White BP, Gunnar MR, Larson MC et al. (2000) Behavioral and Physiological Responsivity, Sleep, and Patterns of Daily Cortisol Production in Infants with and without Colic. Child Development, 71(4), 862–877. doi.org/10.1111/1467-8624.00196

Wiater A, Lehmkuhl G (2011) Handbuch Kinderschlaf: Grundlagen, Diagnostik und Therapie organischer und nichtorganischer Schlafstörungen. Schattauer

Wiater A, Lehmkuhl G, Alfer D (2020) Praxishandbuch Kinderschlaf. Grundlagen, Diagnostik, Therapie. Urban und Fischer

Winnicott D, Stopfel U (1990) Babys und ihre Mütter. Klett-Cotta

Wolke D (1994) Häufigkeit und Persistenz von Ein- und Durchschlafproblemen im Vorschulalter: Ergebnisse einer prospektiven Untersuchung an einer repräsentativen Stichprobe in Bayern. Praxis der Kinderpsychologie und Kinderpsychiatrie 43, 331–339.

Wolke D (1998) Probleme bei Neugeborenen und Kleinkindern. In Margraf J (Hrsg.) Lehrbuch der Verhaltenstherapie (S. 463–480). Springer

Wurmser H, Papoušek M (2004) Zahlen und Fakten zu frühkindlichen Regulationsstörungen: Datenbasis aus der Münchner Spezialambulanz. In Papoušek M, Schieche M, Wurmser H (Hrsg.) Regulationsstörungen der frühen Kindheit: Frühe Risiken und Hilfen im Entwicklungskontext der Eltern-Kind-Beziehungen. Huber

Wurmser H, Rieger M, Domogalla C et al. (2006) Association between life stress during pregnancy and infant crying in the first six months postpartum: A prospective longitudinal study. Early Human Development, 82(5), 341–349. doi.org/10.1016/j.earlhumdev.2005.09.016

Wurmser H (2009) Schrei-, Schlaf- und Fütterstörung: Prävalenz, Persistenz, Prädiktoren und Langzeitprognose. Monatsschrift Kinderheilkunde, 157(6), 574–579. doi.org/10.1007/s00112-008-1895-4

Ziegler M, Wollwerth de Chuquisengo R, Papoušek M (2004) Exzessives Schreien im frühen Säuglingsalter. In Papoušek M, Schieche M, Wurmser H (Hrsg.) Regulationsstörungen der frühen Kindheit: Frühe Risiken und Hilfen im Entwicklungskontext der Eltern-Kind-Beziehungen. Huber

Bildquellen

S. 2	©Kathrin Murrins
S. 10	© Joelle M/Adobe Stock
	© Christin Lola/Adobe Stock
	© Fujikama/pixabay.com
	© Michal Jarmoluk/pixabay.com
S. 11	© Vivid Pixels/Adobe Stock
S. 18	Abb. 1 © Puckung/Adobe Stock
S. 20	Abb. 2 © Puckung/Adobe Stock
S. 24	Abb. 3 © Vivid Pixels/Adobe Stock
S. 26	Abb. 4 © madhourse/Adobe Stock
S. 27	Abb. 5© Sergey Novikov/Adobe Stock
S. 44	Abb. 7 © drubig-photo/Adobe Stock
S. 81	Abb. 13 © privat
S. 90	© KaYann/Adobe Stock
	© Patryk Kosmider/Adobe Stock
	© privat
S. 91	© NickyLloyd/istockphoto.com
S. 98	© privat
	© Christin Lola/Adobe Stock
	© marvelmozhko/pixabay.com
S. 99	© Iuliia Bondarenko/pixabay.com
S. 100	Abb. 15 © Christin Lola/Adobe Stock
	Abb. 15 © Vivid Pixels /Adobe Stock
	Abb. 15 © Joelle M/Adobe Stock
S. 112	Abb. 21 © runzelkorn/Adobe Stock
S. 128	© Juan Encalada/unsplash.com
	© madhourse/Adobe Stock
	© Michal Jarmoluk/pixabay.com
	© absolutimages/Adobe Stock
S. 129	© Regina Petkovic/pixabay.com
S. 131	Abb. 23 © privat
S. 132	Abb. 24 © privat
S. 135	Abb. 25 © Puckung/Adobe Stock
S. 136	Abb. 26 © Puckung/Adobe Stock
S. 139	Abb. 28 © Anastassiya/Adobe Stock
	Abb. 28 © nedomacki/Adobe Stock
	Abb. 28 © Ekaterina Pokrovsky/Adobe Stock
S. 144	Abb. 29 © fizkes/Adobe Stock
S. 160	© Gift Habeshaw/unsplash.com
	© off5173/Adobe Stock
	© Fujikama/pixabay.com
	© Juan Encalada/unsplash.com
S. 161	© tonito84/istockphoto.com
S. 162	Abb. 32 © Patryk Kosmider/Adobe Stock
	Abb. 32 © Sandy Schulze/Adobe Stock
	Abb. 32 © Leka/Adobe Stock
S. 172	Abb. 35 Sandy Schulze/Adobe Stock
S. 195	Abb. 36 © Christin Lola/Adobe Stock
	Abb. 37 © madhourse/Adobe Stock
	Abb. 38 © Sandy Schulze/Adobe Stock

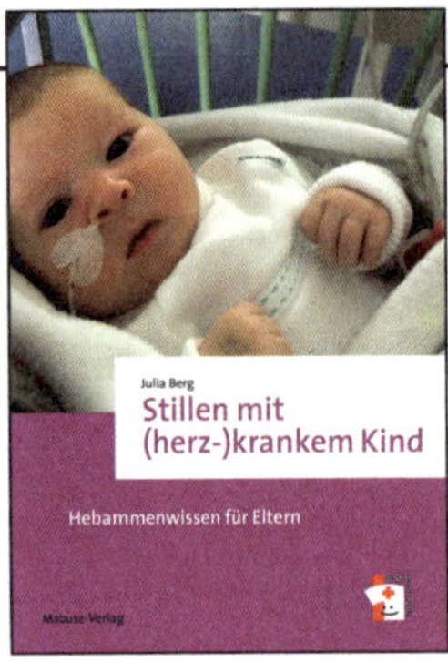
Julia Berg
Stillen mit (herz-)krankem Kind
Hebammenwissen für Eltern
Mabuse-Verlag

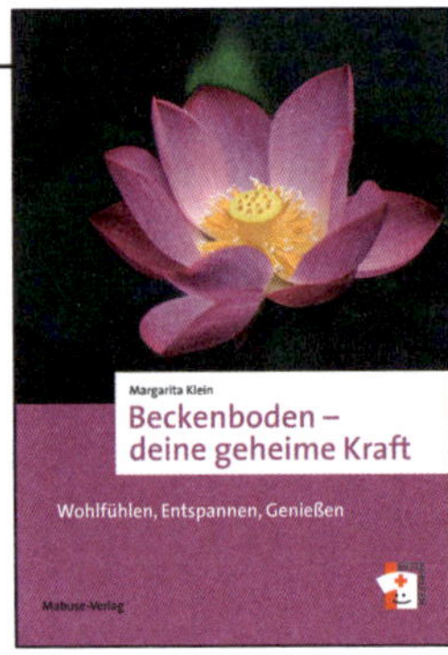
Margarita Klein
Beckenboden – deine geheime Kraft
Wohlfühlen, Entspannen, Genießen
Mabuse-Verlag

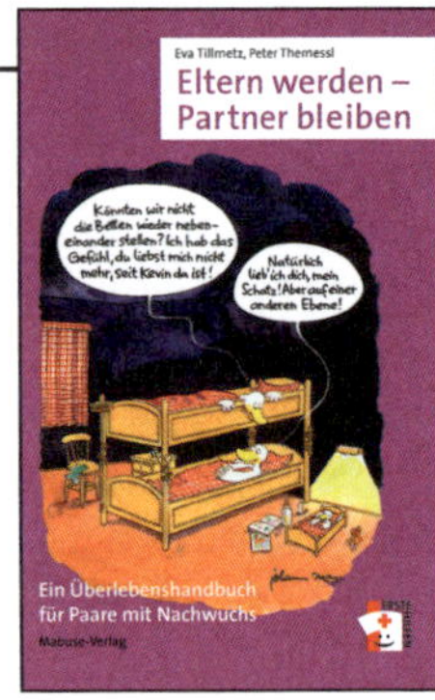
Eva Tillmetz, Peter Themessl
Eltern werden – Partner bleiben
Ein Überlebenshandbuch für Paare mit Nachwuchs
Mabuse-Verlag

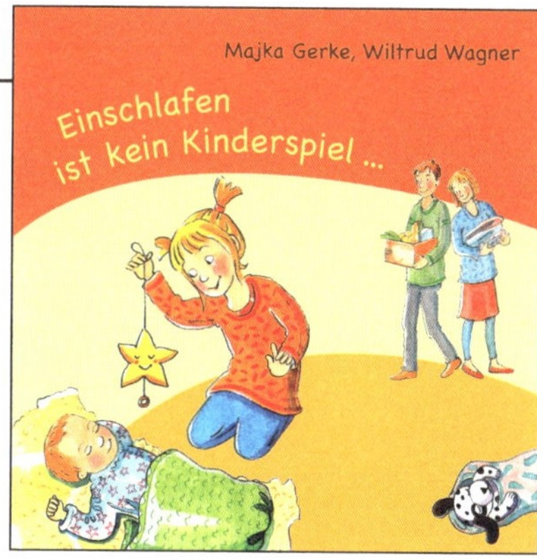

Majka Gerke, Wiltrud Wagner

Einschlafen ist kein Kinderspiel ...

Greta versteht Babyschlaf

27 S., 1,60 Euro,
ISBN 978-3-86321-543-9
12 x 12 cm

Auch wenn sie abends müde ist: Schlafen findet Greta total blöd. Baby Paul geht es genauso – er will und will nicht einschlafen. Dann merken Mama, Papa und Greta, dass es hilft, wenn Greta ihm jeden Abend vor dem Schlafengehen die Spieluhr aufzieht und Mama ihm noch leise etwas vorsingt. Dieses Bilderbuch nähert sich behutsam dem Thema Schlafen und zeigt, welche Rituale den kleinen Nachteulen beim Einschlafen helfen können. Ein ideales Mitbringsel für frisch gebackene Eltern und Kinder, die ein Geschwisterchen bekommen haben. Ab 4 Jahren.

Weitere Pixis aus der Greta-Reihe:

Majka Gerke, Wiltrud Wagner

Wein doch nicht, Paul!

Kleine Geschwister schreien so viel

27 S., 1,60 Euro, ISBN 978-3-86321-552-1

Majka Gerke, Wiltrud Wagner

Warum immer Paul?

Große Schwester sein nervt!

27 S., 1,60 Euro, ISBN 978-3-86321-329-9

Majka Gerke, Wiltrud Wagner

Was ist los in Mamas Bauch?

Wie sich ein Embryo entwickelt

27 S., 1,60 Euro, ISBN 978-3-86321-171-4

Majka Gerke, Wiltrud Wagner

Ein Nest für Paul

Warum mag das Baby kuscheln?

27 S., 1,60 Euro, ISBN 978-3-86321-229-2